常见急危重症临床诊疗新思维

仲　琦　主编

中国纺织出版社有限公司

图书在版编目(CIP)数据

常见急危重症临床诊疗新思维 / 仲琦主编. -- 北京:
中国纺织出版社有限公司, 2021.11

ISBN 978-7-5180-8972-7

Ⅰ. ①常… Ⅱ. ①仲… Ⅲ. ①常见病—急性病—诊疗
②常见病—险症—诊疗 Ⅳ. ①R459.7

中国版本图书馆 CIP 数据核字(2021)第 203535 号

责任编辑:范红梅　　　责任校对:高　涵　　　责任印制:王艳丽

中国纺织出版社有限公司出版发行

地址:北京市朝阳区百子湾东里 A407 号楼　邮政编码:100124

销售电话:010—67004422　传真:010—87155801

http://www.c-textilep.com

中国纺织出版社天猫旗舰店

官方微博 http://weibo.com/2119887771

三河市宏盛印务有限公司印刷　各地新华书店经销

2021 年 11 月第 1 版第 1 次印刷

开本:787×1092　1/16　印张:10.5

字数:245 千字　定价:78.00 元

编 委 会

前　言

随着社会经济的发展,人们生活节奏的加快,临床急危重症发病率居高不下的现象,已经引起医学界的高度关注。临床急危重症病情复杂多变,既可单一脏器受损,也可多个器官、多个系统同时出现功能障碍,或者出现序贯性多器官功能损害。面对这样的急危重症患者,能否迅速作出正确诊断和有效救治并监护生命体征变化,直接关系到患者的生命安危。近年来,急危重症的基础研究与临床应用都取得了长足进步,大幅提升了急危重症的治疗效果。鉴于危重症救治领域的进展迅速,广大临床医护人员急需掌握最新的诊疗技术,并出色地运用于临床救护当中。为此,本编委会特组织在急危重症救护领域具有丰富经验的医护人员,在繁忙工作之余编写了此书。

本书共分为三章,内容涉及临床各系统常见急危重症的诊断、救治措施,包括循环系统急危重症、呼吸系统急危重症以及消化系统急危重症。针对涉及的各种疾病,书中均进行了详细介绍,包括疾病的病因病理、发病机制、临床表现、诊断与鉴别诊断、救治流程、救治关键、救治方案、急危重症护理措施、预后及预防等。

为了进一步提高临床医护人员的救护水平,提高救治率,本编委会人员在多年临床救护经验的基础上,参考诸多书籍资料,认真编写了此书,望谨以此书为广大医护人员提供微薄帮助。

本书在编写过程中,借鉴了诸多急危重症相关临床书籍与资料文献,在此对相关作者表示衷心的感谢。由于本编委会人员均身负急危重症临床救护工作,编写时间仓促,难免有错误及不足之处,恳请广大读者见谅,并给予批评指正,以更好地总结经验,起到共同进步、提高医护人员临床救护水平的目的。

《常见急危重症临床诊疗新思维》编委会

2021 年 9 月

目　　录

第一章　循环系统急危重症

第一节　不稳定型心绞痛

不稳定型心绞痛（unstable angina，UA）又称梗死前心绞痛（preinfection angina）或急性冠状动脉机能不全（acute coronary insufficiency），是介于稳定型心绞痛和心肌梗死之间的一组临床心绞痛综合征。由冠状动脉内径突然或进行性缩小致心肌缺血引起，并常发展为致命的急性心肌梗死。

发病机制：不稳定型心绞痛可由心肌供氧不足或需氧量增加引起，出现冠脉内氧饱和度降低，血压增高和（或）心率增快。其是动脉粥样硬化的进展、血小板聚集、血栓形成和冠状动脉痉挛所致。

一、临床表现

1. 症状

胸痛或胸闷的性质类似稳定型心绞痛，但胸痛等症状更为剧烈，持续时间更长，可达 30 分钟以上。含化硝酸甘油或卧床休息仅出现短暂或不完全性的缓解。

2. 体征

心尖部可闻及第三和（或）第四心音。左心衰竭时可见心尖部抬举性波动，也可闻及二尖瓣收缩期反流性杂音。

3. 实验室检查

（1）心电图：常规心电图可出现 ST 段压低或升高和（或）T 波倒置。常呈一过性，随心绞痛缓解而完全或部分消失。若 ST-T 改变持续 6～12 小时，则提示非 Q 波性心肌梗死。心电图的变化与早期冠状动脉血流降低有关，故在心绞痛或胸部不适发作之前即有较明显的变化。

（2）实验室检查：心肌酶检查无异常，可有血胆固醇升高。

（3）动态心电图：连续 24 小时以上的心电图检测常见到绝大部分患者有无症状性心肌缺血的心电图改变。动态心电图较常规心电图更为敏感。此种心电图变化反映心肌灌注降低和心功能异常，不仅有助于检出心肌缺血的动态变化，也可用于常规抗心绞痛药物治疗的评估和是否进行血管重建术的参考指标。

（4）运动（负荷）试验：适用于症状已稳定或消失的患者。常用于判断不稳定心绞痛的预后。运动试验出现缺血型 ST-T 改变，心率-血压乘积降低并伴有胸痛症状者，则致命性心肌缺血发作和死亡的发生率高。

（5）超声心动图：可见短暂性室壁运动异常，若呈持久性者则提示预后不良。

（6）放射性核素心肌显像：可确定心肌缺血部位，也可显示心肌处于血流低灌注状态。

（7）冠状动脉造影：冠状动脉造影是为了明确病变情况及指导治疗。不稳定心绞痛患者具有以下情况时应视为冠状动脉造影的强适应证：①近期内心绞痛反复发作，胸痛持续时间较长,药物效果不满意;②原有劳力性心绞痛近期内突然出现休息时疼痛频繁发作;③近期活动耐量明显降低;④梗死后心绞痛;⑤原有陈旧性心肌梗死,近期出现非梗死区缺血引起的劳力性心绞痛;⑥严重心律失常,LVEF低于40%或充血性心力衰竭。

多数患者显示有两支或以上的冠状动脉病变,其中约半数为三支冠状动脉病变,而最常首先累及的血管是左前降支。个别患者冠状动脉造影正常,其心绞痛发作多为冠状动脉痉挛。造影中发现冠状动脉病变严重,斑块破裂或血栓溶解现象,常见于偏心型狭窄,狭窄的血管段的内腔面不规整或呈扇形或角状突起,皆系病变进展的形态学特征。左心室造影可见急性缺血时局部室壁运动失调。射血分数、左心室每搏量降低、左心室收缩和舒张末容积及充盈压升高。

冠状动脉内窥镜检查提示阻塞性病变性质多为复合型斑块和(或)血栓形成。

二、诊断

(1)发生心绞痛的性质较前改变,疼痛发作频繁,程度严重且持续时间延长。

(2)出现休息时心绞痛发作。

(3)轻微体力活动也可诱发心绞痛。

有此三项中的一项或一项以上,并伴有心电图明显的 ST-T 改变,且心肌酶无异常者即可诊断。如果既往有稳定型心绞痛、心肌梗死、冠状动脉造影异常和运动试验阳性等病史,即便心电图无 ST-T 改变,但具有不稳定型心绞痛症状,也可确立诊断。

继发于贫血、感染、发热、低血压、低血氧、心动过速和甲状腺功能亢进者的心绞痛,称为继发性不稳定心绞痛,心绞痛发生于心肌梗死后 2 周内者,称为梗死后不稳定心绞痛。

患者病情严重性的判断主要依据心脏病史、体征和心电图,特别是发作时的心电图。病史中的关键是近 1 个月来的心绞痛发作频次,尤其是近 1 周的发作情况。其内容包括:①发作持续时间、严重性及加重情况;②活动耐量降低程度;③近期是否在原劳力性心绞痛基础上出现静息心绞痛。根据心绞痛发作情况,发作时心电图 ST 段压低程度以及发作时患者的体征变化,可将不稳定心绞痛按危险程度分为低危、中危、高危组。分组程度可作为决定是否行介入治疗的根据。

三、鉴别诊断

不稳定型心绞痛包括初发性心绞痛、恶化性心绞痛、自发性心绞痛、变异性心绞痛及混合型心绞痛,其共同特点是心绞痛发作不稳定。尤其需要鉴别的是急性心肌梗死,后者的疼痛性质更为严重,心电图有梗死图形及特殊的心肌酶学改变可资鉴别。

四、治疗

不稳定型心绞痛患者均应住院卧床休息,在密切监护下进行积极的内科治疗,尽快控制症状和防止发生心肌梗死。急性期卧床休息 1～3 天,吸氧、持续心电监测。对低危险组患者留观察期间,未再发生心绞痛,心电图也无缺血改变,无左心衰证据及无 CK-MB 升高,肌钙蛋白 T 或 I 正常,可留院观察 24～48 小时后出院。对中危或高危的患者特别是肌钙蛋白 T 或 I 升高者,住院时间要延长,治疗也应强化。

(一)药物治疗

1.硝酸酯类药物

治疗效果不如稳定型心绞痛,可部分缓解疼痛和预防疼痛发作,也可改善左心功能。硝酸甘油静脉连续滴注 24 小时,可控制症状或降低心绞痛发作频率。常使用的静脉滴注药物有硝酸异山梨酯注射液以及单硝酸异山梨酯注射液等。

2.β受体阻滞剂

由于不稳定型心绞痛发作后心率增快和血压增高而加重心肌缺血,故多主张使用β受体阻滞剂治疗。对过去未使用过β受体阻滞剂的患者效果更佳。β受体阻滞剂可缓解症状,降低心肌梗死的发生率和死亡率。β受体阻滞剂的剂量应以静息心率而定,以维持静息心率50~60次/分为宜。

3.钙通道拮抗剂

服用此类药物是以控制心肌缺血的发作为主要目的,硝苯地平对缓解冠状动脉痉挛有独到的效果,特适用于变异性心绞痛,单独使用效果欠佳,与β受体阻滞剂联用,则可缓解心绞痛并降低心肌梗死的发生率和死亡率。该类药物不利方面是加重左心功能不全,造成低血压和心率加快,使用时应注意左心功能情况。

4.抗凝和抗血小板药物

(1)阿司匹林:急性期应用剂量为 150~300mg/d,可达到快速抑制血小板聚集的作用,3 天后可改为小剂量 50~150mg/d 维持治疗。对阿司匹林禁忌者或存在过敏反应者,可采用噻氯匹定或氯吡格雷替代治疗。使用中应注意经常检查血象,一旦出现白细胞或血小板明显降低则立即停药。长期服用阿司匹林可降低不稳定心绞痛的心肌梗死发生率和死亡率。

(2)肝素:静脉肝素治疗一般用于中危和高危组患者。常先静脉注射 5000U 肝素,然后以1000U/d 加入 5%葡萄糖液 500mL 中缓慢滴注。调整肝素剂量,使激活的部分凝血酶时间(APTT)延长至对照组的 1.5~2 倍。静脉肝素治疗以 2~5 天为宜,后可改为皮下肝素注射7500U,12 小时一次,再治疗 1~2 天。

(3)低分子肝素在降低不稳定心绞痛心脏事件方面有更好的疗效,不需血凝监测,停药无反跳,使用方便。阿司匹林与低分子肝素合用效果更佳。

(4)其他药物:低分子肝素钙注射液;低分子肝素钠注射液;前列地尔(前列腺素 E1)等。

5.溶栓治疗

在药物治疗无效或心绞痛发作频繁和加重时,可考虑静脉内或冠状动脉内溶栓治疗。国际大样本研究溶栓治疗认为,其有可能增加 AMI 的倾向,故临床使用还有待进一步研究。

常用药物:注射用重组人组织纤维蛋白溶酶原激活剂、注射用纤溶酶、注射用尿激酶、凝血酶等。

(二)介入性治疗

在高危险组患者有以下情况,则应考虑紧急介入治疗或 CABG:①虽经内科加强治疗,心绞痛仍反复发作;②心绞痛发作时间明显延长超过 1 小时;③心绞痛发作时伴有血流动力学不稳定,如低血压、急性左心功能不全、严重心律失常等。紧急介入治疗的目的是迅速开通"罪犯"病变的血管,恢复远端血流。对于多支病变的患者,可以不必一次完成全部的血管重建,如果冠状动脉造影显示患者为左冠状动脉主干病变或弥漫性狭窄不适宜介入治疗时,应选择急诊 CABG。除以上少数不稳定心绞痛患者外,大多数患者的介入治疗宜放在病情稳定至少 48 小时后进行。

（1）冠状动脉内支架植入术。

（2）主动脉内球囊反搏术，可稳定心绞痛，改善症状和心脏功能，可为患者做冠脉内支架和外科手术等治疗的有效的、争取时间的辅助治疗办法。

（三）外科治疗

对左冠状动脉主支病变、冠状动脉多支病变、不稳定型心绞痛伴有左心室功能不全及不能行冠脉内支架治疗的患者，可行冠状动脉旁路移植手术。若术前采用主动脉内球囊反搏术控制心绞痛和左心功能不全，则能提高手术的成功率和降低因术后低心排血量引起的死亡率。

五、预后

不稳定型心绞痛常继发急性心肌梗死，持续性心绞痛并伴有冠状动脉腔内血栓形成的老年患者、左心衰竭和冠状动脉多支病变者，多提示预后不良。运动试验出现心绞痛或心电图 ST 段压低明显缺血性下移或心率—血压乘积降低者，其心肌梗死、复发性不稳定心绞痛的发生率和死亡率均较高。大约 30% 的不稳定型心绞痛患者在发病 3 个月内发生心肌梗死，猝死者少见，近期死亡率低于心肌梗死，但是不稳定型心绞痛的远期死亡率高于 ST 段抬高型心肌梗死。

六、不稳定心绞痛出院后的治疗

（1）定期门诊随诊。

（2）出院后继续服用阿司匹林、β 受体阻滞剂和扩张冠状动脉的药物，不宜突然停药或减药。作为预防用药，阿司匹林宜用小量，每日 50～150mg 即可。降低胆固醇的治疗即血清胆固醇高于 4.68mmol/L 或低密度脂蛋白胆固醇高于 2.60mmol/L 时，均应服用他汀类降胆固醇类药物。若血三酰甘油高于 2.26mmol/L 也需服用降低三酰甘油的药物。

第二节　变异性心绞痛

变异性心绞痛（variant angina pectoris）系指心绞痛在安静时发作，与劳累和精神紧张等无关，也不因卧床休息而缓解，并伴有心电图 ST 段抬高的特殊类型。该型发作较严重，可发展为急性心肌梗死，并可导致室性心动过速、心室颤动等严重心律失常及猝死。

一、发病机制

变异性心绞痛主要由冠状动脉痉挛所致，发病机制是冠状动脉血管腔出现短暂、急剧的缩小。其发生与心肌需氧量增加无关，累及的血管既可以是病变的冠状动脉，也可以是正常的冠状动脉。硝酸甘油制剂可使痉挛缓解，痉挛多系单部位灶性。其发生的有关机制如下。

（1）冠状动脉敏感性增高。

（2）冠状动脉痉挛的部位常位于动脉粥样硬化斑块附近，提示由于斑块的进展和其引起的刺激作用影响到冠脉的收缩性而引起冠脉痉挛。

（3）冠脉内皮损害，刺激血管平滑肌对收缩的反应增强，诱发冠脉痉挛。

（4）血液电解质浓度的变化如镁离子的降低也可诱发冠脉痉挛。

（5）迷走神经张力增高也有利于痉挛发作，如发作多在休息、睡眠时发生。

二、临床表现

1. 症状与体征

发病者相对年轻，心绞痛发作多在休息时为其特点，偶可发生于体力活动期间或以后。胸痛剧烈，持续时间可达 10～30 分钟，并可伴有严重的心律失常或晕厥，多在午夜至清晨时间发生。严重冠脉狭窄且吸烟者，变异型心绞痛发生率较高，因吸烟影响血管的舒缩功能。多数患者发作时血压升高，也可出现左心衰竭体征，如心尖部第三、第四心音和收缩期杂音。

2. 检查

（1）心电图特征为发作时相应导联 ST 段抬高，对应导联则呈 ST 段降低。某些患者 ST 段抬高与降低并伴 T 波直立与倒置交替出现，系缺血性传导延迟所致，可发展为致命性的心律失常，常提示预后不良。

ST 段抬高可见于任一部位导联，但若下壁与前壁相应导联同时出现 ST 段抬高，说明心肌存在广泛性缺血，易发生猝死。

变异性心绞痛发作期间，亦可出现短暂的室内传导阻滞、室性早搏、室性心动过速甚至心室颤动的严重心律失常。发作时间长者可出现短暂的病理性 Q 波，是心肌细胞受损的缘故。

（2）心肌酶学无异常。

（3）超声心动图和运动心电图多无特殊表现。

（4）冠状动脉造影：约 2/3 的冠状动脉主支存在严重的动脉粥样硬化性阻塞性病变，而痉挛多发生在阻塞性病变 1cm 以内或其附近。其余 1/3 疼痛发作时出现冠状动脉痉挛。痉挛可出现在一支冠状动脉，也可出现在多支冠状动脉，常见的部位是右冠状动脉。

三、诊断与鉴别诊断

根据无明显诱因，发作剧烈且持续时间较长，常在休息时发作或呈周期性胸痛及心电图 ST 段抬高和 T 波高尖，即可诊断为变异性心绞痛。

特别注意的是心绞痛应与急性心肌梗死鉴别，后者除心电图 ST 段抬高外，常有心肌酶学、血流动力学的变化，冠状动脉造影显示相应部位冠状动脉完全阻塞等。

四、治疗

（一）药物治疗

1. 硝酸酯类药物

硝酸酯类可迅速缓解变异性心绞痛。机制是对痉挛的冠状动脉的直接扩张作用，这与硝酸酯类药物降低慢性稳定型心绞痛的心肌需氧量从而缓解心绞痛的作用机制不同。发作时可用硝酸甘油 0.5mg 舌下含服或 1mg 缓慢静脉滴注。其他硝酸酯类药物如硝酸异山梨醇酯注射液、单硝酸异山梨醇酯注射液及单硝酸异山梨醇酯缓释片等可口服预防发作。

2. β 受体阻滞剂

对于冠状动脉存在粥样硬化病变且冠状动脉痉挛是由需氧量增加引起者，可使用 β 受体阻滞剂。除此之外,使用 β 受体阻滞剂应慎重。因为 β 受体阻滞剂尤其是非选择性作用的药物如普萘洛尔等,可阻滞 β 受体,使 α 受体活性相应增加而诱发变异性心绞痛,如于心绞痛发作时使用则可使心绞痛发作时间延长。

3. 钙通道阻滞剂

对预防冠状动脉痉挛极为有效。常用药物有硝苯地平、硝苯地平控释片、氨氯地平片、硝苯地平缓释片及非洛地平缓释片等。阿司匹林由于可抑制冠状动脉扩张的前列腺素 I_2 的生物合成,大剂量使用可加重变异性心绞痛的心肌缺血。故应慎重使用。

(二)冠状动脉血运重建术

对合并冠状动脉粥样硬化阻塞性病变者,主要冠状动脉单支近端病变且无钙化,可采用冠脉内支架术,术前宜服用钙离子拮抗剂 6 个月以上。主要冠状动脉多支病变者,可进行冠脉旁路移植术,术前服用钙离子拮抗剂以预防术中出现冠状动脉痉挛。

五、预后

变异性心绞痛最初发作 6 个月内,常并发心绞痛和心脏事件。心绞痛伴心电图 ST 段明显抬高或严重心律失常如室性心动过速、心室颤动和高度房室传导阻滞者,示冠状动脉严重阻塞,急性心肌梗死和猝死的发生率高。长期服用钙离子拮抗剂可提高长期存活率。

第三节　急性冠脉综合征

急性冠脉综合征(ACS)是一组由于冠状动脉硬化、斑块破裂、血栓形成或血管痉挛所致的急性或亚急性心肌缺血及不稳定心绞痛和非 ST 段抬高心肌梗死危险性相关的冠心病。临床常见,治疗复杂,预后较差。近年来的流行病学研究表明,与 ST 段抬高心肌梗死相比较,由于人群危险因素分布的变化、预防药物的应用以及肌钙蛋白等血清生化标志物测定方法的改进,使急性冠脉综合征(ACS)的检出率增高。由于影像学技术和生物标志物测定的进展对急性冠脉综合征的发病机制和病理生理过程的认识有了很大的提高,而对患者的临床和预后都有重要的意义。

一、急性冠脉综合征(ACS)的分类

1. ST 段抬高的 ACS

通常发生于富含红细胞和纤维蛋白的红血栓所致的完全性冠脉闭塞情况下的心肌梗死。

2. 非 ST 段抬高的 ACS

ST 段不抬高的心肌梗死,心肌酶 CK-MB 多高于正常上限的两倍。在不稳定心绞痛时,心肌酶 CK-MB 常低于正常标准。

二、急性冠脉综合征的病理特征

冠状动脉粥样斑块破裂,血小板凝血因子被激活聚集,炎症过程和血栓形成,斑块破裂导致病变远端血管完全性或非完全性闭塞,发生心肌缺血或原有心肌缺血恶化或发生心肌梗死,产生严重的心脏事件。但也有少部分 ACS 患者(约 20%)无明显的狭窄性"罪犯"病变,可能与内皮功能异常引起的冠状动脉痉挛有关。①斑块破裂:在 60%~80% 的冠心病猝死患者

尸体解剖时,都发现有容易破裂的粥样斑块。在破裂过程中,内皮功能障碍可引起冠状动脉痉挛,并参与炎症和破裂过程,以及血压变化产生的应激和纤维帽的结构改变,也促使斑块的破裂。②斑块侵蚀:为内皮磨损而无斑块破裂,多见于女性、年轻者、吸烟者。③斑块钙化:约5％的冠状动脉血栓形成与斑块钙化有关。

三、易损斑块的早期检出

1. 影像学技术

最常用的方法是冠状动脉造影和磁共振(MRI)检查。冠状动脉造影可测量冠脉内径及狭窄程度,估计管壁钙化和血栓形成的存在和病变形态。MRI通过造影剂增强显影能提高其分辨率,检出斑块的生物理化特点,包括钙化、纤维组织、脂核及血栓等。

2. 血清生化标志物

无 ST 段抬高的 ACS 时,反映患者心肌细胞炎症或坏死的血清生化标志物的心肌酶增高。如非 Q 波心肌梗死患者 CK-MB 增高及其他炎症反应指标(如白细胞计数)增高。近年的研究表明,C 反应蛋白水平能间接反映冠状动脉斑块稳定性,也是冠心病患者发生心脏事件的独立预测因素。

近期临床研究发现 TnT 和 TnI 是判断微小心肌损害的特异性指标(尤其是 TnI)。急性冠脉综合征患者即使肌钙蛋白轻度增高,也提示预后不佳。CRP 是一种反映炎症反应的非特异性指标,其吸引冠状动脉斑块中的补体,而在动脉粥样硬化形成和发展中具有一定的作用。脑钠肽(BNP)也是预测冠脉综合征患者死亡的独立因素,血浆 BNP 水平增高反映室壁应力增加和冠状动脉硬化病变严重。

据报道,入院时血清尿酸浓度超标和肾功能不全以及糖尿病的高血糖、低血糖等均使全因死亡率增高。

四、ST 段抬高心肌梗死之心电图演变

心电图的进展过程:

1. 超前期

出现 T 波高尖(仅较短时间)。

2. 急性期

ST 段升高并出现 Q 波(几小时到 2 天)。

3. 亚急性期

ST 段持续升高(几天到 2 星期),然后下降到基线和(或)T 波变平坦或倒置(几个星期或数月)。

4. 慢性期

对称的倒置 T 波(在几个月内)。

五、急性冠脉综合征的综合治疗

(一)抗血栓治疗

1. 抗血栓治疗的原则

抗血栓治疗的原则:①防止高危患者血栓形成;②治疗已经存在的血栓;③防止血栓延

伸;④防止栓塞。

2.血栓形成与血管的关系

(1)动脉:管腔窄,压力高,血流速度快,剪切应力高,血小板易聚集,易形成血小板血栓。

(2)静脉:管腔大,压力低,血流速度慢,剪切应力小,血小板不易聚集,易于接触激活,启动内源性凝血系统形成的血栓血小板成分少。

3.抗栓药物的应用

(1)抗血小板药物:

1)环氧化酶抑制剂:通过抑制环氧化酶发挥抗血小板聚集作用。

2)阿司匹林:阿司匹林可使 ACS 患者的心梗发生率和死亡率明显减少。ACS 患者以150～300mg/d 口服,3～7 天后 150mg/d 维持。一级和二级预防者以 75～150mg/d 长期服用。

禁忌证:高敏或不能耐受(如哮喘)、血友病、严重未控制的高血压、活动性或新近发生的潜在可能危及生命的出血(如视网膜、胃肠道和泌尿生殖系统出血)。

(2)ADP 受体拮抗剂——氯吡格雷:拮抗血小板表面的 ADP 受体,抑制其他激活剂引起的血小板聚集,而不影响环氧化酶的活性。其抗血小板作用强而持久,通常在停药后 7～10天仍继续起作用。由于能抑制内切应能力引起的血小板聚集,对已形成的血小板血栓能产生去聚集作用。

ADP 受体拮抗剂与其他抗血小板药物的不同:①通过其代谢产物起作用,起效快,6 小时即达高峰;②其不良反应较抵克立得轻,骨髓毒性作用发生率低;③耐受性好,没有阿司匹林的胃肠道副作用;④可用于阿司匹林禁忌或不能耐受阿司匹林的替代疗法;⑤对于高危 ACS或行 PCI 术后的患者可与阿司匹林合用;⑥首剂 300mg,以后 75mg/d。疗程 9～12 个月。

氯吡格雷对 ACS 近期和远期都有效,对高危、低危都有效,对介入和非介入也都会获益。单用氯吡格雷好于单用阿司匹林。

4.ST 段抬高的 ACS 抗栓治疗的目的

(1)加速溶栓开通的速率。

(2)提高溶栓开通的比例。

(3)降低紧急介入干预的早期心脏事件。

(4)维持冠状动脉的通顺。

(5)二级预防。

5.ST 段不抬高的 ACS 抗栓治疗的目的

(1)抑制新的血栓形成和血栓的扩展,防止血管狭窄进一步发展和导致心肌缺血加重。

(2)防止或减少闭塞性血栓的形成,防止心肌梗死及介入干预的心脏事件。

(3)使斑块破裂处病变钙化、稳定。

(4)配合介入干预,减少并发症。

6.急性冠状动脉综合征抗血栓治疗的建议

(1)应当迅速开始抗血小板治疗,尽快给予阿司匹林,并持续给药。

(2)对阿司匹林过敏或不能耐受阿司匹林的住院患者,宜使用氯吡格雷。

(3)对早期非介入治疗的住院患者,在服用阿司匹林基础上尽快加入氯吡格雷至少 1 个月,并持续 9 个月。

（4）对计划行 PCI 治疗而无出血危险者，应给予氯吡格雷 1 个月，并持续 9 个月。

（5）正在服用氯吡格雷的患者，若准备行冠脉搭桥术（CABG），术前须停用氯吡格雷 5～7 天。

（6）除使用阿司匹林或氯吡格雷抗血小板治疗外，也可考虑使用普通肝素或在 PCI 术前或术中使用 GPⅡa/Ⅲb 受体拮抗剂。

（二）抗凝治疗

1. 抗凝（血酶）药物

（1）间接凝血酶抑制剂：主要是肝素类，如普通肝素、低分子肝素（包括 LMWHS）。

1）普通肝素：是最常用的抗凝剂，通过激活抗凝血酶而发挥抗栓作用。静脉给药迅速产生抗栓作用，但个体差异较大。应用时须检测 APTT，一般将 APTT 延长至 50～70 秒。剂量 800～1000U/h。停用肝素后出现反跳现象是普通肝素的缺陷之一。通常应用 3～7 日。

2）低分子肝素（LMWH）：其药效较易控制，不需监测 APTT，易用于院外患者。疗效可靠，使用方便，可皮下或静脉给药。与阿司匹林合用较单用阿司匹林更有效，现已成为 ACS 抗凝的首选药物。

低分子肝素的优点：生物利用度高，可达 90% 以上，半衰期可延长 3～4 小时，皮下用药效果好，抗凝活性可预测，无须监测，血小板减少症的发生率下降，节省费用 30%～60%。对房颤合并血栓紧急患者的抗凝，静脉血栓栓塞的治疗及 PCI 术中及急性缺血性脑卒中都有较好的效果。

低分子肝素与 PCI：①PCI 术前应该常规使用 LMWH；②术前应用 LMWH，末次应用已 8 小时以上，术中应用 LMWH 是安全的；③术前应用 LMWH 48 小时以上，最后一次应用在 PCI 术前 8 小时内，术中可不再使用 LMWH；④必要时，术中可以 LMWH 代替普通肝素；⑤手术结束拔管前，不宜使用 LMWH；⑥介入干预后，可视患者情况决定是否使用 LMWH。

急性心肌梗死（AMI）时使用低分子肝素的作用：①提高闭塞冠脉的开通率和速率；②防止已开通的冠脉再闭塞和再梗死；③防止左室附壁血栓形成；④防止深静脉血栓形成。

（2）直接凝血酶抑制剂：水蛭素及其衍生物。

（3）口服抗凝药：华法林。

2. 抗血小板药

（1）环氧化酶抑制剂：阿司匹林、抵克立得、氯吡格雷。

（2）血小板膜糖蛋白Ⅱb/Ⅲa 受体拮抗剂。

（三）他汀类药物

急性冠脉综合征患者入院早期应用他汀类药物有助于减低复发性心肌缺血事件。LDL 高于 100mg/dL 的患者应接受他汀类药物治疗。有资料表明，长期辛伐他汀（舒降之）40mg/d 治疗，不管其基础 LDL 水平如何，均可受益。冠状动脉介入治疗后长期氟伐他汀治疗，使心脏事件发生率降低，并且疗效在多支血管病变、糖尿病和 ACS 患者更为显著。

长期的医学科研证明，急性冠脉综合征随机接受早期他汀治疗使平均 LDL 胆固醇水平显著降低（低于 70mg/dL），使得冠心病心肌梗死动脉粥样硬化发展延缓、斑块容积降低和死亡率明显下降。

六、冠脉综合征的一般治疗

1. 硝酸酯类

发作性心绞痛可通过舌下含服给药如硝酸甘油等缓解。持续性或反复发作患者宜静脉给药,据病情和血压调整剂量。常用药如硝酸甘油注射液、硝酸异山梨醇注射液、单硝酸异山梨酯注射液等。

2. 血管紧张素转化酶抑制剂(ACEI)

ACEI 能扩张血管,抑制 RAS 系统,改善心室重构及心功能,降低心梗死亡率和再梗率,是目前治疗 ACS 和二级预防的重要措施之一。建议 ACS 患者尽早使用 ACEI 制剂,并宜从小剂量开始并长期应用。常用药物有卡托普利片、培哚普利片、盐酸贝那普利片、福辛普利片、西拉普利片、马来酸伊那普利片等。

3. β 受体阻断剂

β 受体阻断剂能使心肌梗死早期死亡率降低 10%～15%。作为心绞痛的常规用药,可静脉或口服给药。无内在拟交感活性的 β 受体阻滞剂如美托洛尔、阿替洛尔等,须注意不良反应和禁忌证。

4. 钙拮抗剂

患者对硝酸酯类和 β 受体阻滞剂不能耐受或疗效不佳时可选用钙拮抗剂。也可在硝酸酯和 β 受体阻滞剂基础上加用钙拮抗剂。对心功能不全者须使用钙拮抗剂时,可加用氨氯地平。

5. 急性 ACS 的治疗建议

急性 ACS 的早期宜先保守治疗为主。早期干预治疗术(PCI)仅用于经强化治疗仍有心肌缺血发作,运动试验阳性、EF 低于 40% 者。但在中高危患者宜早期行 PCI 术为宜。对非 ST 段抬高的低危患者不宜行 PCI 术。

6. ST 段抬高的 ACS

开通已经闭塞的冠状动脉。行溶栓或直接 PTCA 加支架术,避免形成 Q 波。

7. ST 段不抬高的 ASC

避免冠状动脉闭塞,避免形成 ST 段抬高的心肌梗死,不宜溶栓,可行抗栓加抗缺血加 PCI 术。

8. ST 段抬高 ACS 的二级预防

(1)服用阿司匹林、ACEI 类药物。

(2)血压控制使用 β 受体阻滞剂。

(3)控制胆固醇、戒烟。

(4)控制糖尿病。

(5)适当运动。

七、二级预防

冠脉综合征患者应进行调脂治疗,使 LDL-C 小于 2.6mmol/L(尽量小于 1.8mmol/L)。经数年的临床观察发现,每年约 7% 的患者出现新的冠状动脉病变,而且新发生的斑块病变与原冠状动脉病变血管支数相关。鉴于冠脉综合征的发病机制,控制冠心病易患因素,稳定动脉粥样斑块,防止血栓形成是二级预防的关键。

冠脉综合征的患者必须戒烟、控制血压、血糖和胆固醇。降低血小板聚集药物如阿司匹林、噻氯吡啶须长期服用。他汀类降脂药物可使动脉粥样硬化斑块缩小或消失或使不稳定斑块变成稳定斑块。总之,对 ACS 的规范治疗是极其重要的。

第四节 心力衰竭和心律失常型冠状动脉硬化性心脏病

心力衰竭和心律失常型冠心病是指长期心肌缺血而致心肌纤维化或硬化,或心肌梗死后心肌缺血区由纤维疤痕代替,临床以心力衰竭和(或)心律失常为主的慢性冠心病。

病因:①心肌数量减少,多在广泛心肌梗死后,缺血坏死的心肌由纤维瘢痕组织代替,造成心肌数量减少,使心肌不能保持正常的收缩功能,而处于"冬眠"状态,故也称"冬眠心肌";②心脏乳头肌功能不全;③左心室室壁瘤。

一、临床表现

(1)病史。患者多有心肌梗死和长期心绞痛发作历史,逐渐出现心力衰竭和心律失常。

(2)心脏增大。

(3)心力衰竭。

(4)心律失常。以室性心律失常多见,高危性早搏(频发多源,成对或成阵出现 RonT 类型的早搏)。

(5)左心室室壁瘤。患者多有透壁性心肌梗死病史及心力衰竭的症状,可出现心绞痛和严重心律失常。其室壁瘤附壁血栓脱落可引起体循环栓塞。心电图显示 ST 段持久性抬高。胸部 X 线可见左心室局部膨出,超声心动图可见左心室壁局部膨胀,呈矛盾性收缩运动。个别患者发生瘤壁破裂致死。

(6)二尖瓣反流综合征。乳头肌缺血或纤维化致乳头肌功能不全,引起二尖瓣关闭不全,出现心力衰竭或肺水肿,出现心尖部粗糙的收缩早期杂音。超声心动图示二尖瓣呈链枷样改变。多普勒超声可显示二尖瓣反流的程度。

二、诊断与鉴别诊断

临床上有心脏扩大,心力衰竭和(或)心律失常。伴有 ST 段压低、T 波低平或倒置等冠状动脉供血不足和动脉硬化的证据,并能除外其他器质性心脏病,方可考虑此诊断。如有室壁瘤的存在,则对诊断有很大帮助。确诊靠选择性冠状动脉造影。

扩张性心肌病、心肌炎、内分泌性心脏病等易与本病混淆,应注意鉴别。

三、治疗

一般治疗主要是动脉粥样硬化基本病变的治疗。改善冠状动脉供血,使用药物,必要时可行冠脉内支架和冠状动脉旁路移植术。但术前应行左心室造影,以评估左心室功能和血流动力学状态。

有心力衰竭者,宜选用洋地黄类药物如毛花苷 C、毒毛花苷和地高辛等作用和排泄快速的药物,并可与快速利尿剂如呋塞米和血管扩张剂合用。

有心律失常者,根据心律失常的类型选择相应的药物和方法控制心律失常。室壁瘤合并心力衰竭、心绞痛、严重心律失常和动脉栓塞者,可进行室壁瘤切除术。

预后有严重心力衰竭和心律失常,或合并肾衰竭和肺功能不全者,预后不良。

第五节　急性心肌梗死

急性心肌梗死(myocardial infarction)是冠心病的严重类型,是在冠状动脉病变基础上发生冠状动脉供血急剧减少或中断,导致相应心肌发生持久而严重的心肌缺血,引起部分心肌坏死的一类疾病。临床表现为剧烈而持久的胸骨后疼痛,血清心肌酶增高以及心电图特殊的进行性改变,常发生心律失常、心力衰竭或休克。

一、病因和病理

(一)病因

心肌梗死的基本病因是冠状动脉粥样硬化致狭窄的冠状动脉血流完全中断,而使相应的心肌发生坏死的一类疾病。

冠状动脉完全闭塞的原因是血栓形成。破裂的斑块是否形成冠状动脉完全闭塞,取决于冠状动脉狭窄的程度和内源性溶栓之间的竞争。如发生在已明显狭窄的冠状动脉,则极易发生完全闭塞。

心肌梗死偶见于冠状动脉栓塞、炎症或先天畸形。

(二)病理解剖

1. 冠状动脉病变

冠状动脉闭塞最常累及左冠状动脉前降支,引起左心室前壁、心尖部、下侧壁、前间隔和二尖瓣前乳头肌梗死。若前降支过长,还可引起下壁心肌缺血,也可合并右心室梗死。

左冠状动脉回旋支闭塞引起左室侧壁梗死。若冠状动脉解剖为左冠优势型,则回旋支闭塞可引起左室下壁、正后壁及室间隔后部梗死。

右冠状动脉闭塞引起左室下壁、正后壁及室间隔后部梗死。窦房结动脉血流受阻可引起窦性心动过缓、窦房阻滞或窦性停搏。房室结血流受阻可引起房室传导阻滞。左右心房阻滞少见。

2. 心肌病变

心肌梗死常从心内膜下和中层开始,发展到外层心肌。梗死累及心室壁的全层或大部分者,称为穿壁(或透壁)心肌梗死。坏死侵及心包时,可引起纤维蛋白性心包炎。累及心内膜时也可诱发心室腔内附壁血栓。如梗死仅累及心室壁内层,不到心室壁厚度的一半,称为心内膜下心肌梗死。

心肌坏死通常于发病4～6小时内完成。心肌间质水肿、充血、白细胞浸润。随后,坏死的心肌纤维逐渐被吸收并有肉芽组织形成,逐渐形成疤痕,心肌梗死即进入愈合期,称为陈旧性心肌梗死。心肌梗死的完全愈合需5～8周。疤痕广泛者,可在心室腔内的压力下向外膨出形成室壁瘤。严重的透壁性心肌梗死可引起心肌破裂,室间隔穿孔或乳头肌断裂。

3. 病理生理

急性心肌梗死发生后立即出现梗死区心肌收缩功能障碍,使心肌收缩不协调,降低心排血量、左室收缩和舒张末期容量增多,左室射血分数降低及左室舒张末压力增高。左室充盈压增高使肺毛细血管压力增高,产生肺瘀血。若心排血量显著降低,则血压下降、体循环周围阻力增高。急性心肌梗死左室功能障碍及血流动力学异常的程度,主要取决于梗死范围的大小。

单纯右心室心肌梗死少见。

二、急性心肌梗死的诊断与鉴别诊断

(一)急性心肌梗死发生前常出现的先兆症状

(1)心绞痛的发作频度、严重程度、持续时间增加,而诱发因素并不明显,原来有效的硝酸甘油变为无效。

(2)心绞痛发作时出现恶心、呕吐、出汗、心悸、心动过缓,或疼痛放射到新的部位,或出现心功能不全、加重和严重的心律失常。

(3)心电图出现 T 波高耸或 ST 段一过性抬高或压低,T 波倒置或加深等。

(二)急性心肌梗死的诊断标准

必须至少具备下列 3 条标准中的 2 条方可诊断为急性心肌梗死:①缺血性胸痛的临床病史;②心电图的动态演变;③心肌坏死的血清心肌标志物浓度的动态改变。

部分老年人和陈旧心肌梗死的患者不表现 ST 段抬高及急性心梗超急性期 T 波改变,后壁心肌梗死、右室梗死、伴左束支传导阻滞时,心电图多不典型,须注意。

如患者伴有下列任何一项,如高龄(大于 70 岁)、既往梗死史、心房颤动、前壁心肌梗死、肺部湿性啰音、低血压、窦性心动过速、糖尿病等皆属于高危患者。

(三)胸痛及全身症状

胸痛是急性心肌梗死中最早出现也是最突出的症状,其特点如下:①疼痛多无明显诱因,常在安静时发生,含化硝酸甘油无效果;②疼痛时间长,可达数小时甚至数日。疼痛剧烈,难以忍受,形容似刀割样,患者表现烦躁不安;③疼痛范围广泛,常达整个心前区,也可放射至下颌、颈、背等处。急性下壁心梗时,可表现为上腹痛,可误为胃穿孔、急性胆囊炎、胆石症、急性胰腺炎等急腹症。

典型心肌梗死有剧烈的似刀割样的心前区疼痛、特殊的心电图改变及血清心肌酶的升高,诊断不是很困难。但有近 1/3 的急性心肌梗死患者的症状不是很典型,甚至无明显疼痛,易漏诊或误诊。当有如下症状时,应高度警惕发生急性心肌梗死的可能:①初次出现某些心脏症状:心前区疼痛、心律失常、活动后呼吸困难、充血性心力衰竭;②原有的心绞痛加重或性质改变;③不易解释的上腹部疼痛,上颌、咽部疼痛或牙痛;④突然发作的休克、低血压、晕厥、大汗、虚脱;⑤手术后持续性不易解释的呼吸困难、低血压、休克、心律失常或难以解释的发热或白细胞明显增高以及出现心包炎等。体检发现第一心音减弱、第三或第四心音增强,乳头肌功能不全的收缩期杂音等。

患者多伴有发热,体温在 38℃左右,在 24～48 小时出现,为组织坏死及炎症反应的非特异性表现,持续约 1 周。发热超过 1 周或消退后又出现高热超过 39℃,应怀疑并发感染或新的心肌梗死,或由栓塞并发症及梗死后症候群引起。

关于心电图检查,对疑似病例应多次重复心电图检查,有些患者的心电图改变在心肌梗死发生若干小时后才出现。另外,特征性损伤性 ST 段抬高多在第一周内完全消失。只能靠

T 波的演变来判断，但 T 波的变化较慢。有少数患者在发病 3 日后才做心电图检查，故对此类患者应多次心电图检查并配合临床症状和酶学检查等才能明确诊断或排除。

注意无 Q 波型心肌梗死的心电图变化，当患者剧烈胸痛伴 ST 段抬高、T 波高耸，ST 段在下降过程中 T 波出现倒置并逐渐加深呈 V 字形，或 ST 段呈持续严重压低，或仅有 T 波的动态改变，即使无病理性 Q 波，结合血清酶增高即可作出急性心肌梗死的诊断。

若患者有胸痛及心电图 $V_1 \sim V_2$ 导联出现高宽的 R 波而深 S 波变浅，并出现高大直立的 T 波，提示正后壁心肌梗死，加做 $V_7 \sim V_9$ 即可得到急性后壁心肌梗死的心电图。

（四）血清酶学检查

在血清酶学的动态变化方面，应强调肌钙蛋白的价值，肌钙蛋白的特异性及敏感性均高于其他酶学指标。肌酸激酶同工酶（CK-MB）仍然是特异性诊断指标；而单纯 CK 和乳酸脱氢酶及其同工酶对诊断急性心肌梗死的特异性较差，已不再推荐用于诊断。各种血清酶在急性心肌梗死中的升高有各自的变化规律，不同的发病时间应结合不同的血清酶和其他诊断方式进行。例如起初 2 小时 CK-MM3/MMI 比值升高，发病 4～6 小时 CK、CK-MB、血清肌红蛋白心肌肌凝蛋白开始升高，它们到达高峰及消失的时间也不同。因此，若患者于发病的 2～3 日就诊，这时 CK、CK-MB 已开始消失，此时宜使用肌钙蛋白 CTnI 相对其他指标其可检验的窗口期较长，一般可达 7 日。需要指出的是，临床上不应该因等待血清生化标志物测定而延迟急性心肌梗死的治疗。

（五）充血性心力衰竭

急性心肌梗死患者约有 1/2 的患者出现左心功能不全。表现为肺部湿啰音、窦性心动过速及第三心音奔马律及不同程度的呼吸困难和憋气、胸闷，严重时可发生肺水肿。严重右心室梗死可出现右心衰竭、心排血量减少、血压降低。肺部啰音和呼吸困难反而少见。

（六）休克

急性心肌梗死时，心源性休克（cardiogenic shock）发生率达 1/5，是由于心肌梗死面积广泛，心排血量急剧下降而引起的，其特点如下。

（1）收缩压低于 12kPa（90mmHg）或高血压患者收缩压下降 10kPa（80mmHg），且降低持续 30 分钟以上。

（2）脏器和器官灌注不足的表现，如四肢发凉、发绀、出汗、神志不清。

（3）尿量少于 20mL/h。

心源性休克常与充血性心力衰竭同时存在，其死亡率较高。临床上认清休克发生前的表现特别重要。当患者出现心率增快、血压降低、尿量减少或皮肤湿冷等任何一项，均须注意到心源性休克发生的可能，给予积极的治疗以防止心源性休克的发生。给予早期的治疗可提高心源性休克的存活率，这是临床中特别容易被忽视的地方。

由于剧烈疼痛、严重心律失常、血容量不足等原因引起的低血压，常参与休克的发生并扩大心肌损害和导致严重的休克。心律失常、心力衰竭及心源性休克都是急性心肌梗死最常见也是最重要的临床表现。

（七）不典型急性心肌梗死的临床表现

有的急性心肌梗死可以不发生明显的胸痛。这种无明显胸痛的病例也是经常见到的。但患者都有严重的休克、心力衰竭或伴发脑血管意外。这是由于循环衰竭大脑供血减少所致，有时会掩盖胸痛，而忽略了急性心肌梗死的症状。有时，急性心肌梗死会导致猝死。

(八)体征

心脏听诊如下。①心动过速或心动过缓。②过早搏动。③第一、二心音减弱,发病2日内最明显。④第四心音在心肌梗死3～4日后逐渐增多,随心肌梗死的好转,第四心音减弱或消失,若持续存在显示预后不佳。⑤心包摩擦音出现在第2～3日,提示透壁心肌梗死,多见于前壁心肌梗死,多是暂时性,若持续存在或在1周后发生多系梗死后综合征。⑥收缩期杂音:发生乳头肌功能失调时,心尖区可出现收缩早期、中期、晚期或全收缩期杂音,多在梗死后5日内出现。杂音多易变。若梗死第2～3日内突然出现响亮的收缩期杂音伴有临床恶化,提示室间隔破裂或乳头肌或腱索断裂或乳头肌功能不全。

急性心肌梗死患者在极早期可有血压增高,随后几乎所有的患者都有不同程度的血压降低。原有高血压可降至正常,而且一般不会恢复到原来的水平。

(九)鉴别诊断

1.心绞痛

急性心肌梗死的疼痛位置及性质与心绞痛相似,但更剧烈,持续时间更长,疼痛常无诱因且含化硝酸甘油作用效果较差,症状更严重,可出现呼吸困难或肺水肿,血压常降低甚至发生休克。听诊可闻及心包摩擦音而有心肌梗死后心肌坏死的全身反应,如发热、白细胞增高、血沉加速,特别是心肌酶的动态变化。心电图虽不一定有Q波,但总有ST段和T波的特征性变化。变异性心绞痛虽有与急性心肌梗死相似的ST-T变化,但其在发作后ST段和T波即回复到发作前水平,无T波的渐进性倒置加深。在未明确急性心肌梗死与中间型或变异型心绞痛的准确鉴别前(心电图的动态变化及血清酶的升高需要一定时间),应按急性心肌梗死治疗,避免漏诊。另外,中间型或变异型心绞痛常是急性心肌梗死的先兆表现,积极治疗可以避免可能发生的急性心肌梗死。

2.急性心包炎

急性非特异性心包炎可有较剧烈而持久的心前区痛,心电图上有ST段抬高,有时也能引起急性心包心肌炎,也可出现病理性Q波和血清心肌酶的增高,需要与急性心肌梗死鉴别,但急性非特异性心包炎起病即有发热,疼痛于深吸气、咳嗽、变换体位或吞咽时出现或加重,前倾体位可使疼痛缓解。ST段的抬高缺乏急性心肌梗死的定位,除aVR外,其余导联ST段均抬高,并表现为弓背向下,一至数日后ST段回到基线。T波平坦或倒置,但倒置较浅,若心肌酶增高,其增高的时间-浓度曲线不明显。

3.急性肺动脉栓塞

大块肺栓塞时,患者突感呼吸困难,剧烈咳嗽或咯血、胸痛或休克。患者有右心负荷急剧增加的表现,如发绀、肺动脉瓣第二音亢进、颈静脉怒张、肝大或伴有黄疸。检查有肺动脉区叩诊变浊,呼吸音减弱或伴有干、湿啰音。心电图表现为$S_1Q_3T_3$,即Ⅰ导联S波深,Ⅲ导联Q波显著和T波倒置。血清LDH增高。肺部X线出现三角形或卵圆形浸润阴影。肺动脉造影或放射性核素肺扫描可确诊。

4.主动脉夹层分离

心前区或胸骨后突然出现剧烈疼痛,发病急,症状严重,疼痛为烧灼样、撕裂样或刀割样,而非压迫感或窒息感。疼痛常放射到头、颈、上肢、背、腰或中下腹部,疼痛剧烈可导致休克,但血压仍高。疼痛的广泛放射以及血压高是主动脉夹层分离的特征。X线出现主动脉影进行性增宽,搏动减弱或消失,心电图及血清酶学皆无心肌梗死改变,心脏超声、计算机断层扫描、磁共振成像、数字减影及主动脉造影检查对主动脉夹层分离都有较高的诊断价值。

三、心肌梗死的实验室检查

(一)白细胞

白细胞增高常与体温升高成正比关系，多发生于发病的前 2 日内，可持续数日。计数在 $(10\sim20)\times10^9/L$（1 万～2 万/μL），中性白细胞 75%～90%，嗜酸粒细胞减少或消失。

(二)红细胞沉降率

红细胞沉降率增快，在病后 1～2 日出现。持续 2～3 周，为轻到中度增快。

(三)血清酶测定

一个理想的血清酶即心肌损伤标志物测定，除了具备高敏感性、高特异性外，还应具有以下特性：①主要或仅存于心肌组织内，在心肌内有较高的含量，而不存在正常血液内；②能检测早期心肌损伤且窗口期长；③能估计梗死范围大小，判断预后；④能评估溶栓效果。

传统的心肌酶谱，如谷草转氨酶（SGOT）、乳酸脱氢酶（LDH）、天门冬氨酸转氨酶（AST）、乳酸脱氢酶（LD）及其同工酶，因其效价较差，现临床已很少使用。

1. 肌酸磷酸激酶（cretine kinase，CK）及其同工酶

CK 作为急性心肌梗死标志物有以下优点：①快速、经济、有效，能准确诊断心肌梗死，是目前应用最广的心肌损伤标志物；②其浓度和急性心肌梗死面积有一定相关性，可大致判断梗死范围；③能测定心肌再梗死和判断再灌注。

(1)CK 活性测定：CK 在急性心肌梗死发病 4～6 小时升高，峰值在发病 18～24 小时，3 日左右降至正常。CK 特异性和敏感性较高，故诊断符合率较高，CK 升高也见于肌外伤、肌营养不良、脑损伤和大手术时，但在临床上容易鉴别。

(2)CK-MB 同工酶：CK 有三种形式，即 CK-MM、CK-BB 和 CK-MB。①骨骼肌中只有 CK-MM 同工酶，脑中只有 CK-BB 同工酶，CK-MB 活性增高只见于急性心肌坏死时，故其活性增高对诊断急性心肌梗死具有高度敏感性和特异性。增高与阳性心电图有同等的诊断意义。②在心肌梗死面积很小时，CK 和 CK-MB 可能测不出阳性改变，而 CK-MM 则可有阳性改变，故对可疑心肌梗死的鉴别有重要意义。

2. 肌钙蛋白

(1)总肌钙蛋白(Tn)：1973 年，肌肉与钙结合的部分被命名为 CTn。和 CK-MB 相比，正常人血清中几乎测不到 CTn，因而其对急性心肌梗死有较高的敏感度。CTn 是心肌特有的，因而特异性高。对怀疑急性心肌梗死的患者，在刚入院和入院后第 3、第 6、第 9 小时各测一次 CTn 和肌红蛋白。

(2)心肌肌钙蛋白 T(CTnT)：对不稳定心绞痛患者的 CTnT 检测可以发现轻度和小范围的心肌损伤。对这种微小的心肌损伤，CK-MB 常不敏感，CTnT 对不稳定心绞痛阳性率达 39%。

(3)心肌肌钙蛋白 I(CTnI)：是敏感性和特异性较强的急性心肌梗死标志物，对溶栓后再灌注的判断效果最好，可敏感地测出小灶性可逆性心肌损伤的存在。

肌钙蛋白的优点：①敏感度高于 CK；②特异性高于 CK；③有较长的窗口期，CTnT 长达 7 天，CTnI 长达 10 天甚至 14 天；④双峰的出现，易于判断再灌注的效果；⑤肌钙蛋白血中浓度的高低可用于判断病情的轻重。胸痛发作 6 小时后，血中心肌肌钙蛋白浓度正常可排除急

性心肌梗死。

肌钙蛋白的缺点：①在损伤发作6小时内，敏感度较低；②由于窗口期长，对近期发生的心肌梗死效果较差。

3.肌红蛋白

(1)优点：①在急性心肌梗死发作12小时内其敏感性很高，是出现最早的诊断急性心肌梗死的标志物；②可判断再灌注是否成功；③可判断是否有新的再梗死；④在胸痛发作2～12小时内，肌红蛋白阴性可排除急性心肌梗死的诊断。

(2)缺点：①特异性较差，但如结合CTnT检查，则可提高诊断急性心肌梗死的特异性；②窗口期太短，回降到正常范围太快，在急性心肌梗死发作16小时后测定易出现假阴性。

表1-1所示为急性心肌梗死血清心肌标志物及其检测时间。

表1-1　急性心肌梗死血清心肌标志物及其检测时间

项目	肌红蛋白	心脏肌钙蛋白		CK	CK-MB	AST
		CTnI	CTnT			
出现时间(h)	1～2	2～4	2～4	6	3～4	6～12
敏感时间(h)	4～8	8～12	8～12	8～12		
峰值时间(h)	4～8	10～24	10～24	24	10～24	24～48
持续时间(h)	0.5～1	5～10	5～14	3～4	2～4	3～5

(四)心电图

心电图是确诊急性心肌梗死最有价值的检查方法之一。心电图诊断急性心肌梗死的标准：①坏死性Q波，损伤性ST段和缺血性T波改变；②上述改变的动态变化；③通过一定导联上的上述改变反映心肌梗死的部位。

1.心电图的动态演变

急性心肌梗死的心电图演变：①早期；②急性期；③亚急性期；④陈旧期。

(1)早期：早期也称超急性期。此期易发生原发性室颤和猝死，系由于心电不稳定之故，其心电图特点如下。

1)ST段损伤型抬高：向着心外膜导联的ST段变直，斜行向上偏移与T波的前支融合，以后ST段斜形向上抬高，可达1.0～1.5mV，也称弓背型抬高，同时背向梗死区的导联表现为ST段下移，为"对称性改变"或"镜面影像"。

2)巨大直立的T波，T波高耸常较ST段抬高更早出现。抬高的ST段与高耸的T波相连，正常的两者间的连接角消失，T波变宽。在高耸的T波未下降前，一般很少出现典型的坏死型Q波。系早期前壁心肌梗死的心电图像。

3)急性损伤阻滞现象。是在此急性损伤期内心肌在除极过程中传导阻滞的现象，表现为：①向着梗死区导联的R波上升速度减慢，室壁激动时间大于0.045秒；②QRS时间延长至0.12秒；③QRS波幅增高。

早期心电图表现仅持续几小时，少数可达1～2日。此期是一种危险的临床状态，易发生心源性意外，及早采取措施可减少室颤和猝死的发生率，还可有效地减少心肌梗死面积。

(2)急性期：高耸的T波已下移，出现病理性Q波或QS波，ST段呈弓背向上的抬高，T波倒置并加深，呈对称的V字形。坏死性Q波、损伤性高抬的ST段和缺血性倒置的T波在此期常同时并存。

急性下壁心肌梗死心电图 II、III、AVF 导联 QRS 波群均呈 QS 型，ST 段弓背向上抬高 0.15～0.2mV，T 波呈 V 字形，aVL，V_4～V_6 导联 ST 段压低 0.1～0.2mV。此期持续数日至 2 周，而室颤的发生率则降低。

（3）亚急性期（也称新近期）：ST 段于数日至 2 周左右逐渐回复到基线，T 波对称的 V 字形加深，随后又慢慢变浅，此期约持续数周至数月。少数患者 ST 段持续抬高超过基线，系左心室壁运动失调，若持续存在可能有室壁瘤形成。

（4）陈旧期（愈合期）：病理性 Q 波是此期最主要的心电图表现，少数患者的病理性 Q 波可以变窄和变浅，个别患者的病理性 Q 波可以完全消失。R 波电压比梗死前有所降低。ST 段在等电位线上。如 ST 段继续明显抬高，常为并发室壁瘤。T 波可恢复正常，也可有程度不等的慢性缺血改变。

2. 心电图定位诊断

表 1-2 是面向梗死区导联显示的特征性改变，可对梗死部位做出诊断。需注意正后壁心肌梗死心电图改变在 V_7～V_8 导联，并表现为 V_1～V_2 导联，出现高宽的 R 波及 S 波变浅，R/S 大于 1，并出现高大直立的 T 波，ST 段可有下凹型压低。

表 1-2　心肌梗死心电图定位诊断

导联	前间壁	前壁	前侧壁	广泛前壁	下壁	下间壁	下侧壁	高侧壁	后壁
V_1	+			+	+				
V_2	+			+	+				
V_3	+	+		+	+				
V_4		+		+					
V_5		+	+	+			+		
V_6			+	+			+		
V_7			+				+		+
V_8									+
I		+		+				+	
II					+	+	+		
III					+	+	+		
aVR									
aVL		+	+					+	
aVF					+	+	+		

3. 右心室梗死

（1）多由于右冠状动脉闭塞的缘故。

（2）心电图：CR_4R 及 V_{3R}～V_{6R} ST 段抬高。CR_4R（正极置于右锁骨中线第 5 肋间）检测右心室梗死，以 ST 段抬高 1mm 以上为阳性。敏感性 70%，特异性 100%。近几年应用 V_{3R}～V_{6R} 检测右心室梗死，阳性为这些导联中一个或一个以上的 ST 段抬高大于 1mm，其中以 V_{4R} 敏感性和特异性最高。ST 段抬高须为水平型或为弓背向上型，而上斜型抬高则诊断价值较小。右心室梗死 ST 段抬高于发病最初几小时出现，发病第 2～3 日恢复正常。

4. 心内膜下心肌梗死

本型无病理性 Q 波，除 aVR 导联外，一部分或所有导联的 ST 段明显下移，在 V_1～V_6 导联常下移达 0.4～0.5mV，伴有或随后出现的 T 波倒置。ST-T 改变常持续数日至 2 周。

ST-T 下移的程度较深,持续时间也较长。恢复过程中,ST 段逐渐先恢复至基线,T 波的恢复则较迟。

5.心房梗死

心房梗死几乎与心室梗死同时存在,可引起严重的并发症,如心房附壁血栓形成(脱落后引起急性肺动脉栓塞或体循环动脉栓塞)及室上性心律失常。①P-R 段发生偏移,一般在 0.5mm 左右;②P 波出现切迹及粗钝;③房性心律失常。

心房梗死时,心电图改变较轻微,需多次心电图对比和复查,则有助于心房梗死的诊断。

6.急性心肌梗死合并束支传导阻滞

(1)合并右束支传导阻滞(right bundle branch block,RBBB):急性心肌梗死合并完全性 RBBB 时,各自特有的 QRS 异常变化不会相互掩盖。

(2)合并左束支传导阻滞(left bundle branch block,LBBB):左束支传导阻滞一般在急性心肌梗死前已经存在,LBBB 完全改变了心室正常的除极正常程序,与急性心肌梗死合并存在时,后者的心电图型常被掩盖而造成诊断的困难,但如能得到发病前的心电图作对比,则对诊断有很大的帮助。

7.仅有 T 波改变的急性心肌梗死

患者有急性心肌梗死的临床表现及血清心肌酶的动态变化,但心电图仅表现为 T 波进行性的在数周内出现由浅到深的倒置,随后 T 波又逐渐回复。

四、急性心肌梗死与心律失常

急性心肌梗死患者如何得到早期及时的治疗? 急救医护人员在迅速到达发病现场后,应尽快采集病史、体检、描记心电图和初步处理,并迅速转送医院。

急诊科对疑诊急性心肌梗死的患者应争取在 10 分钟内完成临床检查、描记 18 导联心电图(常规 12 导联,$V_7 \sim V_9$,$V_{1R} \sim V_{5R}$),缺血性胸痛患者心电图 ST 段抬高对诊断急性心肌梗死的特异性为 91%。对 ST 段抬高或新发左束支传导阻滞的患者尽快再灌注治疗(无禁忌者),出现有决定性诊断意义的心电图变化时,在血清标志物结果尚未出现前,即可开始紧急处理。

(一)窦性心律失常

1.窦性心动过速(sinus tachycardia)

急性心肌梗死时,由于发热、低血容量、焦虑、心包炎,特别是心力衰竭或休克等皆可使窦性心律增快,需处理原发病。

2.窦性心律过缓(sinus bradycardia)

窦性心律过缓约见于 20% 的患者。下壁心肌梗死时较易出现,窦房结缺血或药物如普萘洛尔、地高辛等也可引起心动过缓。显著的窦性心动过缓也可因排血量过低所致。心率低于 40 次/分钟时,常导致低血压和内脏器官灌注不足,也易诱发室性心律失常。窦性心动过缓可与窦性停搏、窦房阻滞同时存在,也可与房性心动过速同时存在,易引起左心衰竭、低血压、休克、心绞痛等。应处理原发病或给予阿托品治疗。

(二)房性心律失常

房性心律失常常由以下原因所致:①窦房结供血不足致窦房结功能障碍;②心房梗死;③心房扩张;④迷走神经反射增强;⑤心包炎。

房性早搏(atrial premature beats)最多见,可见于一半的患者。其危害性在于诱发房性心动过速(atrial tachycardia)、心房颤动(atrial fibrilation)或心房扑动(atrial fluter)。房性心动过速一般发生短暂,常无需治疗。心房颤动最为常见,可以突然发生,也可由房性早搏或心房扑动后心房率增快而诱发。偶发房性早搏无需治疗。频发或多源房性早搏易引起房颤可予β受体阻滞剂(无禁忌时),无效时可选用奎尼丁。房性心动过速、心房颤动或扑动多为短暂、自限性,可先观察。对反复发作、持续时间长或室律过快者,可选用毛花苷C(西地兰,cedilanide)0.4mg稀释后静脉缓注,必要时2～3小时后重复1～2次。

(三)非阵发性交界性心动过速(nonproxysmal av junction tachycardia)

非阵发性交界性心动过速多见于下壁心肌梗死,预后较好,而前壁心肌梗死者预后较差。交界性心率越快,预后越差。

(四)传导阻滞

急性下后壁心肌梗死并发Ⅱ度Ⅱ型或Ⅲ度房室传导阻滞须立即做临时起搏治疗。对急性心肌梗死发生后新出现的右束支合并左前或左后分支阻滞、完全性左束支传导阻滞时,皆须做临时起搏治疗。

(五)室性心律失常

1. 室性早搏

(1)诊断:要了解急性心肌梗死的患者的室性早搏的全身情况,如心脏功能状态,有无心脏扩大、左室射血分数LVEF低于40%或心力衰竭,有无眩晕、黑矇或晕厥等的临床症状。心电图表现为室性早搏多源、成对或连续大于等于3个出现,或有在QT延长基础上的RonT现象。

(2)治疗:

1)心肌梗死患者伴轻度心功能不全(LVEF 40%～50%)。原则上只处理心肌梗死,不必使用针对室性早搏的药物,但室性早搏引起明显症状者,可酌情选用普罗帕酮(propafenone)、美希律(mexi-letine)。心率偏快、血压偏高者可用β受体阻滞药,如阿替洛尔(atenolol)或美托洛尔(metoprolol)。

2)心肌梗死患者伴有较重的心功能不全(LVEF低于40%),尤其是有成对或成串室性早搏者,宜选用普罗帕酮、美西律、莫雷西嗪(moricizine)、奎尼丁、胺碘酮(amiodarone)等,无效时可短期使用丙吡胺(disoyramide)或安博律啶(aprindine)。紧急情况下可静脉用药或联合用药。

3)室性早搏伴发心力衰竭、低血钾、洋地黄中毒、感染等情况时应同时积极处理。

急性心肌梗死时室性过早搏动是由于心肌缺血,此时易引起心室颤动。对频发的室性过早搏动,应立即静注利多卡因50～100mg,以后每10分钟加注50mg,直至室性早搏消失后再滴注1～2mg/min,持续2天,再继续口服抗心律失常药如盐酸普罗帕酮片、酒石酸美托洛尔等。

2. 单形性室性心动过速

(1)预后较好的单形性室速:

1)反复型单形性室速:一串5～6次室性早搏维持数秒,属非持续性室速,QRS波呈左束支(LBBB)型。治疗:美西律和β受体阻滞剂有效。

2)加速性室性自主心律(非阵发性室速),心率55～120次/分,一般不转化为室颤,对血流动力学影响较小,属良性。

（2）具潜在危险性的单形性室速：

1）阵发性持续性室速：心率在 160～200 次/分，发作时血压下降，QRS 波宽 0.12～0.14 秒，治疗首选宜利多卡因。

2）双向性室速：多见于洋地黄过量，尤其伴低血钾者。治疗：停用洋地黄，补充氯化钾和硫酸镁，心率快者可用利多卡因。

（3）恶性单形性室速：室速率大于等于 230 次/分，发作时伴有严重血流动力学障碍，表现为休克、左心衰，易发展成室颤。治疗：立即同步直流电复律，消除导致恶化的诱因，如纠正心功能不全、低血钾、不适当的洋地黄或抗心律失常药物或体力负荷过重。

3. 多形性室速

心电图显示室速伴连续变化的 QRS 形态，节律不规则，频率高于 200 次/分，常持续 10 个心动以上。室速频率快可进展为室颤，必须积极治疗。常见类型为多形性室速伴 QT 延长，即尖端扭转型室速。治疗：纠正或解除病因，提高基础心率高于 110 次/分，可用异丙肾上腺素、阿托品或心房、心室起搏、静脉补钾补镁，持续发作者，以直流电击终止。

室性心动过速和心室颤动：对短阵非持续性心动过速无明显症状或持续室性心动过速有心悸、胸闷而病情无明显恶化者，可使用利多卡因治疗。效果不明显可使用胺碘酮 5mg/kg 在 20 分钟内注入，转律后用 1000mg 于 24 小时内匀速滴注。

对持续性心动过速诱发心力衰竭或休克的患者可静滴盐酸普罗帕酮 75mg 于 100～200mL 生理盐水内。若无效则立即行电转复律，电击功率为 50～100J，转律后静滴利多卡因，继续口服抗心律失常药物。

急性心肌梗死并发室颤多发生在起病 12 小时内，应做紧急非同步电除颤。电击功率 200J 或 400J，除颤后继续使用抗心律失常药。

4. 加速性室性自主心律

此类多属良性心律失常，若室率过快时可予美托洛尔（无禁忌时）或利多卡因静脉使用，室率过慢时可静注阿托品 0.5～1mg，也可选用胺碘酮 300mg 静注。

（六）室上性心动过速

（1）阵发性室上性心动过速（室上速）：这是指阵发性、心室律规则、频率 150～200 次/分的心动过速。其发生及传导途径都位于或涉及心室水平以上。室速的机制以折返激动占大多数分类：

1）房室折返性心动过速（AVRT）。

2）房室结折返性心动过速（AVNRT）。

3）房性心动过速（PAT）。

（2）非阵发性交接区心动过速（NPJT）：非阵发性交接区心动过速又称加速性交接区心动过速。

（3）多源性房性心动过速。

（七）诊断

病史及常规心电图仍是诊断快速心律失常的基本手段。

24 小时动态心电图也有帮助。心电生理检查对诊断室速有重要作用。具体做法：①心内电生理检查；②食管内电生理检查。

(八)对快速性心律失常的治疗

1.药物治疗

首先针对基本心脏病,纠正重要诱发因素如低血钾、缺氧、感染等,停用诱发或可疑诱发快速心律失常的药物。

(1)终止发作:选用维拉帕米、普罗帕酮、三磷腺苷、毛花苷 C 或 β 受体阻滞剂静脉注射,如疗效不满意可用胺碘酮静脉注射,心功能差者首选毛花苷 C。治疗中注意药物可能诱发的心功能或房室传导的过度抑制,适当掌握剂量。

(2)预防发作:选用维拉帕米、普罗帕酮、β 受体阻滞剂、莫若西嗪或地高辛口服,也可用小剂量胺碘酮短期口服。

2.非药物治疗

(1)同步直流电复律或食道调搏。

(2)消蚀治疗。

(3)手术治疗。

(4)抗心动过速起搏器。

(九)抗心律失常药物的促心律失常作用

促心律失常作用(proarrhythmia)是指抗心律失常药物引起的新的心律失常或原有的心律失常恶化。可发生在用药后早期(1 个月内),也可见于长期服药过程中。它是由于抗心律失常药物的电生理作用在某些条件下引起的,不同于药物中毒。

处理:严格掌握抗心律失常药治疗的适应证。对预后较好的室性心律失常不一定使用抗心律失常药,对有治疗适应证的心律失常应综合考虑其药物疗效、不良反应、药物副作用、诱发心力衰竭和促心律失常作用的危险性等来选用药物。联合用药时须避免药物的电生理相互作用的不良后果,避免电生理作用相加而促使心律失常。注意掌握剂量和给药间隔,必要时可做药物检测,一旦出现促心律失常作用,应及时停药观察。

五、急性心肌梗死的常规治疗

急性心肌梗死(AMI)的治疗原则必须贯彻"时间就是生命"的理念。早发现,早住院,并加强住院前的就地处理。急性心肌梗死患者发病后的黄金救助时间只有 120 分钟,然而这宝贵的 120 分钟,很多都被浪费在急救之前,有介入手术治疗机会的患者不到 5%。我国每年新发心肌梗死患者 60 万例,只有 2 万余例能在 120 分钟的黄金救治时间内接受介入治疗,再加上药物溶栓治疗的患者,总治疗率只有 30% 左右,也就是说一大半的心肌梗死患者没有得到最重要的最基本的治疗。而目前我国大部分医院普遍存在院前急救和院后救治"脱节"的现象。院前急救人员只是获得了患者的基本病情,而不能将这些信息及时传回医院,患者到达医院急诊室后再收集资料,制订救治方案。显然,这 120 分钟的黄金救助时间是不够用的。

急性心肌梗死治疗原则是保护和维持心脏功能,挽救濒死的心肌,防止梗死扩大,缩小心肌缺血范围,及时处理严重心律失常、泵衰竭和各种并发症,防止猝死,使患者不但能度过急性期,而且康复后还能够保持尽可能多的有功能的心肌。因此,早期、持续、有效地开通梗死的相关动脉,恢复有效的心肌灌注是抢救急性心肌梗死成败的关键问题。

(一)监护和一般治疗

在冠心病监护室进行心脏和呼吸的检测。病情轻者检测 3～5 日,病情严重者可延长检测数日。一般患者完全卧床 2~3 天后可在床上活动,第二周可下床活动,先在床边站立,逐步过渡到在室内缓步。病情重者则适当延长。进食宜少量多餐,食物以易消化、低钠、低脂肪、少产气为宜。要大便通畅,便秘者予缓泻剂。解除紧张情绪。

(二)吸氧

缺氧会使心绞痛不易缓解,且易发生心律失常。因而急性心肌梗死患者最初几日应常规吸氧,并发重度心力衰竭或肺水肿者应气管内插管机械通气。

(三)止痛

疼痛可引起血压增高或降低及心律失常,而致梗死区缺血。疼痛是由存活但严重缺血的心肌所致,可予 β 受体阻滞剂,静脉滴注硝酸甘油,吸氧。还应同时给予麻醉性止痛剂,吗啡(morphine)、哌替啶(meperidine)适用于下壁心肌梗死的疼痛。应用麻醉止痛药时出现低血压,可抬高下肢、补液和使用阿托品(atropine)纠正。

(四)硝酸甘油

静滴硝酸甘油的作用如下:①扩张冠状动脉,增加缺血区血管的血流量;②降低左心室前后负荷,降低心肌耗氧;③增加心室舒张期顺应性,对缓解疼痛,降低心源性休克和室颤的发生率,降低死亡率尤其有效。

静滴硝酸甘油应使用输液泵控制,从 5~10μg/min 开始,每 5~10 分钟增加 5~10μg/min。剂量终点:①疼痛缓解;②无高血压的患者平均血压下降 10%,高血压患者下降 30%;③心率增加大于 10 次/分,一般剂量为 50~100μg/min。

静滴硝酸甘油要尽早使用,若头痛明显则减小剂量或服止痛药。若疑有右室心梗时要特别注意,因可引起低血压而加重心肌缺血。若心率增加过快,可并用受体阻滞剂。

(五)β 受体阻滞剂

β 受体阻滞剂可降低动脉压,减弱心肌收缩力,降低心肌耗氧量,心室舒张期延迟,增加冠脉血流量。在急性心肌梗死的早期应用,能缩小梗死面积,降低并发症。适应证为:患者有心动过速或收缩压过高而无心力衰竭表现,反复出现胸痛、房颤和快速心室率过速的患者。β 受体阻滞剂应用的禁忌证:心率低于 60 次/分、动脉收缩压低于 13.3kPa(100mmHg)、较明显的心力衰竭、房室传导阻滞和严重肺心病。

β 受体阻滞剂中以美托洛尔(metoprolol)应用较多,开始 15mg 分 3 次(每次相隔 2~5 分钟)静脉注射。静脉注射完后 15 分钟再以 50mg 口服,每 6 小时 1 次,共 48 小时,再以 100mg 口服,每日 2 次。据病情也可减少剂量。

(六)血管紧张素转换酶抑制剂

血管紧张素转换酶抑制剂 ACEI(angiotensin converting enzyme inhibitor)对急性心肌梗死的作用:①扩张冠状动脉,改善侧支循环,增加缺血区血流;②降低动脉压和左室充盈压,但不增加心率;③防止梗死壁扩张和减轻充血性心力衰竭并能减轻再灌注时的心肌损伤和心律失常。常用药物是卡托普利 6.25~25mg,每日 3 次;依那普利2.5mg,每日 1 次,逐渐调整到 10~20mg,每日 1~2 次。

近几年常用的血管紧张素 Ⅱ 受体拮抗剂有氯沙坦每日 50mg;氯沙坦氢氯噻嗪每日 12.5~50mg;厄贝沙坦每日 150mg 等。

(七)抗凝治疗及血小板抑制剂

预防深静脉血栓形成及肺动脉栓塞。对年龄大于 70 岁,心肌梗死面积广泛,过去有过深静脉血栓形成或肺动脉栓塞病史者,予小剂量肝素(5000U,每12小时1次)皮下注射,直至能下床活动。

阿司匹林是重要的口服抗凝治疗及血小板抑制剂,短程治疗剂量是150~300mg/d,持续1个月。1个月后,仍应长期口服阿司匹林,维持量100mg/日。

应用肝素及口服抗凝剂应维持凝血时间在正常的2倍左右(试管法20~30分钟)。抗凝剂应用的禁忌证:出血或出血倾向、严重肝肾功能不全、活动性消化性溃疡、血压过高、近期手术等。若抗凝治疗中发生出血,应停用抗凝治疗,用对抗肝素的等量鱼精蛋白静脉滴注,必要时输血。

(八)葡萄糖—胰岛素—氯化钾(GIK)溶液和1,6-二磷酸果糖(FDP)

用此溶液静脉点滴治疗急性心肌梗死已有40余年的历史。能增加心肌的无氧代谢,促进钾离子进入细胞内恢复细胞的极化状态,改善心肌代谢和抗心律失常的作用,FDP在缺氧状态下刺激丙酮酸激酶产生ATP,提高心肌细胞的膜稳定性,改善心肌代谢。

(九)冠脉介入

纵观冠脉介入的发展史,在降低再狭窄和靶病变血管重建风险方面,经皮冠状动脉成形术(PTCA)、裸金属支架(BMS)、药物洗脱支架(DES)显示出了积极发展的趋势,BMS与PTCA相比,再狭窄和再次血运重建率的相对发生风险明显降低。

PCI的治疗目的仅缓解冠心病患者的疼痛是不够的,还要改善由于易损斑块存在而隐藏的一系列问题。缓解疼痛是首要问题,如对于稳定性心绞痛患者,只有在药物不能缓解症状或无症状而有大量缺血证据时,才考虑行PCI。而对于急性冠脉综合征(ACS)患者,则要尽早行血运重建。对于稳定型心绞痛患者,主要通过心电图缺血部位的发现,择期行PCI;而对于ACS,通过检查确定罪犯病变,先对罪犯血管进行血运重建,使患者病情稳定,再择期对其他非罪犯血管进行干预。

在对于ST段抬高心肌梗死(STEMI)患者行PCI时,要奉行"多取出,少置入"的原则,既要尽量将血栓抽吸干净,支架能少置入就尽量少置入,并减少球囊扩张次数。临床证实,血栓抽吸能够降低患者死亡率,因此在STEMI的PCI方案中一定要包括血栓抽吸术。在血管造影的过程中,如发现病变内有血栓,应该应用血小板糖蛋白Ⅱb/Ⅲa受体拮抗剂而少用肝素,然后用血栓抽吸装置抽吸血栓。

六、急性心肌梗死早期溶栓治疗

溶栓治疗已成为救治急性心肌梗死的最有效的方法之一。因为只有尽早使完全堵塞的冠状动脉再通才能挽救濒死的心肌,而早期溶栓治疗能有效地通顺冠状动脉并缩小梗死面积,改善左心功能,显著降低急性心肌梗死患者的病死率,急性心肌梗死发生后,溶栓治疗开始越早,治疗效果越好。

(一)病例选择

我国1990年10月在温州的专题会上拟定溶栓治疗选择对象的条件为:①持续性胸痛超过半小时,含化硝酸甘油片不能缓解;②心电图相邻2个或多个导联ST段抬高在肢体导联大于0.1mV,胸导大于0.2mV;③发病在6小时内,若刚过6小时,仍有严重胸痛,ST段抬高导联有R波者,也可考虑溶栓;④年龄小于70岁。

（二）禁忌证

1.绝对禁忌证

急性心肌梗死早期溶栓治疗的绝对禁忌证为：①近期（14日内）有活动性出血、手术、外伤等；②血压高于26.6/16kPa（160/100mmHg）；③半年内的脑卒中病史；④出血疾病或有出血倾向者；⑤房颤并疑有心内附壁血栓者；⑥妊娠；⑦严重肝肾疾病和恶性肿瘤患者；⑧对扩容和升压药无反应的休克。

2.相对禁忌证

相对禁忌证为：血小板低于 10×10^9 /L，活动性胃溃疡，服用抗凝药物，凝血酶原时间延长超过3秒或体质过于衰弱。

（三）常用溶栓药物

常用的溶栓剂有两类：一类为纤维蛋白选择性溶栓剂，如重组组织型纤溶酶原激活剂（rt-PA）和单链尿激酶（pro-UK）。另一类为非纤维蛋白选择性溶栓剂，包括链激酶、尿激酶和APSAC。链激酶和尿激酶现已较少使用，rt-PA、APSAC和pro-UK属于新一代溶栓剂。

（四）溶栓方法

溶栓前应检查血常规、血小板计数、出凝血时间及血型，配血备用。

1.静脉内给药

静脉内给药原则为大剂量短疗程。链激酶和尿激酶均为150万U，于60分钟内输入。rt-PA剂量为100mg，首剂10mg静脉注射，其后第1小时静滴50mg，第2、第3小时各静滴20mg。APSAC剂量为30U，5分钟内静脉注射完。

2.冠脉内给药

先做左室及冠脉造影，判明梗死冠状动脉完全或次全闭塞，向冠脉内注入硝酸甘油0.2～0.5mg，2分钟后重复造影，如闭塞仍存在，可排除冠状动脉痉挛。将2.5F滴注导管推进至血栓闭塞处，15分钟内注入链激酶或尿激酶15万U。继以4000U/分速度输入，每15分钟重复造影一次，以判明血管是否再通。血管再通后以2000U/分的剂量维持滴注60分钟。

应用链激酶或APSAC的患者，先静脉注射地塞米松5mg，以防止过敏反应。

（五）临床观察指标

临床观察指标包括：①仔细观察胸痛变化，以及皮肤、黏膜、痰、呕吐物、尿，有无出血现象；②溶栓开始后2小时内每15分钟记录12导联心电图一次，下壁、后壁、右室梗死时加做 $V_7 \sim V_9$ 和 $V_{3R} \sim V_{5R}$ 导联，随后每小时记录心电图，至溶栓后12小时；③测心肌酶和血凝及纤溶指标，每2小时测心肌酶一次，至发病后24小时，血凝和纤溶指标如纤维蛋白原、凝血酶原时间等，据本单位情况酌情检查。

1.冠脉再通的直接指标

冠脉造影显示梗死冠状动脉闭塞远端血流达到TIMI的Ⅱ～Ⅲ级。0级指梗死冠脉无前向血流，Ⅰ级指血流仅能通过闭塞处，Ⅱ级指梗死远端血管床部分显影，Ⅲ级指显影正常。现临床上仅做溶栓治疗后冠脉造影，梗死冠状动脉前向血流达到Ⅱ～Ⅲ级称"通畅"。

2.冠脉再通的间接指标

（1）心电图抬高的ST段在溶栓治疗后2小时内，在任何一个30分钟间期内迅速回降大于50%。

（2）胸痛自溶栓后2小时内消失。

（3）溶栓 2 小时内，出现短暂的加速性室性自主心律，房室或束支阻滞突然消失，或下壁、后壁心肌梗死出现一过性窦性心动过缓，窦房或房室传导阻滞或低血压。

（4）血清酶峰值提前。

（六）并发症

（1）出血：出血是溶栓治疗最常见也是最重要的并发症。轻度出血如皮下出血、黏膜出血、血尿、血痰等；严重出血如大咯血、消化道出血或腹膜后出血；最危险的是颅内出血，颅内出血的诱因多是高血压、使用肝素、阿司匹林、高龄、女性和应用 rt-PA 等。

（2）急性肺水肿和心源性休克。

（3）再灌注性心律失常和一过性低血压。

（七）再闭塞

栓塞冠状动脉通畅后可再闭塞。以下三项中有两项成立即可作出诊断：①再度胸痛，持续半小时以上，含化硝酸甘油片不能缓解；②ST 段再度抬高，大于 0.2mV 持续半小时以上；③心肌酶再度升高，可再次溶栓治疗或 PTCA 术加冠脉内支架术。

（八）溶栓后的治疗

溶栓后残余血栓的处理和冠脉再闭塞的预防。溶栓治疗的同时应用肝素和阿司匹林。肝素为一次静注 5000U 后，每小时给予 600～800U，使凝血时间达到对照的 1.5～2 倍，连续滴注 3 日。同时服用阿司匹林 0.3g，长期维持。溶栓治疗加用肝素和阿司匹林可使急性心肌梗死病死率降低，但要密切注意增加出血的危险性。

（九）二级预防和溶栓后心肌缺血评估

1. 心肌梗死范围

（1）急性早期 ST 段抬高导联，R 波未消失，提示尚有存活心肌。

（2）随着病程的进展，异常 Q 波数未增加，提示梗死区无进展。

2. 溶栓后住院并发症发生率（5 周内）

（1）急性肺水肿，具明显的临床症状或 X 线征象。

（2）心源性休克。

（3）严重心律失常，包括室性心动过速、心室纤颤、束支传导阻滞或三度房室传导阻滞。

（4）室壁瘤。

3. 心功能状态与左室重塑

（1）X 片：观察心影大小及形态，肺瘀血及心胸比值。

（2）超声心动图和（或）核素心血池检查：观察有无左室扩张，室壁运动异常，室壁瘤，心室收缩和（或）舒张功能异常等。

4. 病死率及随访观察

（1）住院病死率（5 周内）及死因（心脏性死亡或非心脏性死亡）。

（2）长期随访，每半年全面复查一次（包括心功能检测，登记劳动能力和活动量，心绞痛和再梗死情况，对死亡者作死因调查）。二级预防和溶栓后心肌缺血评估，以及进一步的介入（PTCA）或冠状动脉旁路术（CABG）等治疗的必要性选择，在随访期中定期进行。

七、急性心肌梗死（ST 段抬高型）的诊断和治疗

2010 年 8 月，我国急性 ST 段抬高型心肌梗死（STEMI）诊断和治疗（以下简称指南）在中

华心血管杂志上发表,指南强调,对 STEMI 的诊治的原则必须贯彻"时间就是心肌,时间就是生命"的理念;应早期、持续、有效地开通梗死相关动脉(IRA)、恢复有效的心肌灌注。

(一)急性 ST 段抬高型心肌梗死(STEMI)的诊断

在 STEMI 的诊断方面,除了典型的症状和心电图外,指南强调了在心肌酶学方面肌钙蛋白的价值,同时指出,肌酸激酶同工酶(CK-MB)仍然是特异性诊断指标;而单纯 CK 和天门冬氨酸氨基转移酶、乳酸脱氢酶及其同工酶对诊断 STEMI 特异性差,不再推荐用于诊断。必须指出,临床上不应该因等待血清生化标志物测定和影像学检查结果,而延迟 STEMI 治疗。

(二)早期分诊,尽快治疗

急性 ST 段心肌梗死的发病机制主要为冠状动脉血栓完全堵塞,尽早开通梗死相关动脉是关键。发病 12 小时内、持续 ST 段抬高或新发生左束支传导阻滞者,早期使用药物或机械性再灌注治疗,常获得明确的效果。所以,应尽量缩短发病至入院和再灌注治疗的时间。

对于没有条件行急诊 PCI 的医院,可将适于转运的高危 STEMI 患者,在静脉溶栓后尽快转运至可行急诊 PCI 的医院。在转运至导管室前,可进行抗血小板和抗凝治疗。

(三)急性 ST 段抬高型心肌梗死的药物治疗

1.镇痛剂

疼痛导致交感神经兴奋,引起心动过速、血压升高、心肌收缩功能增强,增加心肌耗氧,并易诱发恶性心律失常,因此必须迅速予以镇痛治疗。常用吗啡制剂 2～4mg,静脉注射,必要时 5 分钟重复 1 次,总量不超过 15mg,对高龄患者剂量可酌减。常见的不良反应有恶心、呕吐、低血压和呼吸抑制。一旦出现呼吸抑制每隔 3 分钟静脉注射纳洛酮 0.4mg(最多 3 次)拮抗。与硝酸甘油合用时应严密监测血压,防止低血压发生。也可用哌替啶 50～100mg 肌内注射,必要时 5～10 分钟重复 1 次。

2.溶栓治疗

对于不能开展直接 PCI 的医疗单位,溶栓治疗仍是 STEMI 的有效治疗手段,具有快速、简便、经济、易操作的特点,近年来新型溶栓药物应用于临床大幅提高了溶栓成功率和安全性。故对于无条件实施直接 PCI 或因患者原因延迟就诊,转送到可实施直接 PCI 的医院时间长而错过时机的患者,应就地立即进行溶栓治疗。

对于 STEMI 患者不论选择何种溶栓剂,也不论性别及其他合并症,获益主要取决于开始治疗的时间和达到的 TIMI 血流,溶栓越早越能达到完全恢复梗死相关动脉血流和梗死区域心肌再灌注,患者获益越大。但对于老年人群,由于不及时就医、缺血性胸痛发生率低、不典型症状和伴发症多、非诊断性心电图改变出现率高、冠脉侧支循环丰富等原因会影响溶栓治疗的决策和疗效。一般溶栓治疗在发病 3 小时内血管开通率高,临床疗效与直接 PCI 相当。3～12 小时溶栓仍可获益,但疗效不如直接 PCI,12～24 小时内如果仍有持续或间断的缺血性胸痛和持续 ST 段抬高,溶栓仍然有效。对合并左束支传导阻滞、大面积梗死者获益最大。

(1)溶栓治疗适应证:①发病 12 小时以内到不具备急诊 PCI 治疗条件的医院就诊、不能迅速转运、无溶栓禁忌证的 STEMI 患者均应进行溶栓治疗(Ⅰ、A);②患者就诊早(发病≤3小时)而不能及时进行介入治疗者(Ⅰ、A),或虽具备急诊 PCI 治疗条件,但就诊至球囊扩展时间>90 分钟者应优先考虑溶栓治疗(Ⅰ、B);③对再梗死患者,如果不能立即(症状发作 60分钟内)进行冠状动脉造影或 PCI,可给予溶栓治疗(Ⅱb、C);④对发病 12～24 小时仍有进行性缺血性疼痛和至少 2 个胸导联或肢体导联 ST 段抬高>0.1mV 的患者,若无急诊 PCI 条件,在经过选择的患者也可溶栓治疗(Ⅱa、B);⑤STEMI患者症状发生24小时,症状已缓解,不应采取溶栓治疗(Ⅲ、C)。

(2)溶栓禁忌证:①既往任何时间脑出血病史;②脑血管结构异常(如动静畸形);③颅内恶性肿瘤(原发或转移);④6个月内缺血卒中或短暂性脑缺血病史(不包括3小时内的缺血卒中);⑤可疑性主动脉夹层;⑥活动性出血或者出血体质(不包括月经来潮);⑦3个月内的严重头部闭合性创伤或面部创伤;⑧慢性、严重、未得到良好控制的高血压或目前血压控制不良(收缩压>180mmHg或者舒张压>110mmHg);⑨痴呆或已知的其他颅内病变;⑩创伤(3周内)或者持续>10分钟的心肺复苏,或者3周内进行过大手术;⑪近期(4周内)内脏出血;⑫近期(2周内)不能压迫止血部位的大血管穿刺;⑬感染性心内膜炎;⑭5天至2年曾应用过链激酶,或者既往有此类药物过敏史(不能重复使用链激酶);⑮妊娠;⑯活动性消化性溃疡;⑰目前正在应用抗凝药[国际标准化比值(INR)水平越高,出血风险越大];⑱根据综合判断,患者的风险/效益比,不利于溶栓治疗的有出血倾向者,如严重肝肾疾病、恶病质、终末期肿瘤;⑲年龄大于75岁高龄患者应首选PCI治疗,若必须溶栓治疗应酌情减少溶栓药物剂量。

(3)溶栓药物选择:

1)常用药物:有两类制剂,即非特异性纤溶酶原激活药[尿激酶(UK)和链激酶(SK)]和特异性纤溶酶原激活药(阿替普酶)。链激酶为异种蛋白,可引起过敏反应,2年内应避免再用,UK是一种双联丝氨酸蛋白酶,无抗原性和过敏反应;阿替普酶可选择性激活血栓中与纤维蛋白结合的纤溶酶原,对全身纤溶活性影响小,无抗原性,半衰期短,需同时使用肝素,冠状动脉开通率优于UK和SK。其他目前用于临床的特异性纤溶酶原激活药有瑞替普酶、兰替普酶和替奈普酶等,均需联用肝素(48小时)使用,防止再闭塞。

2)剂量和用法:一旦明确STEMI诊断应尽早溶栓(从就诊到溶栓开始时间<30分钟)。①阿替普酶,有2种给药方案。第一种为全量90分钟给药法:首先静脉推注15mg,随后0.75mg/kg在30分钟内持续静脉滴注(最大剂量不超过50mg),继之0.5mg/kg在60分钟持续静脉滴注(最大剂量不超过35mg)。第二种半量法:50mg溶于50mL专用制剂,首先静脉推注8mg,之后42mg于90分钟内滴完。第二种给药方法开通率低于第一种给药方法,故推荐第一种给药方法。溶栓前均应先给予肝素治疗,溶栓后继续予肝素48小时,将APTT维持在60~80秒,此后皮下注射低分子肝素,3~5日。也可一开始即用低分子肝素。②尿激酶150万~200万U溶于100mL生理盐水30分钟内静脉滴注,溶栓结束后12小时皮下注射普通肝素7500U或低分子肝素,共3~5天。③瑞替普酶:10U溶于5~10mL注射用水,静脉推注2分钟以上,30分钟后重复上述剂量。④替奈普酶:30~50mg溶于10mL生理盐水静脉推注,根据体重调节,体重<60kg,用30mg;体质量增加10kg,剂量增加5mg。最大剂量50mg(国外资料)。

所有药物静脉溶栓时都应同时辅以抗凝治疗。溶栓开始后应密切监测患者胸痛缓解情况,仔细观察皮肤、黏膜、呕吐物及尿中有无出血倾向。溶栓前做18导联心电图,溶栓后3个小时内每隔半小时查心电图1次,电极位置应严格固定以便进行心电图分析判断。

(4)溶栓的疗效评估:溶栓开始后60~180分钟应监测临床症状、心电图ST段抬高和心率变化。血管再通的评估有间接标准和直接标准两种。

1)间接标准为:①60~90分钟抬高的ST段回落至少达50%;②TnT(Ⅰ)峰值提前至发病12小时内,CK-MB酶峰提前到14小时内;③2小时内胸痛症状明显缓解;④治疗后2~3

小时出现再灌注心律失常,如加速性室性自主节律、房室传导阻滞(AVB)或束支传导阻滞突然改善或消失,或下壁急性心肌梗死患者出现一过性窦性心动过缓、窦房传导阻滞伴或不伴低血压。上述 4 项中心电图变化和心肌损伤标志物峰值前移最重要。

2)直接标准:即冠状动脉造影判断标准,TIMI 2 或 3 级血流表示再通,TIMI 3 级为完全再通,溶栓失败则梗死相关血管持续闭塞(TIMI 0~1 级)。研究显示对近期和远期病死率的获益相比,TIMI 3 级血流远优于 TIMI 2 级血流,故临床上应力争达到 TIMI 3 级血流再通。但心外膜动脉的开通并不代表真正意义上的心肌组织学的有效再灌注,可能仅 1/4~1/3 溶栓治疗的患者有心肌水平的理想再灌注。

(5)并发症及处理:溶栓治疗的主要并发症是出血。此外,约 10% 患者可出现低血压反应,部分患者应用链激酶可能出现过敏反应。

出血为最多见并发症,颅内出血是最严重的并发症。颅内出血的发生率为 0.9%~1%,65%~77% 颅内出血发生在溶栓治疗的第一个 24 小时内。高龄为颅内出血的独立预测因子,其他高危因素有低体重、女性、脑血管疾病史、入院时血压高、糖尿病、心率>100 次/分、前壁心肌梗死、ST 段抬高幅度总和大。对于高危出血患者溶栓治疗前应进行综合评估,单纯高龄而不伴其他溶栓禁忌证的患者不应排除溶栓治疗,但溶栓剂种类选择和剂量应个体化,尽可能避免侵入性操作,对于 STEMI 本身死亡风险低而颅内出血风险高的老年患者可首先 UK 或 SK,而慎用 rt-PA。严重出血并发症处理如下:①立即停止溶栓、抗血小板、抗凝治疗;②影像学检查(急诊 CT 或磁共振)排除颅内出血;③测定血细胞比容、血红蛋白、凝血酶原、活化部分凝血酶时间(APTT)、血小板计数和纤维蛋白原、D-二聚体,并化验血型及交叉合血;④降低颅内压,包括适当控制血压、抬高床头 30°、静脉滴注甘露醇,气管插管和辅助通气,必要时外科脑室造口术、颅骨切除术以及抽吸血肿等;⑤必要时使用逆转溶栓、抗血小板和抗凝的药物,可 24 小时内每 6 小时给予新鲜冷冻血浆 2U,4 小时内使用过普通肝素的患者,推荐鱼精蛋白中和(1mg 鱼精蛋白中和 100U 普通肝素),如果出血时间异常,可输入 6~8U 血小板;⑥适当控制血压;⑦对于轻微的消化道出血,可先观察,再决定是否处理。

3.抗栓治疗

(1)抗血小板治疗:是 STEMI 常规治疗,应在溶栓前即使用。

1)阿司匹林:除非有禁忌证,所有的 STEMI 患者均应服用阿司匹林,首剂 300mg,继而以 100mg/d 长期维持。

2)二磷酸腺苷(ADP)受体拮抗药:不论患者是否溶栓治疗,若未服用过 ADP 受体拮抗药,应给予氯吡格雷负荷量 300mg,住院期间,所有患者继续服用 75mg/d。在首次或再次 PCI 之前或当时应尽快服用氯吡格雷初始负荷量 300mg(拟直接 PCI 者最好服用 600mg)。出院后未置入支架者,应用氯吡格雷 75mg/d 至少 28 天,条件允许者也可用至 1 年。置入支架(BMS 或 DES)患者,术后使用氯吡格雷 75mg/d 至少 12 个月。置入 DES 患者可考虑氯吡格雷 75mg/d 15 个月以上。服用时如果出血风险大于预期疗效导致病死率增加时,也应提前停药。对阿司匹林禁忌者,可长期服用氯吡格雷。已在服用氯吡格雷而拟择期 CABG 的患者,应至少在术前 5~7 天停药。普拉格雷是新型 ADP 受体拮抗药,其活性代谢产物对 ADP 诱导的血小板聚集的抑制作用约是氯吡格雷的 10 倍,起效较氯吡格雷快。2012 年 ACCF/AHA 的 UA/NSTEMI 指南更新对普拉格雷应用推荐如下。初始选择非手术治疗的患者普拉格雷不推荐用于非手术治疗患者;拟行 PCI 治疗的患者,应立即或不晚于 PCI 后 1

小时给予普拉格雷 60mg,此后 10mg/d 维持 12 个月;择期行 PCI 患者,如既往有卒中或 TIA,普拉格雷作为双联抗血小板治疗是有害的。对于体重<60kg 患者,普拉格雷维持量减至 5mg/d;年龄>75 岁者,一般不推荐使用普拉格雷。拟行 CABG 的患者,推荐术前停用普拉格雷至少 7 天。2013 年 ACCF/AHA 的 UA/STEMI 指南中推荐对接受直接 PCI 的 STEMI 的患者,应尽早口服 ADP 受体拮抗药,包括普拉格雷 60mg 负荷剂量,此后每天 10mg,每日 1 次维持 1 年。

替格瑞洛属于戊基三唑嘧啶类(CPTPS)口服抗血小板药,是 P2Y12 可逆性拮抗药,而非前体药,不需肝代谢激活。对血小板的抑制率显著高于氯吡格雷。PLATO 研究结果显示,与氯吡格雷组相比,替格瑞洛组主要心血管复合终点(包括心血管死亡、非致死性急性心肌梗死和脑卒中)显著降低(9.02% 和 10.65%,$P=0.0025$),支架内血栓发生率也低于氯吡格雷组;严重出血的发生率两组无统计学差异($P>0.05$)。但替格瑞洛非 CABG 的大出血发生率较高,心动过缓,呼吸困难,血肌酐和尿酸升高的发生率也高于氯吡格雷组。2012 年 ACCF/AHA 的 UA/STEMI 指南中,推荐对于接受直接 PCI 的 STEMI 患者,应尽早口服 P2Y12 受体拮抗药,包括替格瑞洛 180mg 负荷剂量,此后每天 90mg 每日 2 次,维持 1 年。2012 年 ACCF/AHA 的 UA/NSTEMI 指南对替格瑞洛推荐如下:初始选择非手术治疗的患者,接诊后应在阿司匹林和抗凝治疗的基础上尽早加用替格瑞洛 180mg 负荷量,继以 90mg 每日 2 次维持,联合阿司匹林 81mg/d,治疗时间理想至 12 个月;拟行 PCI 的患者,尽可能在 PCI 前或当时替格瑞洛 180mg,维持量为替格瑞洛 90mg 每日 2 次,并维持 12 个月;拟行 CABG 的患者推荐术前停用替格瑞洛至少 5 天。

3)GPⅡb/Ⅲa 受体拮抗药:大于 75 岁的患者不建议使用。对前壁心肌梗死、年龄<75 岁而无出血风险的患者,阿昔单抗与半量瑞替普酶或替奈普酶合用可能预防再梗死及 STEMI 的其他并发症。在双重抗血小板和有效抗凝治疗的前提下不推荐常规应用。可选择用于血栓负荷重的患者和 ADP 受体拮抗药未给予适当负荷量的患者。在经选择的 STEMI 患者直接 PCI 时静脉应用是合理的。常用药物有阿昔单抗,静脉推注 $0.25\mu g/kg$,再以 $0.125\mu g/$(kg·min)静脉维持 12 小时。依替非巴肽:先静脉推注 $180\mu g$,10 分钟后再推注 $180\mu g$,再以 $2.0\mu g/$(kg·min)静脉滴注维持 12~24 小时。替罗非班:静脉推注负荷量 $25\mu g/kg$,再以 $0.15\mu g/$(kg·min)维持静脉滴注 24 小时。

(2)抗凝治疗:按 2012 年我国相关指南推荐,主张所有 STEMI 患者急性期均应进行抗凝治疗并需与充分抗血小板治疗相结合。常用药物有普通肝素、低分子肝素、磺达肝葵钠、比伐卢定和口服抗凝药物。

1)普通肝素:溶栓前先静脉注射普通肝素 60U/kg(最大 4000U),继以 12U/(kg·h)(最大 1000U/h),使 APTT 维持在对照值 1.5~2.0 倍(为 50~70 秒),至少用 48 小时。UK 和 SK 对全身凝血系统影响大,溶栓期间不需充分抗凝,溶栓后 6 小时开始测定 APTT 或 ACT,使其恢复到对照时间 2 倍以内时开始皮下注射肝素治疗。对就诊晚、失去溶栓机会、临床未显示有自发再通情况,或虽经溶栓治疗但临床判断梗死相关血管未能再通的患者,静脉滴注肝素是否有利并无充分证据。使用期间监测血小板计数,及时发现肝素诱导的血小板减少。

2)低分子肝素:由于制作工艺差异,不同品种抗凝疗效也有差异。临床常用依诺肝素,年龄<75 岁,血肌酐≤221μmol/L(男)或≤177μmol/L(女)者,先静脉推注 30mg,15 分钟后开始 1mg/kg 皮下注射,1 次/12 小时,最长使用 8 天。肌酐清除率<30mL/min 者,给予

1mg/kg 皮下注射,1 次/24 小时。已适量使用依诺肝素而需 PCI 的患者,若最后一次皮下注射在 8 小时之内,PCI 前可不追加剂量,若最后一次注射在 8～12 小时,应静脉注射依诺肝素 0.5mg/kg。

3)磺达肝葵钠:间接Ⅹa因子抑制药。无严重肾功能不全的患者[血肌酐<265μmol/L],初始静脉注射 2.5mg,随后每天 1 次皮下注射 2.5mg,最长 8 天。对于接受溶栓或不行再灌注治疗的患者,可降低死亡率和再梗死率,而不增加出血并发症。

(3)比伐卢定:直接抗凝血酶制剂,有效成分为水蛭素衍生物,通过抑制Ⅱα因子活性而发挥抗凝作用。作用可逆、短暂,出血并发症少,一般用于直接 PCI 时。用法:先静脉推注 0.75mg/kg,再静脉滴注 1.75mg/(kg·h),不需监测 ALT,PCI 操作结束时停止使用。对 STEMI 患者 PCI 术中出血风险高的患者,推荐应用比伐卢定。

(4)口服抗凝药物:常用药物有华法林,推荐以下情况使用:超声心动图提示心脏内有附壁血栓,口服法华林 3～6 个月;合并心房颤动者;不能耐受阿司匹林和氯吡格雷者,可长期服用法华林,维持 INR 在 2～3。

4.抗心肌缺血治疗

(1)硝酸酯类药物:STEMI 发病最初 24～48 小时静脉滴注硝酸酯类药物用于缓解持续缺血性胸痛、控制高血压、减轻肺水肿;发病 48 小时后,为控制心绞痛复发或心功能不全,如果不妨碍 β 受体拮抗药和 ACEI 的使用,仍可静脉或口服应用;如不存在复发性心绞痛或心功能不全,继续使用硝酸酯类药物可能对患者有帮助,但其价值不确定。如患者收缩压<90mmHg 或较基础血压降低>30%、严重心动过缓(心率<50 次/分)或心动过速(心率>100 次/分)、右心室心肌梗死,则不应使用硝酸酯类药物。

临床上常用的硝酸酯类药物有硝酸甘油、硝酸异山梨酯和 5-单硝酸异山梨酯。在发病早起 ST 段抬高明显时,舌下含服硝酸甘油 0.3～0.6mg,初始硝酸甘油静脉滴注 5～10μg/min 开始,每 5～10 分钟增加 5～10μg,直到症状控制、收缩压降低 10mmHg(血压正常者)或 30mmHg(血压升高者)的有效治疗剂量。当出现心率增快或收缩压≤90mmHg,应减量或停药,静脉滴注硝酸甘油最大剂量不超过 100μg/min。一般在最初 24 小时内硝酸甘油不会产生耐药;24 小时后疗效减弱或消失可酌情增量。静脉用药后可使用口服制剂维持治疗:硝酸异山梨酯 10～30mg,3～4 次/天;5-单硝酸异山梨酯 20～50mg,1～2 次/天。

硝酸酯类常见不良反应有头痛、心动过速和低血压等。老年患者易出现低血压状态,使用时应严密监测血压。发生低血压时应及时停药并抬高下肢。硝酸酯类药物的禁忌证:①急性心肌梗死合并低血压(收缩压≤90mmHg)或心动过速(心率>100 次/分);②下壁伴右心室心肌梗死;③应用磷酸二酯酶抑制药(治疗勃起功能障碍药)24 小时以内;④使用硝酸酯类药物造成血压下降而限制 β 受体拮抗药的使用时;⑤青光眼患者。

(2)β 受体拮抗药:具有高血流动力学状态和急性心肌梗死早期患者均为用药适应证。指南推荐无禁忌证时,所有 STEMI 患者发病 24 小时内常规口服。建议口服美托洛尔每次 25～50mg,每 6～8 小时口服 1 次,若患者耐受良好,可转换为相应剂量的长效控释制剂。在紧急情况下,例如急性前壁心肌梗死伴剧烈胸痛和(或)高血压者,若无心力衰竭、无低心排血量的依据、无心源性休克高危因素,也无 β 受体拮抗药相对禁忌证,可静脉注射 β 受体拮抗药,如美托洛尔每次 5mg,必要时再给予 1～2 次,继以口服维持;也可静脉应用艾司洛尔。以下情况需暂缓使用 β 受体拮抗药:①心力衰竭体征;②低心排血量的依据;③心源性休克高危因素(年龄>70 岁、收缩压<120mmHg、心率<60 次/分或窦性心率>110 次/分及 STEMI 持久发作者);④最初 24 小时内有 β 受体拮抗药使用禁忌证的 STEMI 患者,应在重新评价后尽量使用;⑤其他 β 受体拮抗药相对禁忌证(P-R 间期>0.24 秒、二度或三度传导阻滞、活动性哮喘等)。

由于 β 受体拮抗药能改善 STEMI 患者生存率,故在出院前应再次评估以进行二级预防。对于老年患者,尤其是下壁急性心肌梗死容易出现传导阻滞,一般不宜早期使用。右心室急性心肌梗死血压回升之前应慎用。

(3)血管紧张素转化酶抑制药(ACEI)和血管紧张素 Ⅱ 受体拮抗药(ARB):ACEI 可缓解和逆转心肌重构、减轻心室过度扩张,从而降低死亡率,减少心力衰竭的发生,长期使用可降低再梗死发生率、减少血运重建概率。指南推荐对于合并 LVEF≤0.40 或肺淤血,以及高血压、糖尿病和慢性肾病的 STEMI 患者,只要无禁忌证,应该尽早使用。发病 24 小时后,如无禁忌证,所有 STEMI 患者均应给予 ACEI。对高危患者特别是老年患者、前壁急性心肌梗死、有左心室功能不全者可显著受益,并应终身服药。在 STEMI 发病 24 小时内,对前壁急性心肌梗死,如无低血压(收缩压<100mmHg)或明确的禁忌证,应尽早服用 ACEI。非前壁急性心肌梗死、低危患者(LVEF 正常、心血管危险因素控制良好、已接受血运重建治疗)、无低血压(收缩压<100mmHg)和禁忌证者,应用 ACEI 也可能获益。

如果 ACEI 不能耐受,但存在心力衰竭表现或 LVEF≤0.40,可考虑给予 ARB。若患者不能耐受 ACEI,但存在高血压可考虑予 ARB。

ACEI 和 ARB 的禁忌证有:STEMI 急性期动脉收缩压<90mmHg、严重肾衰竭(血肌酐>265μmol/L)、双侧肾动脉狭窄、肾脏移植或孤立肾伴肾功能不全、对 ACEI 过敏或导致严重咳嗽者及妊娠、哺乳期妇女等。

(4)他汀类药物:推荐所有无禁忌证的 STEMI 患者入院后尽早开始他汀类药物治疗,且无须考虑胆固醇水平。所有 STEMI 患者都应该将 LDL-C 水平控制在 2.60mmol/L 以下,无论是胆固醇升高还是正常的患者,他汀类药物治疗均可获益。常用药物有阿托伐他汀 20~80mg,1 次/晚;或瑞舒伐他汀 10mg,1 次/晚;或辛伐他汀 20~40mg,1 次/晚。

(5)醛固酮受体拮抗药:一般在 ACEI 治疗基础上使用。对 STEMI 后 LVEF≤0.40、有左心功能不全或糖尿病,无明显肾功能不全(血肌酐男性≤221μmol/L,女性≤177μmol/L;血钾≤5.0mmol/L)的患者应给予醛固酮受体拮抗药治疗。但在老年患者由于多存在潜在的肾功能减退,在二药联合应用时应慎重,治疗过程中密切监测血钾。

(6)钙拮抗药:不作为一线用药,不推荐使用短效制剂。该类药物不能降低梗死率和病死率,对部分患者甚至可能有害。以下情况可考虑使用钙拮抗药:①无左心室收缩功能不全或房室传导阻滞的 STEMI 患者,为了缓解心肌缺血、控制心房颤动或心房扑动的快速心室率,如果 β 受体拮抗药无效或禁忌时,可应用非二氢吡啶类钙拮抗药;②STEMI 后合并难以控制的心绞痛时,在使用 β 受体拮抗药的基础上,可用长效二氢吡啶类钙拮抗药;③STEMI 在合并难以控制的高血压时,在使用 ACEI 和 β 受体拮抗药的基础上应用长效二氢吡啶类钙拮抗药。

(四)二级预防

STEMI 患者恢复后可发生再次心肌梗死、心力衰竭等事件,因此出院后科学、合理的二级预防十分重要。特别要重视非药物干预,如合理的膳食、戒烟、控制体重、适度运动和心态平衡等。在药物干预方面,阿司匹林、β受体阻滞剂、血管紧张素转化酶抑制剂,血管紧张素Ⅱ受体阻断剂以及他汀类药物都有大量的循证学依据,无禁忌者均应坚持使用,并使相关的血压、血脂、血糖等指标能够达标。康复治疗可降低心脏病的复发率和死亡率。

(五)预后

急性ST段抬高型心肌梗死的预后与梗死范围的大小、侧支循环产生的情况及治疗是否及时有关。急性期住院死亡率由过去的30%到采用监护治疗后降为15%,到再灌注时代——药物溶栓及介入治疗,进一步降至6.5%左右。死亡多发生在第一周内,尤其是在入院数小时内,发生严重心律失常、休克、心力衰竭者死亡率高。影响心肌梗死患者远期预后的主要因素是心功能不全和心律失常。

八、急性心肌梗死的并发症

(一)乳头肌功能失调或乳头肌断裂

急性心肌梗死并发乳头肌功能不全约见于一半的急性心肌梗死患者,而乳头肌断裂则发生较少。乳头肌因缺血、坏死而致收缩功能障碍造成二尖瓣关闭不全和反流,多在急性心肌梗死发病的5日内。收缩期杂音通常柔和,断裂时杂音响亮且临床情况迅速恶化。轻度乳头肌功能失调,反流不严重可以逐渐恢复,乳头肌断裂者则可造成左心衰竭甚或出现肺水肿。

(二)心室游离壁穿孔或破裂(ventricular septal rupture)

心室游离壁穿孔或破裂多发生于3日内。临床表现为突然出现的收缩期杂音伴临床情况迅速恶化。杂音位于胸骨左缘下端,常向心尖部放射。心电图发现严重的房室传导阻滞。导管检查见右室氧饱和度明显高于右心房,右房、肺动脉的压力明显升高,左至右分流也可由超声心动图证实。游离壁破裂比较严重,多数患者于破裂后立即死亡。死亡前有胸痛,出现恶心、呕吐、发绀、四肢厥冷、血压测不出,对升压药无反应,心音可突然减弱或消失,心包积血则出现心包填塞症状。心电图可出现窦性心动过缓,交界性或室性自主性心律。最后心音消失,心动图呈心电分离现象,为心室游离壁破裂的特点之一,继则QRS波消失,患者死亡。

(三)心室壁瘤

室壁瘤(ventricular aneurysm)是心肌梗死较常见的症状。发生率为急性心肌梗死的20%~30%,多发生在面积广泛的急性心肌梗死,多在前壁或心尖部。临床可见到:①心尖内上方触到异常的收缩期搏动;②心电图胸前导联显示持久的ST段抬高;③X线可见左心缘膨隆;④临床可有反复发作的室性心律失常或充血性心力衰竭;⑤超声心动或放射性核素心室造影可发现左心室收缩期反常膨出。

(四)栓塞(embolism)

栓塞的发生率为1%~6%,多见于发病后1~2周。常由左室壁附壁血栓脱落所致,引起脑、肾、脾或四肢动脉栓塞。若系下肢静脉血栓脱落,则造成肺动脉栓塞。

(五)心肌梗死后综合征(postinfarction syndrome)

心肌梗死后综合征的发生率约为10%,见于心肌梗死后数周至数月内,可反复发生,表现为心包炎、胸膜炎或肺炎。有发热、胸痛等症状,可能为机体对坏死物的过敏反应。

九、急性心肌梗死恢复期的治疗

1. 康复治疗

急性心肌梗死后的康复治疗在整个心肌梗死治疗中起着重要的作用。康复从监护室即应开始,如进食、洗漱、使用床边便器(护理人员帮助下)。进行监视下的主动或被动肢体运动以维持肌肉的张力和柔韧性,减少静脉淤血。逐渐开始床边坐椅。长时间卧床会引起机体功能失调,引起心率反应及低血压,循环血量降低,肺活量降低和引起血栓形成、栓塞及情绪改变如忧郁、焦虑等,故适当早期活动是必要的,但如果出现下列情况则需减少运动量:①胸痛和呼吸困难;②心率高于 120 次/分;③心电图 ST 段改变;④出现有意义的心律失常;⑤收缩压下降大于 2.66kPa(20mmHg)。

患者从监护室转到普通病房或观察室后,患者可自我照料,坐床边椅逐渐增加次数,开始在病房或医院内漫步,休息与体力活动交替进行,避免餐后立即活动。

无并发症的急性心肌梗死患者的住院期为 7~14 天,其中监护室 3~5 天。适当早期活动能降低血栓和栓塞的发病率,减少忧郁和焦虑的发病,减少了费用,使患者早日恢复工作。

接下来的是恢复期的康复锻炼,逐渐增加活动量,以便在第 8~12 周恢复工作。此时,患者生活可完全自理,并做一些轻微的家务劳动。散步是很重要的活动,可逐渐增加距离和时间。从第 6~8 周开始每日可步行 2~3km,分 2~3 次完成,若无何不适可再适当加量。这时的心功能状态可以开始较轻的工作。

在每次增加活动量之前,须对患者的心功能做出评价,做心电图或心功能测试,以确定是否继续增加活动量。逐渐增加活动量可使患者逐渐增强体力同时增加信心,带来良好的自我感觉。

另外,对临床确定为高危组患者在康复期的最后阶段可做冠状动脉造影和左室造影,根据病变情况选择 PTCA 和冠脉内支架术,或冠状动脉旁路手术,或室壁瘤切除术,以改善缺血心肌的血供,达到改善左心功能和心室肌电稳定的目的。

2. 药物治疗

(1)β受体阻滞剂:再梗死后的患者应继续服用 β 受体阻滞剂。大量资料表明,其在急性心肌梗死后的继续治疗上有很好的效果,是目前应用最广泛、最有效的药物,特别是对高危患者。对轻度心力衰竭和代偿良好的患者也有较好的效果。

对病情较轻的患者,无应用 β 受体阻滞剂禁忌证时,在急性心肌梗死最后几日即应给予并持续应用 2 年。常用药物为酒石酸美托洛尔 25mg,每日 2 次。琥珀酸美托洛尔 47.5mg,每日 1 次。

(2)ACEI:急性心肌梗死后 3~16 日应用 ACEI,以防止梗死壁扩展,心室扩大和左室重构,预防心力衰竭的发生有明显效果,可用药 1 年以上。常用药有盐酸贝纳普利 10mg,每日 2 次,福辛普利 10mg,每日 2 次,等等。

(3)抗血小板和抗凝制剂:长期口服阿司匹林可使冠状动脉事件明显降低。阿司匹林剂量 150~300mg,每日 1 次,可长期口服。

(4)肝素:广泛前壁心肌梗死,最初几日使用肝素,后改为口服抗凝剂 3 个月,有防止周围动脉栓塞的及预防早期和晚期再梗死作用。停用抗凝剂后应长期口服阿司匹林。

由于抗血小板制剂和抗凝剂有引起出血的危险,故临床医师应做好相应的检查和处理。

（5）口服硝酸酯制剂：心肌梗死后继续服用硝酸酯制剂如单硝酸异山梨酯片 20mg，每日 2次，单硝酸异山梨酯缓释片 30mg，每日 1 次等。

应告知患者有下列症状时随时通知医师：胸痛、呼吸困难、心悸、头晕等，以便中断或减轻活动量或做进一步检查确定其原因和处理。

科学地进行急性心肌梗死后的康复，可降低远期死亡率，使患者体力增强，更好地恢复工作，增加对生活的信心。

十、对急性心肌梗死患者的评估

对救治后的心肌梗死患者的病情评估能对患者的病情、预后有较准确的评价，并能提出措施改善患者的预后，为以后的生活和体力活动评估提供有效的资料。

首先要分析临床资料识别高危患者，如高龄、心肌梗死病史、女性、梗死后心绞痛、前壁心肌梗死、心肌酶升高、发生心力衰竭、室性心动过速、合并高血压、糖尿病等及在抢救过程中是否出现过心力衰竭、休克、低血压、恶性心律失常等。

急性心肌梗死是一个既急又危的疾病，要求医护人员对不典型的临床变化和不典型的心电图须有足够的了解，以防漏诊或误诊。典型病例并不难诊断，根据临床症状，特别是心肌酶如 CK-MM3/CK-MM1 比值增高，在发病 1 小时内即可出现，对早期诊断和溶栓治疗有很重要的意义。当诊断不明确（如合并左束支传导阻滞）时，须借助其他如核素心肌显像、二维超声心动图检查等鉴别，仔细全面考虑，切勿漏诊或误诊。

除熟悉临床情况外，对心肌梗死面积、左室功能都应做出估计。估测梗死面积最简单易行又准确的办法是测定 CK 或 CK-MB 峰值。超声心动图是测定左室射血分数最简单的方法，还可了解室壁运动情况及附壁血栓和有无梗死扩展及二尖瓣反流。

无 Q 波急性心肌梗死虽然其近期预后较好，但远期病死率高于 Q 波型心肌梗死。

早期静滴硝酸甘油及对 β 受体阻滞剂无禁忌的患者，使用 β 受体阻滞剂能获得较好的效果，能有效地减轻心肌缺血和损伤；使用 ACEI 则能预防左室腔扩大和梗死壁扩展。早期使用阿司匹林及抗凝治疗能防止梗死面积扩大，还可防止血栓形成和栓塞。而钙拮抗剂不宜在急性心肌梗死中常规应用。早期溶栓治疗是使闭塞的冠状动脉再通，恢复梗死区血流的最有效方法。静脉溶栓治疗中使用 rt-PA 已较普遍。

超声心动图检出左室射血分数小于 0.40、左室扩大及远离梗死区的室壁运动异常表明多支血管病变。室壁瘤、室壁血栓形成等都表示患者系高危状态。

动态心动图可检出有症状或无症状心肌缺血，也可检出 LOWN Ⅲ 氏级以上的室性过早搏动，与猝死发生的相关关系。

此外，尚有[201]Tl 心肌扫描、放射性核素心室造影、电生理检查等，可据患者情况和设备选用，对梗死后的心功能评价都有一定的意义。而对梗死后恢复期的患者，采用良好的生活方式是非常重要的，即合理膳食、适当运动、戒烟限酒、心理平衡、控制体重。

第六节　重症心律失常

心律失常是指心脏冲动的频率、节律、起源部位、传导速度或激动次序的异常。正常心脏冲动起源于窦房结，先后经结间束、房室结、希氏束、左和右束支及浦肯野纤维至心室。心律失常的发生是由于多种原因引起心肌细胞的自律性、兴奋性、传导性改变，导致心脏冲动形成和（或）传导异常。临床上根据发作时心率的快慢，可将心律失常分为快速心律失常和缓慢心律失常，前者包括期前收缩、心动过速、心房颤动、心室颤动等，后者包括窦性缓慢心律失常、房室传导阻滞等。心律失常发生在无器质性心脏病者，大多病程短，可自行恢复，对血流动力学无明显影响，一般不增加心血管死亡危险性。发生于严重器质性心脏病或离子通道病的心律失常，病程较长，常有严重血流动力学障碍，可诱发心绞痛、休克、心力衰竭、昏厥甚至猝死，称重症心律失常。常见的病因为急性冠脉综合征、陈旧性心肌梗死、慢性充血性心力衰竭（射血分数＜40%）、各类心肌病、长 Q-T 间期综合征、预激综合征等。

心律失常的诊断应从详尽采集病史入手，病史通常能提供对诊断有用的线索。心电图检查是诊断心律失常最重要的一项无创性检查技术，应记录 12 导联心电图，并记录清楚显示 P 波导联的心电图长条以备分析，通常选择 V_1 或 II 导联。系统分析应包括：心房与心室节律、频率、P-R 间期、P 波与 QRS 波群、P 波与 QRS 波群等。在确定心律失常类型后，对重症心律失常患者，在院前和院内对其进行急救时首先要判断有无严重血流动力学障碍，并建立静脉通道，给予吸氧、心电监护，使用电击复律和（或）抗心律失常药物迅速纠正心律失常。在血流动力学稳定、心律失常已纠正的情况下再分析、判断导致心律失常的病因和诱因，并给予相应的处理。

一、阵发性室上性心动过速

阵发性室上性心动过速，简称室上速，是一种阵发性、规则而快速的异位心律。根据起搏点部位及发生机制的不同，包括窦房折返性心动过速、心房折返性心动过速、自律性房性心动过速、房室结内折返性心动过速等。此外，利用隐匿性房室旁路逆行传导的房室折返性心动过速习惯上也归属于室上性心动过速的范畴。由于心动过速发作时频率很快，P 波往往埋伏于前一个 T 波中，不易判定起搏点的部位，故常统称为阵发性室上性心动过速。在全部室上速病例中，房室结内折返性心动过速和房室折返性心动过速占90%以上。

（一）病因

阵发性室上性心动过速常见于正常的青年，情绪激动、疲劳或烟酒过量常可诱发，也可见于各种心脏病患者，如冠心病、风湿性心脏病、慢性肺源性心脏病、甲状腺功能亢进性心脏病等。

（二）发病机制

折返是阵发性室上性心动过速发生的主要机制。由触发活动、自律性增高引起者为数甚少。在房室结存在双径路、房室间存在隐匿性房室旁路、窦房结细胞群之间存在功能性差异、心房内 3 条结间束或心房肌的传导性能不均衡或中断的情况下，两条传导性和不应期不一致的传导通路如形成折返环，其中一条传导通路出现单向传导阻滞时，适时的期前收缩或程序刺激在非阻滞通路上传导的时间使单向传导阻滞的通路脱离不应期，冲动在折返环中沿着一定的方向在折返环中运行，即可形成阵发性室上性心动过速。

（三）临床表现

心动过速发作突然起始与终止，持续时间长短不一。症状包括心悸、胸闷、焦虑不安、头晕，少数患者可出现晕厥、心绞痛、心力衰竭、休克。症状轻重取决于发作时心室率快速的程度、持续时间及有无血流动力学障碍，也与原发病的严重程度有关。体检心尖区第一心音强度恒定,心律绝对规则。

(四)诊断

1.心电图特征

(1)心率150～250次/分,节律规则。

(2)QRS波群形态与时限正常,发生室内差异性传导或原有束支传导阻滞时,QRS波群形态异常。

(3)P波形态与窦性心律时不同,且常与前一个心动周期的T波重叠而不易辨认。

(4)ST段轻度下移,T波平坦或倒置。

2.评估

(1)判断有无严重的血流动力学障碍、缺氧、二氧化碳潴留和电解质紊乱。

(2)判断有无器质性心脏病、心功能状态和发作的诱因。

(3)询问既往有无阵发性心动过速发作,每次发作的持续时间、主要症状及诊治情况。

(五)急诊处理

在吸氧、心电监护、建立静脉通路后,根据患者基础的心脏状况、既往发作的情况、有无血流动力学障碍及对心动过速的耐受程度作出处理。

1.同步直流电复律

当患者有严重的血流动力学障碍时,需要紧急电击复律。抗心律失常药物治疗无效也应施行电击复律。能量一般选择100～150J。电击复律时如患者意识清楚,应给予地西泮10～30mg静脉注射。应用洋地黄者不应电复律治疗。

2.刺激迷走神经

如患者心功能与血压正常,可先尝试刺激迷走神经的方法。颈动脉窦按摩(患者取仰卧位,先行右侧,每次5～10秒,切不可两侧同时按摩,以免引起脑缺血)、Valsalva动作(深吸气后屏气、再用力作呼气)、诱导恶心、将面部浸没于冰水中等方法可使心动过速终止。

3.腺苷与钙通道阻滞药

首选治疗药物为腺苷,6～12mg静脉注射,时间1～2秒。腺苷起效迅速,不良反应有胸部压迫感、呼吸困难、面部潮红、窦性心动过缓、房室传导阻滞等。由于其半衰期短于6秒,不良反应即使发生也很快消失。如腺苷无效可改用维拉帕米,首次5mg稀释后静脉注射,时间3～5分钟,无效,间隔10分钟再静脉注射5mg。也可使用地尔硫䓬0.25～0.35mg/kg。上述药物疗效达90%以上。如患者合并心力衰竭、低血压或为宽QRS波心动过速,尚未明确室上性心动过速的诊断时,不应选用钙通道阻滞药,宜选用腺苷静脉注射。

4.洋地黄与β受体阻断药

毛花苷C(西地兰)0.4～0.8mg稀释后静脉缓慢注射,以后每2～4小时静脉注射0.2～0.4mg,24小时总量在1.6mg以内。目前洋地黄已较少应用,但对伴有心功能不全患者仍为首选。

β受体阻断药也能有效终止心动过速,但应避免用于失代偿的心力衰竭患者,并以选用短效β受体阻断药(如艾司洛尔)较为合适,剂量50～200μg/(kg·min)。

5.普罗帕酮

1～2mg/kg(常用70mg)稀释后静脉注射,无效间隔10～20分钟再静脉注射1次,一般静脉注射总量不超过280mg。由于普罗帕酮有负性肌力作用及抑制传导系统作用,且个体间存在较大差异，对有心功能不全者禁用，对有器质性心脏病、低血压、休克、心动过缓者等慎用或禁用。

6.其他

合并低血压者可应用升压药物，通过升高血压反射性地兴奋迷走神经，终止心动过速。可选用间羟胺 10～20mg 或甲氧明 10～20mg，稀释后缓慢静脉注射。有器质性心脏病或高血压者不宜使用。

二、室性心动过速

室性心动过速简称室速，是指连续 3 个或 3 个以上的室性期前收缩，频率＞100 次/分所构成的快速心律失常。

(一)病因

室速常发生于各种器质性心脏病，以缺血性心脏病为最常见；其次为心肌病、心力衰竭、二尖瓣脱垂、瓣膜性心脏病等；其他病因包括代谢紊乱、电解质紊乱、长 Q-T 间期综合征、Brugada 综合征、药物中毒等。少数室速可发生于无器质性心脏病者，称为特发性室速。

(二)发病机制

1.折返

折返形成必须具备两条解剖或功能上相互分离的传导通路、部分传导途径的单向阻滞和另一部分传导缓慢这 3 个条件。心室内的折返可为大折返、微折返。前者具有明确的解剖途径；后者为发生于小块心肌甚至于细胞水平的折返，是心室内的折返最常见的形式。心肌的缺血、低血钾及代谢障碍等引起心室肌细胞膜电位改变，动作电位时间、不应期、传导性的非均质性，使心肌电活动不稳定而诱发室速。

2.自律性增高

心肌缺血、缺氧、牵张过度均可使心室异位起搏点 4 相舒张期除极坡度增加、降低阈电位或提高静息电位的水平，使心室肌自律性增高而诱发室速。

3.触发活动

由后除极引起的异常冲动的发放。常由前一次除极活动的早期后除极或延迟后除极所诱发。它可见于局部儿茶酚胺浓度增高、心肌缺血—再灌注、低血钾、高血钙及洋地黄中毒时。

(三)临床表现

室速临床症状的轻重视发作时心脏基础病变、心功能状态、频率及持续时间等不同而异，而有很大差别。非持续性室速的患者通常无症状。持续性室速常伴有明显的血流动力学障碍与心肌缺血。临床症状包括心悸、气促、低血压、心绞痛、少尿、晕厥等。听诊心律轻度不规则，第一和第二心音分裂。室速发生房室分离时，颈静脉搏动出现间歇性 a 波，第一心音响度及血压随每次心搏而变化；室速伴有房颤时，则第一心音响度变化和颈静脉搏动间歇性 a 波消失。部分室速蜕变为心室颤动而引起患者猝死。

(四)诊断与鉴别诊断

1.心电图特征

(1)3 个或 3 个以上的室性期前收缩连续出现。

(2)QRS 波群宽大、畸形，时间＞0.12 秒，ST-T 波方向与 QRS 波群主波方向相反。

（3）心室率通常为 100～250 次/分，心律规则，但也可不规则。

（4）心房独立活动与 QRS 波群无固定关系，形成房室分离；偶尔个别或所有心室激动逆传夺获心房。

（5）通常发作突然开始。

（6）心室夺获与室性融合波：室速发作时少数室上性冲动可下传心室，产生心室夺获，表现为在 P 波之后提前发生一次正常的 QRS 波群。室性融合波的 QRS 波群形态介于窦性与异位心室搏动之间，其意义为部分夺获心室。心室夺获与室性融合波的存在对确立室速的诊断有重要价值。

2.室速的分类

（1）按室速发作持续时间的长短分为：①持续性室速，发作时间 30 秒以上或室速发作时间未达 30 秒，但出现严重的血流动力学异常，需药物或电复律始能终止；②非持续性室速，发作时间短于 30 秒，能自行终止。

（2）按室速发作时 QRS 波群形态不同分为：①单形性室速，室速发作时，QRS 波群形态一致；②多形性室速，室速发作时，QRS 波群呈 2 种或 2 种以上形态。

（3）按室速发作时血流动力学的改变分为：①血流动力学稳定性室速；②血流动力学不稳定性室速。

（4）按室速持续时间和形态的不同分为：①单形性持续性室速；②单形性非持续性室速；③多形性持续性室速；④多形性非持续性室速。

3.鉴别诊断

室速与阵发性室上性心动过速伴束支传导阻滞或室内差异性传导或合并预激综合征的心电图十分相似，但各自的临床意义及治疗完全不同，因此应进行鉴别。

（1）阵发性室上性心动过速伴室内差异性传导：室速与阵发性室上性心动过速伴室内差异性传导酷似，均为宽 QRS 波群心动过速，两者应仔细鉴别。下述诸点有助于阵发性室上性心动过速伴室内差异性传导的诊断：①每次心动过速均由期前发生的 P 波开始；②P 波与 QRS 波群相关，通常呈 1∶1 房室比例；③刺激迷走神经可减慢或终止心动过速。

（2）预激综合征伴心房颤动：预激综合征患者发生心房颤动，冲动沿旁道下传预激心室表现为宽 QRS 波，沿房室结下传表现为窄 QRS 波，有时两者融合 QRS 波介于两者之间。当室率较快时易与室速混淆。下述诸点有助于预激综合征伴心房颤动的诊断：①心房颤动发作前后有预激综合征的心电图形；②QRS 时限>0.20 秒，且由于预激心室程度不同，QRS 时限可有差异；③心律明显不齐，心率多>200 次/分；④心动过速 QRS 波中有预激综合征心电图形时有利于预激综合征伴心房颤动的诊断。

4.评估

（1）判断血流动力学状态、有无脉搏：当心电图显示为室性心动过速或宽 QRS 波心动过速时，要判断患者血流动力学是否稳定、有无脉搏。

（2）确定室速的类型、持续时间。

（3）判断有无器质性心脏病、心功能状态和发作的诱因。

（4）判断 Q-T 间期有无延长、是否合并低血钾和洋地黄中毒等。

（五）急诊处理

室速的急诊处理原则是：对非持续性的室速，无症状、无晕厥史、无器质性心脏病者无须治疗;对持续性室速发作,无论有无器质性心脏病均应迅速终止发作,积极治疗原发病;对非持续性室速,有器质性心脏病患者也应积极治疗。

1. 吸氧

室性心动过速的患者,常有器质性心脏病,发作时间长时即有明显缺氧,应该注意氧气吸入。

2. 直流电复律

无脉性室速、多形性室速应视同心室颤动,立即进行复苏抢救和非同步直流电复律,首次单相波能量为 360J,双相波能量为 150J 或 200J。伴有低血压、休克、呼吸困难、肺水肿、心绞痛、晕厥或意识丧失等严重血流动力学障碍的单形性持续性室性心动过速者,首选同步直流电复律;药物治疗无效的单形性持续性室性心动过速者,也应行同步直流电复律。首次单相波能量为 100J,如不成功,可增加能量。如血流动力学情况允许应予短时麻醉。洋地黄中毒引起的室性心动过速者,不宜用电复律,应给予药物治疗。

3. 抗心律失常药物的使用

(1)胺碘酮:静脉注射胺碘酮基本不诱发尖端扭转性室速,也不加重或诱发心衰。适用于血流动力学稳定的单形性室速、不伴 Q-T 间期延长的多形性室速、未能明确诊断的宽 QRS 心动过速、电复律无效或电复律后复发的室速、普鲁卡因胺或其他药物治疗无效的室速。在合并严重心功能受损或缺血的患者,胺碘酮优于其他抗心律失常药,疗效较好,促心律失常作用低。首剂静脉用药 150mg,用 5% 葡萄糖溶液稀释后,于 10 分钟注入。首剂用药 10～15 分钟后仍不能转复,可重复静脉注射 150mg。室速终止后以 1mg/min 速度静脉滴注 6 小时,随后以 0.5mg/min 速度维持给药,原则上第一个 24 小时不超过 1.2g,最大可达 2.2g。第 2 个 24 小时及以后的维持量一般推荐 720mg/24h。静脉胺碘酮的使用剂量和方法要因人而异,使用时间最好不要超过 3～4 天。静脉使用胺碘酮的主要不良反应是低血压和心动过缓,减慢静脉注射速度、补充血容量、使用升压药或正性肌力药物可以预防,必要时采用临时起搏。

(2)利多卡因:近年来发现利多卡因对起源自正常心肌的室速终止有效率低;终止器质性心脏病或心衰中室速的有效率不及胺碘酮和普鲁卡因胺;急性心肌梗死中预防性应用利多卡因,室颤发生率降低,但病死率上升;此外终止室速、室颤复发率高;因此利多卡因已不再是终止室速、室颤的首选药物。首剂用药 50～100mg,稀释后 3～5 分钟内静脉注射,时间隔 5～10 分钟后可重复 1 次,至室速消失或总量达 300mg,继以 1～4mg/min 的速度维持给药。主要不良反应有嗜睡、感觉迟钝、耳鸣、抽搐、一过性低血压等。禁忌证有高度房室传导阻滞、严重心衰、休克、肝功能严重受损等。

(3)苯妥英钠:它能有效地消除由洋地黄过量引起的延迟性后除极触发活动,主要用于洋地黄中毒引起的室性和房性快速心律失常。也可用于长 Q-T 间期综合征所诱发的尖端扭转性室速。首剂用药 100～250mg,以注射用水 20～40mL 稀释后,5～10 分钟内静脉注射,必要时每隔 5～10 分钟重复静脉注射 100mg,但 2 小时内不宜超过 500mg,1 天不宜超过 1000mg。治疗有效后改口服维持,第 2、3 天维持量 100mg,5 次/天;以后改为每 6 小时 1 次。主要不良反应有头晕、低血压、呼吸抑制、粒细胞减少等。禁忌证有低血压、高度房室传导阻滞(洋地黄中毒例外)、严重心动过缓等。

(4)普罗帕酮:1～2mg/kg(常用 70mg)稀释后以 10mg/min 静脉注射,无效,间隔 10～20 分钟再静脉注射 1 次,一般静脉注射总量不超过 280mg。由于普罗帕酮有负性肌力作用及抑制传导系统作用,且个体间存在较大差异,对有心功能不全者禁用,对有器质性心脏病、低血压、休克、心动过缓者等慎用或禁用。

(5)普鲁卡因胺:100mg 稀释后 3～5 分钟内静脉注射,每隔 5～10 分钟重复 1 次,直至心律失常被控制或总量达 1～2g,然后以 1～4mg/min 的速度维持给药。为避免普鲁卡因胺产生的低血压反应,用药时应有另外一个静脉通路,可随时滴入多巴胺,保持在推注普鲁卡因胺过程中血压不降。用药时应有心电图监测。应用普鲁卡因胺负荷量时可产生 QRS 增宽,如超过用药前 50% 则提示已达最大耐受量,不可继续使用。

(六)特殊类型的室性心动过速

1.尖端扭转性室速

尖端扭转性室速是多形性室速的一个特殊类型,因发作时 QRS 波群的振幅与波峰呈周期性改变,如围绕等电位线连续扭转而得名。往往连续发作 3～20 个冲动,间以窦性冲动,反复出现,频率 200～250 次/分。在非发作期可有 Q-T 间期延长。当室性期前收缩发生在舒张晚期、落在前面 T 波的终末部分可诱发室速。由于发作时频率过快可伴有血流动力学不稳定的症状,甚至心脑缺血表现,持续发作控制不满意可恶化为心室颤动和猝死。临床见于先天性长 Q-T 间期综合征、严重的心肌损害和代谢异常、电解质紊乱(如低血钾或低血镁)、吩噻嗪和三环类抗抑郁药及抗心律失常药物(如奎尼丁、普鲁卡因胺或丙吡胺)使用时。

药物终止尖端扭转性室速时,首选硫酸镁,首剂 2g,用 5% 葡萄糖溶液稀释至 40mL 缓慢静脉注射,时间 3～5 分钟,然后以 8mg/min 的速度静脉滴注。 I A 类和 III 类抗心律失常药物可使 Q-T 间期更加延长,故不宜应用。先天性长 Q-T 间期综合征治疗应选用 β 受体阻断药。对于基础心室率明显缓慢者,可起搏治疗,联合应用 β 受体阻断药。药物治疗无效者,可考虑左颈胸交感神经切断术,或置入埋藏式心脏复律除颤器。

2.加速性室性自主心律

其又称非阵发性室速、缓慢型室速。心电图常表现为连续发生 3～10 个起源于心室的 QRS 波群,心室率通常为 60～110 次/分。心动过速的开始与终止呈渐进性,跟随于一个室性期前收缩之后,或当心室异位起搏点自律性高于窦性频率时发生。由于心室与窦房结两个起搏点轮流控制心室节律,融合波常出现于心律失常的开始与终止时,心室夺获也很常见。

加速性室性自主心律常发生于心脏病患者,特别是急性心肌梗死再灌注期间、心脏手术、心肌病、风湿热与洋地黄中毒,发作短暂或间歇。患者一般无症状,也不影响预后,通常无须治疗。

三、心房颤动

心房颤动也称心房纤颤,简称房颤,指心房丧失了正常的、规则的、协调的、有效的收缩功能而代之以 350～600 次/分的不规则颤动,是一种十分常见的心律失常。绝大多数见于器质性心脏病患者,可呈阵发性或呈持续性。在人群中的总发病率约为 0.4%,65 岁以上老年人发病率为 3%～5%,80 岁后发病率可达 8%～10%。合并房颤后心脏病病死率增加 2 倍,如无适当抗凝,脑卒中病死率增加 5 倍。

(一)病因

房颤常发生于原有心血管疾病者,常见于风湿性心脏病、冠心病、高血压性心脏病、甲状腺功能亢进、缩窄性心包炎、心肌病、感染性心内膜炎及慢性肺源性心脏病等。房颤发生在无心脏病变的中青年,称为孤立性房颤。老年房颤患者中部分是心动过缓—心动过速综合征的心动过速期表现。

(二)发病机制

目前得到公认的是多发微波折返学说和快速发放冲动学说。多发微波折返学说认为:多发微波以紊乱方式经过心房,互相碰撞、再启动和再形成,并有足够的心房组织块来维持折返。快速发放冲动学说认为:左右心房、肺静脉、腔静脉、冠状静脉窦等开口部位,或其内一定距离处(存在心房肌袖)有快速发放冲动灶,驱使周围心房组织产生心房颤动,由多发微波折返机制维持,快速发放冲动停止后心房颤动仍会持续。

(三)临床表现

房颤时心房有效收缩消失,心输出量比窦性心律时减少 25% 或更多。症状的轻重与患者心功能和心室率的快慢有关。轻者可仅有心悸、气促、乏力、胸闷;重者可致急性肺水肿、心绞痛、心源性休克甚至昏厥。阵发性房颤者自觉症状常较明显。房颤伴心房内附壁血栓者,可引起栓塞症状。房颤的典型体征是第一心音强弱不等,心律绝对不规则,脉搏短绌。

(四)诊断

1. 心电图特点

(1)各导联中正常 P 波消失,代之以形态、间距及振幅均绝对不规则的心房颤动波(f 波),频率 350～600 次/分,通常在 II、III、aVF 或 V_1 导联较为明显。

(2)R-R 间期绝对不规则,心室率较快;但在并发完全性房室传导阻滞或非阵发性交界性心动过速时,R-R 规则,此时的诊断依靠 f 波的存在。

(3)QRS 波群呈室上性,时限正常。当合并预激综合征、室内差异性传导和束支传导阻滞时,QRS 波群增宽、畸形,此时心室率又很快时,极易误诊为室速,食管导联心电图对诊断很有帮助。

(4)在长 R-R 间期后出现的短 R-R 间期,其 QRS 波群呈室内差异性传导(常为右束支传导阻滞型)称为 Ashman 现象;差异传导连续发生时称为蝉联现象。

2. 房颤的分类

(1)阵发性房颤:持续时间<7 天(通常在 48 小时内),能自行终止,反复发作。

(2)持续性房颤:持续时间>7 天,或以前转复过,非自限性,反复发作。

(3)永久性房颤:终止后又复发,或患者无转复愿望,持久发作。

3. 评估

(1)根据病史和体格检查确定患者有无器质性心脏病、心功能不全、电解质紊乱,是否正在使用洋地黄制剂?

(2)心电图中是否间歇出现或持续存在 δ 波? 如存在则表明为 WPW,洋地黄制剂和维拉帕米为禁忌药物。

(3)紧急复律是否有益处? 如快速心室率所致的心肌缺血、肺水肿、血流动力学不稳定。

(4)复律后是否可维持窦律? 如甲状腺疾病、左心房增大、二尖瓣疾病。

(5)发生栓塞并发症的危险因素有哪些? 即是否需要抗凝治疗?

(五)急诊处理

房颤急诊处理的原则及目的:①恢复并维持窦性心律;②控制心室率;③抗凝治疗预防栓塞并发症。

1. 复律治疗

(1)直流电同步复律:急性心肌梗死、难治性心绞痛、预激综合征等伴房颤患者,如有严重血流动力学障碍,首选直流电同步复律,初始能量 200J。初始电复律失败,保持血钾在 4.5~5.0mmol/L,30 分钟静脉注射胺碘酮 300mg(随后 24 小时静脉滴注 900~1200mg),尝试进一步除颤。血流动力学稳定、房颤时心室率快(>100 次/分),用洋地黄难以控制,或房颤反复诱发心力衰竭或心绞痛,药物治疗无效,也需尽快电复律。

(2)药物复律:房颤发作在 7 天内的患者药物复律的效果最好。大多数这样的患者房颤是第一次发作,不少患者发作后 24~48 小时可自行复律。房颤时间较长的患者(>7 天)很少能自行复律,药物复律的成功率也大幅减少。复律成功与否与房颤的持续时间的长短、左心房大小和年龄有关。已证实有效的房颤复律药物有:普罗帕酮、胺碘酮、伊布利特、氟卡尼、多非利特、奎尼丁。

普罗帕酮:用于≤7 天的房颤患者,单剂口服 450~600mg,转复有效率可达 60% 左右。但不能用于 75 岁以上的老年患者、心力衰竭、病态窦房结综合征、束支传导阻滞、QRS≥0.12 秒、不稳定心绞痛、6 个月内有过心肌梗死、二度以上房室传导阻滞者等。

胺碘酮:可静脉或口服应用。口服用药住院患者 1.2~1.8g/d,分次服,直至总量达 10g,然后 0.2~0.4g/d 维持;门诊患者 0.6~0.8g/d,分次服,直至总量达 10g 后 0.2~0.4g/d 维持。静脉用药者为 30~60 分钟内静脉注射 5~7mg/kg,然后 1.2~1.8g/d 持续静脉滴注或分次口服,直至总量达 10g 后,0.2~0.4g/d 维持。转复有效率为 20%~70%。

伊布利特:适用于 7 天左右的房颤。1mg 静脉注射 10 分钟,若 10 分钟后未能转复可重复 1mg。应用时必须心电监护 4 小时。转复有效率为 20%~75%。

2. 控制心室率

(1)短期迅速控制心室率:血流动力学稳定的患者最初治疗目标是迅速控制心室率,使患者心室率≤100 次/分,保持血流动力学稳定,减轻患者症状,以便赢得时间,进一步选择最佳治疗方案。初次发作且在 24~48 小时的急性房颤或部分阵发性患者心室率控制后,可能自行恢复为窦性心律。

1)毛花苷 C(西地兰):是伴有心力衰竭、肺水肿患者的首选药物。0.2~0.4mg 稀释后缓慢静脉注射,必要时于 2~6 小时后可重复使用,24 小时内总量一般不超过 1.2mg。若近期曾口服洋地黄制剂者,可在密切观察下给毛花苷 C 0.2mg。

2)钙通道阻滞药:地尔硫草 15mg,稀释后静脉注射,时间 2 分钟,必要时 15 分钟后重复 1 次,继以 15mg/h 维持,调整静脉滴注速度,使心室率达到满意控制。维拉帕米 5~10mg,稀释后静脉注射,时间 10 分钟,必要时 30~60 分钟后重复 1 次。应注意这两种药物均有一定的负性肌力作用,可导致低血压,维拉帕米更明显,伴有明显心力衰竭者不用维拉帕米。

3)β受体阻断药:普萘洛尔 1mg 静脉注射,时间 5 分钟,必要时每 5 分钟重复 1 次,最大剂量至 5mg,维持剂量为每 4 小时 1~3mg;或美托洛尔 5mg 静脉注射,时间 5 分钟,必要时每 5 分钟重复 1 次,最大剂量 10~15mg;艾司洛尔 0.25~0.5mg/kg 静脉注射,时间>1 分钟,继以 50μg/(kg·min)静脉滴注维持。低血压与心力衰竭者忌用β受体阻断药。

上述药物应在心电监护下使用,心室率控制后应继续口服该药进行维持。地尔硫草或β受体阻断药与毛花苷 C 联合治疗能更快控制心室率,且毛花苷 C 的正性肌力作用可减轻地尔硫草和β受体阻断药的负性肌力作用。

4)特殊情况下房颤的药物治疗：

①预激综合征伴房颤：控制心室率避免使用β受体阻断药、钙通道阻滞药、洋地黄制剂和腺苷等，因这些药物延缓房室结传导、房颤通过旁路下传使心室率反而增快。对心功能正常者，可选用胺碘酮、普罗帕酮、普鲁卡因胺或伊布利特等抗心律失常药物，使旁路传导减慢从而降低心室率，恢复窦律。胺碘酮用法：150mg（3～5mg/kg），用5%葡萄糖溶液稀释，于10分钟注入。首剂用药10～15分钟后仍不能转复，可重复150mg静脉注射。继以1.0～1.5mg/min速度静脉滴注1小时，以后根据病情逐渐减量，24小时总量不超过1.2g。②急性心肌梗死伴房颤：提示左心功能不全，可静脉注射毛花苷C或胺碘酮以减慢心室率，改善心功能。③甲状腺功能亢进症伴房颤：首先予积极的抗甲状腺药物治疗。应选用非选择性β受体阻断药（如卡维地洛）。④急性肺疾患或慢性肺部疾病伴房颤：应纠正低氧血症和酸中毒，尽量选择钙拮抗药控制心室率。

（2）长期控制心室率：持久性房颤的治疗目的为控制房颤过快的心室率，可选用β受体阻断药、钙通道阻滞药或地高辛。但应注意这些药物的禁忌证。

3.维持窦性心律

房颤心律转复后要用药维持窦性心律。除伊布利特外，用于复律的药物也用于转复后维持窦律，因此常用普罗帕酮、胺碘酮和多非利特，还可使用阿奇利特、索他洛尔。

4.预防栓塞并发症

慢性房颤（永久性房颤）患者有较高的栓塞发生率。过去有栓塞病史、瓣膜病、高血压、糖尿病、老年患者、左心房扩大、冠心病等使发生栓塞的危险性增大。存在以上任何一种情况，均应接受长期抗凝治疗。口服华法林，使凝血酶原时间国际标准化比率（INR）维持在2.0～3.0，能安全而有效的预防脑卒中的发生。不宜应用华法林的患者及无以上危险因素的患者，可改用阿司匹林（每日100～300mg）。房颤持续时间不超过2天，复律前无须做抗凝治疗。否则应在复律前接受3周的华法林治疗，待心律转复后继续治疗4周。紧急复律治疗可选用静脉注射肝素或皮下注射低分子肝素，复律后仍给予4周的抗凝治疗。在采取上述治疗的同时，要积极寻找房颤的原发疾病和诱发因素，给予相应处理。对房颤发作频繁、心室率很快、药物治疗无效者可施行射频消融、外科手术等。

四、心室扑动与心室颤动

心室扑动和心室颤动是最严重的心律失常，简称室扑和室颤。前者心室有快而微弱的收缩，后者心室各部分肌纤维发生快而不协调的颤动，对血流动力学的影响等同于心室停搏。室扑常为室颤的先兆，很快即转为室颤。而室颤则是导致心脏性猝死的常见心律失常，也是临终前循环衰竭的心律改变。原发性室颤为无循环衰竭基础上的室颤，常见于冠心病，及时电除颤可逆转。在各种心脏病的终末期发生的室扑和室颤，为继发性室扑和室颤，预后极差。

（一）病因

各种器质性心脏病及许多心外因素均可导致室扑和室颤，以冠心病、原发性心肌病、瓣膜性心脏病、高血压性心脏病为最常见。原发性室颤则好发于急性心肌梗死、心肌梗死溶栓再灌注后、原发性心肌病、病态窦房结综合征、心肌炎、触电、低温、麻醉、低血钾、高血钾、酸碱平衡失调、奎尼丁、普鲁卡因胺、锑剂和洋地黄等药物中毒、长 Q-T 间期综合征、Brugada 综合征、预激综合征合并房颤等。

(二)发病机制

室颤可以被发生于心室易损期的期前收缩所诱发,即"R on T"现象。然而,室颤也可在没有"R on T"的情况下发生,故有理论认为当一个行进的波正面碰到解剖障碍时可碎裂产生多个子波,后者可以单独存在并作为高频率的兴奋起源点触发室颤。多数学者认为心室肌结构的不均一是形成自律性增高和折返的基质,而多个研究都提示起源于浦肯野系统的触发活动在室颤发生起始阶段的重要作用。

(三)诊断

1. 临床特点

典型的表现为阿—斯(Adams-Stokes)综合征:患者突然抽搐,意识丧失,面色苍白,几次断续的叹息样呼吸之后呼吸停止;此时心音、脉搏、血压消失,瞳孔散大。部分患者阿—斯综合征表现不明显即已猝然死亡。

2. 心电图

(1)心室扑动:正常的 QRS-T 波群消失,代之以连续、快速、匀齐的大振幅波动,频率 150～250 次/分,一般在发生心室扑动后,常迅速转变为心室颤动,但也可转变为室性心动过速,极少数恢复窦性心律。室扑与室性心动过速的区别在于后者 QRS 与 T 波能分开,波间有等电位线,且 QRS 时限不如室扑宽。

(2)心室颤动:QRS-T 波群完全消失,代之以形状不同、大小各异、极不均匀的波动,频率 250～500 次/分,开始时波幅尚较大,以后逐渐变小,终于消失。室颤与室扑的区别在于前者波形及节律完全不规则,且电压极小。

3. 临床分型

(1)据室颤波振幅分型:

①粗颤型:室颤波振幅>0.5mV,多见于心肌收缩功能较好的患者,心肌蠕动幅度相对粗大有力,张力较好,对电除颤效果好。②细颤型:室颤波振幅<0.5mV,多见于心肌收缩功能较差的情况。对电除颤疗效差。

(2)据室颤前心功能分型:

①原发性室颤:又称非循环衰竭型室颤。室颤前无低血压、心力衰竭或呼吸衰竭,循环功能相对较好,室颤的发生与心肌梗死等急性病变有关,除颤成功率约为 80%。②继发性室颤:又称循环衰竭型室颤。室颤前常有低血压、心力衰竭或呼吸衰竭,常同时存在药物、电解质紊乱等综合因素,除颤成功率低(<20%)。③特发性室颤:室颤发生前后均未发现器质性心脏病,室颤常突然发生,多数来不及复苏而猝死,部分自然终止而幸存,室颤幸存者常有复发倾向,属于单纯的心电疾病。④无力型室颤:又称临终前室颤。临终患者约有 50% 可出现室颤,室颤波频率慢,振幅低。

(四)急诊处理

1. 非同步直流电击除颤

心室扑动或心室颤动一旦发生,紧急给予非同步直流电击除颤 1 次,单相波能量选择

360J，双相波选择 150～200J。电击除颤后不应检查脉搏、心律，应立即进行胸外心脏按压，2分钟或 5 个 30：2 按压/通气周期后如仍然是室颤，再予除颤 1 次。

2.药物除颤

若 2～3 次电击后仍为室颤，首选胺碘酮静脉注射，无胺碘酮或有 Q-T 间期延长，可使用利多卡因并重复电除颤。

3.病因处理

由严重低血钾引起的室颤反复发作，应静脉滴注大量氯化钾，一般用 2～3g 氯化钾溶于5％葡萄糖溶液 500mL 内，在监护下静脉滴注，最初 24 小时内常需给氯化钾 10g 左右，持续到心电图低血钾表现消失为止。由锑剂中毒引起的室颤反复发作，可反复用阿托品 1～2mg 静脉注射或肌内注射，同时也需补钾。由奎尼丁或普鲁卡因胺引起的室颤不宜用利多卡因，需用阿托品或异丙肾上腺素治疗。

4.复苏后处理

若经以上治疗心脏复跳，但仍有再次骤停的危险，并可能继发脑、心、肾损害，从而发生严重并发症和后遗症。因此应积极的防治发生心室颤动的原发疾患，维持有效的循环和呼吸功能及水、电解质和酸碱平衡，防治脑水肿、急性肾衰竭和继发感染。

第七节　主动脉夹层

主动脉夹层指主动脉腔内的血液通过内膜的破口进入主动脉壁中层而形成的血肿。急性主动脉夹层是一种不常见但有潜在生命危险的疾病，如不予以治疗，早期病死率很高。及时进行适当的药物和（或）手术治疗，可明显提高生存率。

一、病因与发病机制

任何破坏中层弹性或肌肉成分完整性的疾病都可使主动脉易患夹层分离。中层胶原及弹性硬蛋白变性所致的中层退行性变是首要的易患因素。囊性中层退行病变是多种遗传性结缔组织缺陷的内在特点。年龄增长和高血压可能是中层退行病变两个重要因素。主动脉夹层的好发年龄为 60～70 岁，男性为女性发病率的 2 倍。某些其他先天性心血管畸形，如主动脉瓣单瓣畸形和主动脉缩窄也易并发主动脉夹层。另外，动脉内导管术及主动脉球囊反搏等诊疗操作也可能引起主动脉夹层。

主动脉夹层开始于主动脉内膜撕裂，血液穿透病变中层，将中层平面一分为二，主动脉壁即出现夹层。由于管腔压力不断推动，分离过程沿主动脉壁推进，典型的为顺行推进，即被主动脉血流向前的力推动，有时也可见从内膜撕裂处逆向推进。主动脉壁分离层之间被血液充盈的空间成为一个假腔，剪切力可能导致内膜进一步撕裂，为假腔内的血流提供出口或额外的进口。假腔可由于血液充盈而扩张，引起内膜突入真腔内，使血管腔狭窄变形。

二、分类

绝大多数主动脉夹层起源于升主动脉和（或）降主动脉。主动脉夹层有 3 种主要的分类方法,对累及的主动脉的部位及范围的定义见表1-3。考虑预后及治疗的不同,所有这3种分类方法都是基于主动脉夹层是否累及升主动脉而定。一般而言,夹层分离累及升主动脉有外科手术指征,而对那些未累及升主动脉的夹层分离可考虑药物保留治疗。

表1-3 常用的主动脉夹层分类方法

分类	起源和累及的主动脉范围
DeBakey 分类法	
Ⅰ 型	起源于升主动脉,扩展至主动脉弓或其远端
Ⅱ 型	起源并局限于升主动脉
Ⅲ 型	起源于降主动脉,沿主动脉向远端扩展
Stanford 分类法	
A 型	所有累及升主动脉的夹层分离
B 型	所有不累及升主动脉的夹层分离
解剖描述分类法	
近端	包括 DeBakey Ⅰ 型和 Ⅱ 型,Stanford 法 A 型
远端	包括 DeBakey Ⅲ 型,Stanford 法 B 型

三、诊断

(一)临床表现特点

1. 症状

急性主动脉夹层最常见的症状是剧烈疼痛,而慢性夹层分离多数可能并无疼痛。典型的疼痛是突然发生的,开始时即为剧痛。患者主诉疼痛呈撕裂、撕扯或刀刺样。当夹层分离沿主动脉伸展时,疼痛可沿着夹层分离的走向逐步向其他部位转移。疼痛部位对判断主动脉夹层的部位有帮助,因为局部的症状通常反应累及的主动脉。如胸痛只在前胸部或最痛之处在前胸部,提示夹层绝大多数累及升主动脉。如胸痛只在肩胛之间或最痛之处在肩胛之间,则绝大部分累及降主动脉。颈、喉、颌、面部的疼痛强烈,提示夹层累及升主动脉。另外,疼痛在背部的任何部位或腹部和下肢,强烈提示累及降主动脉。

其他一些不常见情况包括充血性心力衰竭、晕厥、脑血管意外、缺血性周围神经病变、截瘫、猝死等。急性充血性心力衰竭几乎均由近端主动脉夹层所致的严重主动脉瓣反流引起。无神经定位体征的晕厥占主动脉夹层的4%~5%,一般需紧急外科手术。

2. 体征

在一些病例中,单纯的体检结果就足以提示诊断,而在另外一些情况下,即使存在广泛的主动脉夹层,相应的体征也不明显。远端主动脉夹层患者80%~90%以上存在高血压,但在近端主动脉夹层患者中高血压较少见。近端主动脉夹层患者与远端主动脉夹层患者相比更易发生低血压。低血压通常是由于心包填塞、胸腔或腹腔内动脉破裂所致。与主动脉夹层相关的最典型体征如脉搏短缺、主动脉反流杂音,神经系统表现更多见于近端夹层分离。急性胸痛伴脉搏短缺(减弱或缺如)强烈提示主动脉夹层。近端主动脉夹层分离中约50%有脉搏短缺,而远端主动脉夹层中只占15%。

主动脉瓣反流是近端主动脉夹层的重要并发症,一些病例可听到主动脉瓣反流杂音。与近端主动脉夹层相关的主动脉瓣膜反流杂音常呈乐音样,胸骨右缘比胸骨左缘听诊更清晰。根据反流的严重程度不同,可能存在其他主动脉瓣关闭不全的周围血管征象,如水冲脉和脉压增宽。

许多疾病的表现可酷似主动脉夹层,包括急性心肌梗死或严重心肌缺血,非主动脉夹层引起的急性主动脉反流,非夹层分离引起的胸主动脉瘤、腹主动脉瘤、心包炎、肌肉骨骼痛或纵隔肿瘤。

(二)实验室和其他辅助检查特点

临床上,一旦诊断上已怀疑主动脉夹层,必须迅速并准确地确定诊断。目前可用的诊断方法包括主动脉造影、造影增强 CT 扫描、磁共振成像(MRI)、经胸或经食管的心脏超声。

1. 胸片检查

最常见的异常是主动脉影变宽,占病例的 80%～90%,局限性的膨出往往出现于病变起源部位。一些病例可出现上纵隔影变宽,如见主动脉内膜钙化影,则可估测主动脉壁的厚度,正常为 2～3mm,如主动脉壁厚度增加到 10mm 以上,高度提示主动脉夹层。虽然绝大多数患者有一种或多种胸片的异常表现,但相当部分患者胸片改变不明显。因此,正常的 X 线胸片绝不能排除主动脉夹层。

2. 主动脉造影

逆行主动脉造影是主动脉夹层的最可靠诊断技术,如考虑行手术治疗或血管内支架治疗,术前须行主动脉造影。血管造影诊断主动脉夹层的直接征象包括主动脉双腔或分离内膜片,提示夹层分离的间接征象包括主动脉腔变形、主动脉壁变厚、分支血管异常及主动脉瓣反流。主动脉造影的主要优点在于能明确主动脉夹层和累及的分支血管范围,也能显示主动脉夹层的一些主要并发症,如假腔内血栓和主动脉瓣反流。

3. 计算机体层摄影(CT)

增强 CT 扫描时,如发现内膜片分割或以造影剂密度差来区分的两个明显的主动脉腔时,即可诊断主动脉夹层。与主动脉造影不同,CT 扫描的优点在于它是无创的,但需要使用静脉内造影剂。CT 扫描还有助于识别假腔内的血栓,发现心包积液。但 CT 扫描不能可靠地发现有无主动脉瓣反流和分支血管病变。

4. 磁共振成像(MRI)扫描

MRI 扫描特别适用于诊断主动脉夹层,能显示主动脉夹层的真假腔、内膜的撕裂位置、剥离的内膜片和可能存在的血栓等。MRI 扫描是无创性检查,也不需使用静脉内造影剂从而避免了离子辐射。虽然 MRI 以其高度的准确性成为目前无创性诊断主动脉夹层的主要标准,但它存在一些缺点,如对已植入起搏器、血管夹、人工金属心脏瓣膜和人工关节患者禁忌。MRI 也仅提供有限的分支血管图像,不能可靠地识别主动脉瓣反流的存在。另外,由于显影所需时间较长,急性主动脉夹层患者行 MRI 扫描有风险。

5. 超声心动图(UCG)检查

对诊断升主动脉夹层具有重要意义,且易识别并发症(如心包积血、主动脉瓣关闭不全和胸腔积血等)。在 M 型超声中可见主动脉根部扩大,夹层分离处主动脉壁由正常的单条回声带变成两条分离的回声带。在二维超声中可见主动内分离的内膜片呈内膜摆动征,主动脉夹层形成主动脉真假双腔征。有时可见心包或胸腔积液。多普勒超声不仅能检出主动脉夹层管壁双重回声之间的异常血流,而且对主动脉夹层的分型、破口定位及主动脉瓣反流的定量分析都具有重要的诊断价值。经食管超声心动图(TEE)克服了经胸廓 UCG 的一些局限性。它可以采用更高频率的超声检查,从而提供更好的解剖细节。

几种影像方法都各有其特定的优缺点。在选择时,必须考虑各种检查的准确性、安全性和可行性(表 1-4)。

表 1-4　几种影像学方法诊断主动脉夹层的性能

诊断性能	ANGIO	CT	MRI	TEE
敏感性	++	++	+++	+++
特异性	+++	+++	+++	++/+++
内膜撕裂部位	++	+	+++	+
有无血栓	+++	++	+++	+
有无主动脉关闭不全	+++	—	+	+++
心包积液	—	++	+++	+++
分支血管累积	+++	+	++	+
冠状动脉累及	++	—	—	++

注:+++为极好,++为好,+为一般,—为无法检测。ANGIO 为主动脉造影;CT 为计算机体层摄影;MRI 为磁共振成像;TEE 为经食管超声心动图

四、治疗

治疗主动脉夹层的主要目的在于阻止夹层分离的进展。那些致命的并发症并不是内膜撕裂本身,而是随之而来的主动脉夹层的并发症,如分离主动脉破裂、急性主动脉瓣关闭不全、急性心包填塞等。如果不进行及时、适当的治疗,主动脉夹层有很高的病死率。

1. 紧急内科处理

所有高度怀疑有急性主动脉夹层的患者必须予以监护。首要的治疗目的在于解除疼痛并将收缩压降至 13.3~14.7kPa(100~110mmHg)[平均动脉压为 8.0~9.3kPa(60~70mmHg)]。无论是否存在疼痛和高血压,均应使用 β 受体阻滞剂以降低 dp/dt。对可能要进行手术的患者要避免使用长效降压药物,以免使术中血压控制变得复杂。疼痛本身可以加重高血压和心动过速,可静注吗啡以缓解疼痛。

硝普钠对紧急降低动脉血压十分有效。开始滴速 $20\mu g/min$,然后根据血压反应调整滴速,最高可达 $800\mu g/min$。当单独使用时,硝普钠可能升高 dp/dt,这一作用可能潜在地促进夹层分离的扩展。因此,同时使用足够剂量的 β 受体阻滞剂十分必要。

为了迅速降低 dp/dt,应静脉内剂量递增地使用 β 受体阻滞剂,直至出现满意的 β 受体阻滞效应(心率 60~70 次/分)。超短效 β 受体阻滞剂艾司洛尔对动脉血压不稳定准备行手术治疗的患者十分有用,因为如果需要可随时停用。当存在使用 β 受体阻滞剂的禁忌证,如窦缓、二度或三度房室传导阻滞、充血性心力衰竭、气管痉挛,应当考虑使用其他降低动脉压和 dp/dt 的药物,如钙通道阻滞剂。

当分离的内膜片损害一侧或双侧肾动脉时,可引起肾素大量释放,导致顽固性高血压。在这种情况下可静脉内注射血管紧张素转化酶(ACE)抑制剂。

如果患者血压正常而非高血压,可单独使用 β 受体阻滞剂降低 dp/dt,如果存在禁忌证,可选择使用非二氢吡啶类钙阻滞剂,如地尔硫䓬或维拉帕米。

如果可疑主动脉夹层的患者表现为严重低血压,提示可能存在心包填塞或主动脉破裂,应快速扩容。如果迫切需要升压药治疗顽固性低血压,可使用去甲肾上腺素。

治疗后一旦患者情况稳定,应立即进行诊断检查。如果病情不稳定,优先使用经食管超声心电图扫描(TEE),因为它能在急诊室或重症监护病房床边操作而不需停止监护和治疗。如果一个高度可疑夹层分离的患者病情变得极不稳定,很可能发生了主动脉破裂或心包填塞,患者应立即送往手术室而不是进行影像学诊断。在这种情况下可使用术中TEE确定诊断,同时指导手术修补。

2.心包填塞的处理

急性近端主动脉夹层经常伴有心包填塞,这是患者死亡的最常见原因之一。心包填塞往往是主动脉夹层患者低血压的常见原因。在这种情况下,在等待外科手术修补时通常应进行心包穿刺以稳定病情。

3.外科手术治疗

主动脉夹层的手术指征见表1-5。应该尽可能在患者就诊之初决定是否手术,因为这将帮助选择何种诊断检查方法。手术目的包括切除最严重的主动脉病变节段,切除内膜撕裂部分,通过缝合夹层分离动脉的近端和远端以闭塞假腔的入口。下列因素会增加患者的手术风险:高龄、伴随其他严重疾病(特别是肺气肿)、动脉瘤破裂、心包填塞、休克、心肌梗死、脑血管意外等。

表1-5　主动脉夹层外科手术和药物治疗的指征

手术指征	药物治疗指征
1.急性近端夹层分离	1.无并发症的远端夹层分离
2.急性远端夹层分离伴下列情况之一	2.稳定的孤立的主动脉弓夹层分离
·重要脏器进行性损害	3.稳定的慢性夹层分离
·主动脉破裂或接近破裂	
·主动脉瓣反流	
·夹层逆行进展至升主动脉	
·马凡综合征并发夹层分离	

4.血管内支架技术

使用血管内介入技术可治疗主动脉夹层的高危患者。例如,夹层分离累及肾动脉或内脏动脉时手术病死率超过50%,血管内支架置入可降低病死率。带膜支架植入血管隔绝术主要适用于Stanford B型夹层。

五、长期治疗和随访

主动脉夹层患者晚期并发症包括主动脉反流、夹层分离复发、动脉瘤形成或破裂。无论住院期间采用手术还是药物治疗,长期药物治疗以控制血压和dp/dt对所有主动脉夹层存活患者都适用。主动脉夹层患者随访评估包括反复认真的体格检查,定期胸片检查和一系列影像学检查包括TEE、CT扫描或MRI。患者刚出院的2年内危险性最高,后危险性逐步降低。因此,早期经常的随访十分重要。

第八节　高血压急症

高血压急症是指短时间内(数小时或数天)血压明显升高,舒张压＞16.0kPa(120mmHg)和(或)收缩压＞24.0kPa(180mmHg),伴有重要器官组织(如心脏、脑、肾、眼底、大动脉)的严重功能障碍或不可逆性损害。高血压急症可以发生在高血压患者,表现为高血压危象或高血压脑病;也可发生在其他许多疾病过程中,主要在心、脑血管病急性阶段,如脑出血、蛛网膜下隙出血、缺血性脑卒中、急性左侧心力衰竭伴肺水肿、不稳定型心绞痛、急性主动脉夹层和急、慢性肾衰竭等情况。

单纯的血压升高并不构成高血压急症,血压的高低也不代表患者的危重程度;是否出现靶器官损害及哪个靶器官受累不仅是高血压急症诊断的关键,也直接决定治疗方案的选择。及时正确处理高血压急症,可在短时间内使病情缓解,预防进行性或不可逆性靶器官损害,降低病死率。根据降压治疗的紧迫程度,高血压急症可分为紧急和次急两类。前者需要采用静脉途径给药在几分钟到 1 小时内迅速降低血压;后者需要在几小时到 24 小时内降低血压,可使用快速起效的口服降压药。

一、发病机制

长期高血压及伴随的危险因素引起小动脉中层平滑肌细胞增殖和纤维化,中动脉、大动脉粥样硬化,管壁增厚和管腔狭窄,导致重要靶器官,如心、脑、肾缺血。在此基础上或在其他许多疾病过程中,因紧张、疲劳、情绪激动、突然停服降压药、嗜铬细胞瘤阵发性高血压发作等诱因,小动脉发生强烈痉挛,血压急剧上升,使重要靶器官缺血加重而产生严重功能障碍或不可逆性损害;或由于过高的血压突破了脑血流自动调节范围,脑组织血流灌注过多引起脑水肿、脑功能障碍。

妊娠时子宫胎盘血流灌注减少,使前列腺素在子宫合成减少,从而促使肾素分泌增加,通过血管紧张素系统使血压升高。

二、临床表现

1.高血压脑病

常见于急性肾小球肾炎,也可见于其他原因高血压,但在醛固酮增多症和嗜铬细胞瘤者少见,常表现为剧烈头痛、烦躁、恶心、呕吐、抽搐、昏迷以及暂时局部神经体征。舒张压常≥18.7kPa(130mmHg),眼底几乎均能见到视网膜动脉强烈痉挛,脑脊液压力可高达 3.9kPa(400mmH$_2$O),蛋白增加。经有效地降压治疗,症状可迅速缓解,否则将导致不可逆脑损害。

2.急进型或恶性高血压

多见于中青年,血压显著升高,舒张压持续≥18.7kPa(130mmHg),并有头痛、视力减退、眼底出血、渗出和视盘水肿;肾损害突出,持续蛋白尿、血尿与管型尿;若不积极降压治疗,预后很差,常死于肾衰竭、脑卒中、心力衰竭。病理上以肾小球纤维样坏死为特征。

3.急性脑血管病

包括脑出血、脑血栓形成和蛛网膜下隙出血。

4. 慢性肾疾病合并严重高血压

原发性高血压可以导致肾小球硬化，肾功能损害，在各种原发或继发性肾实质疾病中，包括各种肾小球肾炎、糖尿病肾病、红斑狼疮肾炎、梗阻性肾病等，出现肾性高血压者可达80%～90%，是继发性高血压的主要原因。随着肾功能损害加重，高血压的出现率、严重程度和难治程度也会加重。

5. 急性左侧心力衰竭

高血压是急性心力衰竭最常见的原因之一。

6. 急性冠脉综合征（ACS）

血压升高引起内膜受损而诱发血栓形成致 ACS。

7. 主动脉夹层

主动脉内的血液经内膜撕裂口流入囊样变性的中层，形成血肿，随血流压力的驱动，逐渐在主动脉中层内扩展。临床特点为急性起病，突发剧烈胸、背部疼痛、休克和血肿压迫相应的主动脉分支血管时出现的脏器缺血症状。多见于中老年患者，约 3/4 的患者有高血压。超高速 CT 和 MRI 能明确诊断，必要时进行主动脉造影。一旦诊断明确，立即进行解除疼痛、降低血压、减慢心率的治疗。

8. 子痫

先兆子痫是指以下三项中有两项者：血压＞21.3/14.7kPa（160/110mmHg）；尿蛋白≥3g/24h；伴水肿、头痛、头晕、视物不清、恶心、呕吐等自觉症状。子痫指妊娠高血压综合征的孕产妇发生抽搐。辅助检查：血液浓缩、血黏度升高、重者肌酐升高、凝血机制异常，眼底可见视网膜痉挛、水肿、出血。

9. 嗜铬细胞瘤

可产生和释放大量去甲肾上腺素和肾上腺素，常见的肿瘤部位在肾上腺髓质，也可在其他具有嗜铬组织的部位，如主动脉分叉、胸腹部交感神经节等。临床表现为血压急剧升高，伴心动过速、头痛、苍白、大汗、麻木、手足发冷。发作持续数分钟至数小时。通过发作时尿儿茶酚胺代谢产物香草基杏仁酸（VMA）和血儿茶酚胺的测定可以确诊。

高血压次急症，也称高血压紧迫状态，指血压急剧升高而尚无靶器官损害。允许在数小时内将血压降低，不一定需要静脉用药，包括急进型或恶性高血压无心、肾和眼底损害，以及先兆子痫、围手术期高血压等。

三、诊断与评估

1. 诊断依据

（1）原发性高血压病史。

（2）血压突然急剧升高。

（3）伴有心功能不全、高血压脑病、肾功能不全、视盘水肿、渗出、出血等靶器官严重损害。

2. 评估

发生高血压急症的患者基础条件不同，临床表现形式各异，要决定合适的治疗方案，有必要早期对患者进行评估，做出危险分层，针对患者的具体情况制订个体化的血压控制目标和用药方案。

在病情诊断及评估中，简洁但完整的病史收集有助于了解高血压的持续时间和严重性、合并症情况及药物使用情况;需要明确患者是否有心血管、肾、神经系统疾病病史,检查是否有靶器官损害的相关征象;进行必要的辅助检查:血电解质、尿常规、ECG、检眼镜等。根据早期评估选择适当的急诊检查,如X线胸部平片、脑CT等。一旦发现患者有靶器官急性受损的迹象,就应该进行紧急治疗,绝不能一味等待检查结果。

四、治疗原则

1.迅速降低血压

选择适宜有效的降压药物静脉滴注,在监测下将血压迅速降至安全水平,以预防进行性或不可逆性靶器官损害,避免血压下降过快或过低,导致局部或全身灌注不足。

2.降压目标

高血压急症降压治疗的第一个目标是在30~60分钟将血压降到一个安全水平。由于患者基础血压水平各异,靶器官损害不一,这一安全水平必须根据患者的具体情况决定。指南建议如下。①1小时内使平均动脉血压迅速下降但不超过25%。一般掌握在近期血压升高值的2/3左右。但注意对于临床的一些特殊情况,如主动脉夹层和急性脑血管病患者等,血压控制另有要求。②在达到第一个目标后,应放慢降压速度,加用口服降压药,逐步减慢静脉给药的速度,逐渐将血压降低到第二个目标。在以后的2~6小时将血压降至21.3/13.3~14.7kPa(160/100~110mmHg),根据患者的具体病情适当调整。③如果这样的血压水平可耐受和临床情况稳定,在以后24~48小时逐步降低血压达到正常水平,即高血压急症血压控制的第三步。

五、常见高血压急症的急诊处理

(一)高血压脑病

高血压脑病临床处理的关键一方面要考虑将血压降低到目标范围内,另一方面要保证脑血流灌注,尽量减少颅内压的波动。脑动脉阻力在一定范围内直接随血压变化而变化,慢性高血压时,该设定点也相应升高,迅速、过度降低血压可能降低脑血流量,造成不利影响。因而降压治疗以静脉给药为主,1小时内将收缩压降低20%~25%,血压下降幅度不可超过50%,舒张压一般不低于14.7kPa(110mmHg)。在治疗时要同时兼顾减轻脑水肿、降颅压,避免使用降低脑血流量的药物。迅速降压药物过去首选硝普钠,起始量20μg/min,视血压和病情可逐渐增至200~300μg/min。但硝普钠可能引起颅内压增高,并影响脑血流灌注,可能产生蓄积中毒,在用药时需对患者进行密切监护。现多用尼卡地平、拉贝洛尔等,其中尼卡地平不仅能够安全平稳地控制血压,同时还能较好的保证脑部、心脏、肾等重要脏器的血供。尼卡地平急诊应用于高血压急症时,以静脉泵入为主,剂量为每分钟0.5~6μg/kg,起始量每分钟0.5μg/kg,达到目标血压后,根据血压调节点滴速度。拉贝洛尔50mg缓慢静脉注射,以后每隔15分钟重复注射,总剂量不超过300mg,或给初始量后以0.5~2mg/min的速度静脉点滴。对合并有冠心病、心功能不全者可选用硝酸甘油。颅压明显升高者应加用甘露醇、利尿药。一般禁用单纯受体阻断药、可乐定和甲基多巴等。二氮嗪可反射性地使心率增快,并可增加心搏量和升高血糖,故有冠心病、心绞痛、糖尿病者慎用。

(二)急性脑血管病

高血压患者在出现急性脑血管病时,脑部血流的调节机制进一步紊乱,特别是急性缺血性脑卒中患者,几乎完全依靠平均动脉血压的增高来维持脑组织的血液灌注。因而在严重高血压合并急性脑血管病的治疗中,需首先把握的一个原则就是"无害原则",避免血流灌注不足。急性卒中期间迅速降低血压的风险和好处并不清楚,因此一般不主张对急性脑卒中患者采用积极的降压治疗,在病情尚未稳定或改善的情况下,宜将血压控制在中等水平[约 21.3/13.3kPa(160/100mmHg)],血压下降不要超过 20%。治疗时避免使用减少脑血流灌注的药物,可选用尼卡地平、拉贝洛尔、卡托普利等。联合使用血管紧张素转换酶抑制药(ACEI)和噻嗪类利尿药有利于减少卒中发生率。

1. 脑梗死

许多脑梗死患者在发病早期,其血压均有不同程度的升高,且其升高的程度与脑梗死病灶大小及是否患有高血压有关。脑梗死早期的高血压处理取决于血压升高的程度及患者的整体情况和基础血压来定。如收缩压在 24.0~29.3kPa(180~220mmHg)或舒张压在 14.7~16.0kPa(110~120mmHg),一般不急于降压治疗,但应严密观察血压变化;如血压≥29.3/16.0kPa(220/120mmHg),或伴有心肌缺血、心衰、肾功能不全及主动脉夹层等,或考虑溶栓治疗的患者,则应给予降压治疗。根据患者的具体情况选择合适的药物及合适剂量。如尼卡地平 5mg/h 作为起始量静脉点滴,每 5 分钟增加 2.5mg/h 至满意效果,最大 15mg/h。拉贝洛尔 50mg 缓慢静脉注射,以后每隔 15 分钟重复注射,总剂量不超过 300mg,或给初始量后以0.5~2mg/min的速度静脉点滴。效果不满意者可谨慎使用硝普钠。β受体阻断药可使脑血流量降低,急性期不宜用。

2. 脑出血

脑出血时血压升高是颅内压增高情况下,保持正常脑血流的脑血管自动调节机制,脑出血患者合并严重高血压的治疗方案目前仍有争论,降压可能影响脑血流量,导致低灌注或脑梗死,但持续高血压可使脑水肿恶化。一般认为,在保持呼吸道通畅,纠正缺氧,降低颅内压后,如血压≥26.7/14.7kPa(200/110mmHg)时,才考虑在严密血压监测下使用经静脉降压药物进行治疗,使血压维持在略高于发病前水平或 24.0/14.0kPa(180/105mmHg)左右;当收缩压在 22.7~26.7kPa(170~200mmHg)或舒张压在 13.3~14.7kPa(100~110mmHg),暂不必使用降压药,先脱水降颅压,并严密观察血压情况,必要时再用降压药。可选择 ACEI、利尿药、β受体阻断药等。钙通道阻滞药能扩张脑血管、增加脑血流,但可能增高颅内压,应慎重使用。α受体阻断药往往出现明显的降压作用及明显的直立性低血压,应避免使用。在调整血压的同时,防止继续出血、保护脑组织、防治并发症,需要时采取手术治疗。

(三)急性冠脉综合征

急性冠脉综合征包括不稳定性心绞痛和心肌梗死,其治疗目标在于降低血压、减少心肌耗氧量,但不可影响到冠脉灌注压,从而减少冠脉血流量。血压控制的目标是使其收缩压下降 10%~15%。治疗时首选硝酸酯类药物,如硝酸甘油,开始时以 5~10μg/min 速率静脉滴注,逐渐增加剂量,每 5~10 分钟增加 5~10μg/min。早期联合使用其他降血压药物治疗,如β受体阻断药、ACEI、α₁ 受体阻断药,必要时还可配合使用利尿药和钙通道阻滞药。另外配合使用镇痛、镇静药等。特别是尼卡地平能增加冠状动脉血流、保护缺血心肌,静脉点滴能发挥降压和保护心脏的双重效果。拉贝洛尔能同时阻断 α₁ 和 β 受体,在降压的同时能减少心肌耗氧量,也可选用。心肌梗死后的患者可选用 ACEI、β受体阻断药和醛固酮拮抗药。此外,原发病的治疗如溶栓、抗凝、血管再通等也非常重要,对 ST 段抬高的患者溶栓前应将血压控制在 20.0/12.0kPa(150/90mmHg)以下。

(四)急性左侧心力衰竭

急性左侧心力衰竭主要是由收缩期高血压和缺血性心脏病导致的。严重高血压伴急性左侧心力衰竭治疗的主要手段是通过静脉用药,迅速降低心脏的前后负荷。在应用血管扩张药迅速降低血压的同时,配合使用强效利尿药,尽快缓解患者的缺氧和高度呼吸困难。就心脏功能而言,应力求将血压降到正常水平。血压被控制的同时,心力衰竭也常得到控制。血管扩张药可选用硝普钠、硝酸甘油、酚妥拉明等,广泛心肌缺血引起的急性左侧心力衰竭,首选硝酸甘油。在降压的同时以吗啡 3~5mg 静脉缓注,必要时每隔 15 分钟重复 1 次,共 2~3次,老年患者酌减剂量或改为肌内注射;呋塞米 20~40mg 静脉注射,2 分钟内推完,4 小时后可重复 1 次;并予吸氧、氨茶碱等。洋地黄仅在心脏扩大或心房颤动伴快速心室率时应用。

(五)急性主动脉夹层

3/4 的主动脉夹层患者有高血压,血压增高是病情进展的重要诱因。治疗目标为通过扩张血管、减缓心动过速、抑制心脏收缩、降低血压及左心室射血速度、降低血流对动脉的剪切力,从而阻止夹层血肿的扩展。主动脉夹层在升主动脉及有并发症者尽快手术治疗;主动脉夹层病变局限在降主动脉者应积极内科治疗。患者应绝对卧床休息,严密监测生命体征和血管受累征象,给予有效止痛、迅速降压、镇静和吸氧,忌用抗凝或溶栓治疗。疼痛剧烈患者立即静脉使用较大剂量的吗啡或哌替啶。不论患者有无收缩期高血压,都应首先静脉应用 β 受体阻断药来减弱心肌收缩力,减慢心率,降低左心室射血速度。如普萘洛尔 0.5mg 静脉注射,随后每 3~5 分钟注射 1~2mg,直至心率降至 60~70 次/分。心率控制后,如血压仍然很高,应加用血管扩张药。降压的原则是在保证脏器足够灌注的前提下,迅速将血压降低并维持在尽可能低的水平。一般要求在 30 分钟内将收缩降至 13.3kPa(100mmHg)左右。如果患者不能耐受或有心、脑、肾缺血情况,也应尽量将血压维持在 16.0/10.7kPa(120/80mmHg)以下。治疗首选硝普钠或尼卡地平静脉点滴。其他常用药物有乌拉地尔、艾司洛尔、拉贝洛尔等。必要时加用血管紧张素 Ⅱ 受体拮抗药、ACEI 或小剂量利尿药,但要注意 ACEI 类药物可引起刺激性咳嗽,可能加重病情。肼屈嗪(肼苯达嗪)和二氮嗪因有反射性增快心率,增加心输出量作用,不宜应用。主动脉大分支阻塞患者,因降压后使缺血加重,不宜采用降压治疗。

(六)子痫和先兆子痫

妊娠急诊患者的处理需非常小心,因为要同时顾及母亲和胎儿的安全。在加强母儿监测的同时,治疗时需把握三项原则:镇静防抽搐、止抽搐;积极降压;终止妊娠。①镇静防抽搐、止抽搐,常用药物为硫酸镁,肌内注射或静脉给药,用药时监测患者血压、尿量、腱反射、呼吸,避免发生中毒反应,镇静药可选用冬眠 1 号或地西泮。②积极降压,当血压升高>22.7/14.7kPa(170/110mmHg)时,宜静脉给予降压药物,控制血压,以防脑卒中及子痫发生。究竟血压应降至多少合适,目前尚无一致意见。注意避免血压下降过快、幅度过大,影响胎儿血供。保证分娩前舒张压在 12.0kPa(90mmHg)以上,否则会增加胎儿死亡风险。紧急降压时可静脉滴注尼卡地平、拉贝洛尔或肼屈嗪(肼苯达嗪)。尼卡地平是欧洲妊娠血压综合征治疗的首选药,它的胎盘转移率低,长时间使用对胎儿也无不良影响,能在有效降压的同时,延长妊娠,有利于改善胎儿结局,尤其适用于先兆子痫患者使用。另外,尼卡地平有针剂和口服两种剂型,适合孕产妇灵活应用。但应注意其可能抑制子宫收缩而影响分娩,在与硫酸镁合用时应小心产生协同作用。肼屈嗪(肼苯达嗪)常用剂量为 40mg 加于 5% 葡萄糖溶液 500mL

中静脉滴注,0.5～10mg/h。血压稳定后改为口服药物维持。ACEI、血管紧张素Ⅱ受体拮抗药可能对胎儿产生不利影响,禁用;利尿药可进一步减少血容量,加重胎儿缺氧,除非存在少尿情况,否则不宜使用利尿药;硝普钠可致胎儿氰化物中毒也为禁忌。③结合患者病情和产科情况,适时终止妊娠。

(七)特殊人群高血压急症的处理

1.老年性高血压急症

老年人患高血压比例较高,容易出现靶器官损害,甚至是多个靶器官损害,高血压急症的发展速度较快,危险度更高。降压治疗可减少老年患者的心脑血管病发病率及病死率。但是老年高血压患者血压波动大,控制效果差。另外,老年患者多有危险因素和复杂的基础疾病,因而在遵循一般处理原则的同时,需格外注意以下几点:①降压不要太快,尤其是对于体质较弱者;②脏器的低灌注对老年患者的危害更大,建议血压控制目标为收缩压降至 20.0kPa(150mmHg),如能耐受可进一步降低,舒张压若<9.3kPa(70mmHg)可能产生不利影响;③大多数患者的药物初始剂量宜降低,注意药物不良反应;④常需要两种或更多药物控制血压,由于尼卡地平具有脏器保护功能的优势,对于老年人高血压急症,建议优先使用;⑤注意原有的和药物治疗后出现的直立性低血压。

2.肾功能不全患者

治疗原则为在强效控制血压的同时,避免对肾功能的进一步损害,通常需要联合用药,根据患者的具体情况选择合适的降压药物。血压一般以降至 20.0～21.3/12.0～13.3kPa(150～160/90～100mmHg)为宜,第 1 小时使平均动脉压下降 10%,第 2 小时下降 10%～15%,在 12 小时内使平均动脉压下降约 25%。选用增加或不减少肾血流量的降压药,首选 ACEI 和血管紧张素Ⅱ受体拮抗药,常与钙通道阻滞药、小剂量利尿药、β 受体阻断药联合应用;避免使用有肾毒性的药物;经肾排泄或代谢的降压药,剂量应控制在常规用量的 1/3～1/2。病情稳定后建议长期联合使用降压药,将血压控制在<17.3/10.7kPa(130/80mmHg)。

六、常用于高血压急症的药物评价

高血压急症的降压治疗除了选择起效迅速、作用持续时间短、停药后作用消失较快、不良反应小的静脉用药外,为增强降压作用、减少不良反应、保护重要脏器血流,以及出于特殊人群的需要,常需联合使用口服降压药,并且在血压控制后逐步减少静脉用药,转而用口服降压药物长期维持治疗。选择药物时应充分权衡血压与组织灌注、心脏负荷、血管损害等的关系,合理控制降压的幅度与速度,考虑各种降压药物的作用和不良反应。

临床上用于降低血压的药物主要分为钙通道阻滞药、ACEI、血管紧张素Ⅱ受体拮抗药、α 受体阻断药、β 受体阻断药、利尿药及其他降压药 7 类,其中常用于高血压急症的静脉注射药物为:硝普钠、尼卡地平、乌拉地尔、二氮嗪、肼屈嗪(肼苯达嗪)、拉贝洛尔、艾司洛尔、酚妥拉明等。其他药物则根据患者的具体情况酌情配合使用,如紧急处理时可选用硝酸甘油、卡托普利等舌下含服;ACEI、血管紧张素Ⅱ受体拮抗药对肾功能不全的患者有很好的肾保护作用;α 受体阻断药可用于前列腺增生的患者;在预防卒中和改善左心室肥厚方面,血管紧张素Ⅱ受体拮抗药均优于 β 受体阻断药;心衰时需采用利尿药联合使用 ACEI、β 受体阻断药、血管紧张素Ⅱ受体拮抗药等药物。

1. 硝普钠

硝普钠能直接扩张动脉和静脉,降压作用迅速,停药后效果持续时间短,可用于各种高血压急症。但是快速降低血压的同时也带来一系列不良反应,从而使硝普钠在临床的应用具有一定的局限性。例如其控制血压呈剂量依赖性,同时还可以降低脑血流量,增加颅内压;对心肌供血的影响可引起冠脉缺血,增加急性心肌梗死早期的病死率。静脉滴注时需密切观察血压,以免过度降压,造成器官组织血流灌注不足。长期或大剂量应用时可导致血中氰化物蓄积中毒,引起急性精神病和甲状腺功能低下等。小儿、冠状动脉或脑血管供血不足、肝肾或甲状腺功能不全者禁用;代偿性高血压、动静脉并联、主动脉狭窄和孕妇禁用。高血压急症伴急性冠状动脉综合征、高血压脑病、急性脑血管病或严重肾功能不全者使用时应谨慎。

2. 尼卡地平

尼卡地平为二氢吡啶类钙通道阻滞药,是世界上第一个取得抗高血压适应证的钙通道阻滞药。尼卡地平主要扩张动脉,降低心脏后负荷,对椎动脉、冠状动脉、肾动脉和末梢小动脉的选择性远高于心肌,在降低血压的同时,能改善脑、心脏、肾的血流量,并对缺血心肌具有保护作用。另外,它还具有利尿作用,也不影响肺部的气体交换。基于以上机制,尼卡地平在治疗高血压急症时具有以下特点:降压作用起效迅速、效果显著、血压控制过程平稳、血压波动性小;能有效保护靶器官;不易引起血压的过度降低,用量调节简单、方便;不良反应少且症状轻微,停药后不易出现反跳,长期用药也不会产生耐药性,安全性很好。与硝普钠相比降压效果上近似,而其安全性及对靶器官的保护作用明显优于硝普钠,因而尼卡地平不仅是治疗高血压的一线药物,也是急诊科在处理大多数高血压急症的理想选择。

3. 乌拉地尔

选择性 α_1 受体阻断药,具有外周和中枢双重降压作用,起效快,效果显著,不影响心率,无反跳现象,对嗜铬细胞瘤引起的高血压危象有特效。暂不提倡与 ACEI 类药物合用;主动脉峡部狭窄、哺乳期妇女禁用;妊娠妇女仅在绝对必要的情况下方可使用;老年患者需慎用,初始剂量宜小,在脏器供血维持方面欠佳。

4. 拉贝洛尔

拉贝洛尔对 α_1 和 β 受体均有阻断作用,能减慢心率,减少心输出量,减小外周血管阻力,其降压作用温和,效果持续时间较长。特别适用于妊娠高血压。充血性心力衰竭、房室传导阻滞、心率过缓或心源性休克、肺气肿、支气管哮喘、脑出血禁用;肝、肾功能不全、甲状腺功能低下等慎用。

5. 艾司洛尔

选择性 β_1 受体阻断药,起效快,作用时间短。能减慢心率,减少心输出量,降低血压,特别是收缩压。支气管哮喘、严重慢性阻塞性肺病、窦性心动过缓、二至三度房室传导阻滞、难治性心功能不全、心源性休克及对本品过敏者禁用。

第九节　急性左心衰竭

一、病因及发病机制

急性心力衰竭是指由于某种原因使心肌收缩力急剧下降或心脏前、后负荷突然加重,而引起的心输出量急剧降低所致的临床综合征,急性左心衰竭以肺水肿为主要表现,个别表现为心源性晕厥、心源性休克或心脏停搏。

(一)病因

急性左心衰竭常见的病因有急性心肌炎,急性广泛性心肌梗死,急进型(恶性)高血压,高血压危象,严重的二尖瓣或主动脉瓣狭窄,感染性心内膜炎或外伤所致的乳头肌功能不全,腱索断裂,瓣膜穿孔,急性二尖瓣或主动脉瓣反流,左室流出道梗阻,左房内球瓣样血栓形成,左房黏液瘤二尖瓣口嵌顿,以及急性大量心包渗液所致急性心脏填塞。

急性左心衰竭往往在以上病因基础上,在以下诱因作用下发病,常见诱因有:劳累,情绪激动,感染,发热,快速或缓慢的心律失常,输液过多、过快等。

(二)发病机制

急性左心衰竭时心脏收缩力突然严重减弱,心输出量急剧减少或左室瓣膜性急性反流,左室舒张末压(LVEDP)迅速增高,与之相关的左房压和肺毛细血管压也相应地增高。一旦肺毛细血管压突然升高超过血浆胶体渗透压时,血清即渗入肺组织间隙,引起间质性肺水肿,如渗出速度大于淋巴回流速度,渗出液体迅速增多,则又可进一步从组织间隙通过肺泡上皮渗入肺泡,或进入终末小支气管后再到达肺泡,而引起肺泡性肺水肿。

二、临床表现

(一)病史与症状

有前述急性心源性肺水肿的病因和诱因病史,常表现为突发呼吸困难或呼吸困难加重,迫使患者端坐呼吸或前倾坐位呼吸,常呈喘息性,呼吸极度窘迫,可有三凹征和鼻翼煽动,患者往往焦虑不安、恐惧、大汗淋漓、面色苍白、口唇紫绀、肢端湿冷。急性间质性肺水肿以干咳为主,急性肺泡性肺水肿时可咯出或自口鼻涌出大量白色泡沫痰或粉红色泡沫痰。

(二)体征

双肺或双肺底布满大、中、小水泡音伴哮鸣音。心率加速,肺动脉瓣区第二心音亢进,心尖区可闻及第三心音奔马律或第四心音奔马律,原有心脏杂音常被响亮的哮鸣音遮掩而不以满意听诊。可触及交替脉,提示心肌受损严重。血压可增高,尤其原为高血压病者,偶可极度增高,以致与高血压危象很容易混淆。血压亦可降低,甚至发生心源性休克,常见于大面积急性心肌梗死和严重慢性心衰急性恶化。

(三)实验室检查

1.胸部 X 线检查

肺血增多,肺门影增宽,密度增大,界线模糊,出现 Kerley B 线为肺间质水肿所致,肺泡水肿表现为两肺门有呈放射状分布的大片云雾状阴影,典型者呈蝶翼状外延,可有心脏扩大等原有心脏病 X 线征象。

2.心电图检查

有助于判断急性肺水肿的原因,如可发现急性心肌梗死心电图改变等。

3.血气分析

可见动脉血氧分压降低,通气过度者可有动脉二氧化碳分压降低,pH 略升高(呼吸性碱中毒)。肺水肿严重者尤其应用较大剂量吗啡后可出现呼吸性酸中毒,pH 可降低。

4. 血流动力学测定

肺毛细血管楔嵌压（PCWP）升高，右房压正常或轻度升高，LVEDP 升高，CI 降低。

三、诊断及鉴别诊断

对急性左心衰竭的诊断和鉴别诊断重点在于及时鉴别和诊断急性肺水肿，急性肺水肿的诊断主要依据突然出现的呼吸困难、咯粉红色泡沫样痰、双肺满布湿啰音等临床症状及体征，结合 X 线检查及病因综合判断，典型者诊断并不困难，但对不典型者，特别是早期肺水肿容易误诊。

急性肺水肿需与伴有突然出现呼吸困难的疾病相鉴别，如支气管哮喘（见表 1-6）、气胸、急性肺源性心脏病、急性呼吸衰竭，也需与其他疾病引起的肺水肿相鉴别，如成人呼吸窘迫综合征、有害气体的吸入、中枢神经系统疾病等。另外，肾脏疾病（急性肾小球肾炎和慢性尿毒症）可出现肺水肿，肺水肿可由多因素所致，需与左心衰竭相鉴别。

表 1-6　急性左心衰竭与支气管哮喘的鉴别

鉴别点	急性左心衰竭	支气管哮喘
病史	有引起急性肺淤血的基础心脏病，如高血压性心脏病、心肌梗死、心肌炎、二尖瓣狭窄	有过敏史，常反复发作
症状	多见于中年以上，常在夜间发作，坐起后可减轻	多见于年轻人，任何时间可发作，以冬春季节较多
体征	血压增高，原发心脏病的体征，如二尖瓣或主动脉瓣的杂音，左室或左房增大，心尖区奔马律，肺部干、湿啰音	血压正常或略微升高，心脏正常，两肺哮鸣音
X 线	心影增大，肺淤血的表现	心影正常，两肺野可清晰或有肺气肿表现
对治疗的反应	快速利尿治疗后症状明显减轻	应用解痉平喘药后症状缓解

四、急救处理

（一）病因治疗

对急性左心衰竭患者在进行紧急对症处理的同时，必须对原发病因（基础心脏病）及诱因进行治疗，它直接关系到整个治疗的成败。如高血压性心脏病引起的急性左心衰并有严重高血压时，必须选择快速有效的降压药使血压恢复正常；快速型心律失常（如快速性房颤、室上性或室性心动过速）引起的急性左心衰竭纠正心律失常或控制心室率为治疗的关键；急性心肌梗死并发肺水肿时，除应用血管扩张剂、快速利尿治疗等药物治疗外，尽早行心肌再灌注治疗，如静脉溶栓，急诊行经皮冠状动脉腔内成形术及冠状动脉内支架置入术，以挽救濒死心肌；若肺水肿系室间隔穿孔、腱索或乳头肌断裂引起，应先用血管扩张剂等内科治疗，使病情稳定后 4～6 周再行外科手术治疗。

（二）基础治疗

1. 体位

使患者取坐位或半卧位，双腿下垂，减少静脉回心血量，有人统计双下肢下垂 20 分钟可减少回心血量 400mL 左右，必要时四肢轮流扎紧束脉带以减轻前负荷。

2. 吸氧

立即给予吸入湿化氧以改善缺氧状态，氧流量应逐渐增加，开始 2～3L/min，以后可增加至 5～6L/min，突然给予大流量高浓度吸氧易引起呼吸抑制，通常将患者的动脉血氧分压提高到 8.0～12.0kPa（60～90mmHg）即可。湿化瓶内可放入 20%～40%酒精，或加入二甲基硅油去泡剂，有去泡沫作用。在用去泡剂治疗的同时，应间歇使用吸引器吸出气道的分泌物，保持呼吸道通畅，有利于改善通气。

（三）药物治疗

1. 吗啡

吗啡是治疗急性心源性肺水肿最有效的制剂之一，主要机制：①增加容量血管容积，降低回心血量，减轻左房压；②降低呼吸频率，减轻呼吸窘迫；③镇静，减轻烦躁和恐惧，有利于降低氧耗量。

禁忌证：①慢性支气管炎及严重肺疾病，伴肺功能不全，肺心病；②颅内出血，肝衰竭及严重中枢神经系统疾病及意识不清时；③低血压慎用，休克禁用。

用法和用量：3～5mg 直接或稀释后缓慢静脉注射，若无效可间隔 15～20 分钟重复一次，用药过程中应严密观察呼吸，如出现呼吸抑制，可用纳洛酮 0.4mg 拮抗。

2. 快速利尿剂

静注利尿剂可迅速去除体内水分，减少循环血量及回心血量，减轻前负荷，减轻肺水肿，有人观察到单独使用呋塞米治疗左心衰竭时，在尚未出现大量利尿效果前，肺内啰音已减少，呼吸困难改善，认为呋塞米还具有扩张肺小动脉，降低肺动脉压的效果。呋塞米静脉注射初剂量为 20～40mg，如果患者既往为慢性心衰，可再给 40～120mg。在急性心肌梗死左心衰时应慎用，因此类心衰血容量增多不明显，以免引起低血压，且应防止过度利尿导致低血钾，血容量急剧降低也可引起休克。

3. 血管扩张剂

主要机制：①扩张容量血管，减少回心血量，使血液从肺循环转移向体循环，起到内放血作用，降低 PCWP；②扩张阻力血管，减轻后负荷，降低左室射血阻力，从而增加左室射血分数（EF）和心输出量，LVEDP 下降，PCWP 降低；③降低左室舒张末压，使室壁张力下降，舒张期心肌供血改善，有助于减轻心肌缺血；④扩张阻力血管，心脏做功减少，降低心肌耗氧量。

（1）硝酸甘油：主要扩张小静脉，减轻心脏前负荷。用法：10mg 溶于 250mL 液体中，在密切监测血压的情况下，从 10μg/min 开始，逐渐增加剂量（每 5 分钟增加 5μg/min），直到肺水肿缓解或已增大到 200μg/min，维持该剂量静滴，直至病情稳定再逐步减量。硝酸异山梨酯（消心痛），10mg 舌下含服，可 20 分钟重复一次，其效应可维持 9 小时。

（2）硝普钠：该药既扩张小动脉又扩张小静脉，因而可减轻心脏前、后负荷。对急性心肌梗死导致的急性肺水肿效果优于硝酸甘油，尤其适用于严重高血压性心脏病伴急性左心衰竭者。用法：以 25～50mg 溶于 500～1000mL 液体中，避光条件下，由 5～10μg/min 开始，在保持血压不低于 13.3kPa（100mmHg）的情况下，逐渐增加剂量（每 5～10 分钟增加 5μg/min），直至出现明显疗效或已达到 40～50μg/min，则维持该剂量持续静滴。使用硝普钠时应不宜过长，一般不超过 24 小时，以免氰化物蓄积。

（3）酚妥拉明：是一种 α 肾上腺素能受体阻滞剂，松弛血管平滑肌而有较强的扩血管作用，减轻心脏后负荷，又有轻微扩张静脉，减轻心脏前负荷作用，以上作用改善左室功能，增加心输出量，可降低毛细血管前、后括约肌张力，改善微循环，扩张支气管减轻呼吸道阻力，改善急性肺水肿时病理生理状态。

4. 洋地黄类正性肌力药

速效强心苷适用于左室负荷过重引起的急性肺水肿,如高血压性心脏病、风心病、二尖瓣关闭不全及主动脉瓣病变(关闭不全或狭窄),输血或补液过多过快引起的肺水肿。一般选用毛花苷 C(西地兰)或毒毛花苷 K 等快速制剂。毛花苷 C 适用于心室率快或伴快速型心房颤动等心律失常的肺水肿,如两周内未用过洋地黄,可给予毛花苷 C 0.4～0.8mg 加入 5％葡萄糖 20～40mL 内缓慢静脉注射(5 分钟以上),必要时在用药后 2 小时、4 小时再给予 0.1～0.2mg,总剂量不宜超过 1.2mg。如心率不快(<100 次/分)也可给予毒毛花苷 K,首剂 0.125～0.25mg,加入 5％葡萄糖液中缓慢静注 5～10 分钟,必要时可在数小时后再给 0.25mg,24 小时总量小于 0.75mg。若发病前 2 周曾用过洋地黄,强心苷宜从小量开始,以后视病情逐渐增加剂量,一般可在密切观察下先给毛花苷 C 0.2mg 或毒毛花苷 K 0.125mg,若无中毒症状可酌情在 2～4 小时后重复以上剂量。

在急性心肌梗死发生的 24 小时内一般主张尽可能不使用洋地黄制剂,因为此时期心肌对洋地黄非常敏感,容易激发心律失常,加剧心肌缺血、缺氧。但急性心肌梗死 24 小时内若合并快速心房颤动者,也需考虑应用。

5. β受体激动剂

常用者为多巴胺及多巴酚丁胺。多巴胺可兴奋 β_1、α_1 受体及多巴胺受体,不同剂量兴奋不同的受体而有不同的血流动力学效应。静脉滴速小于 $2\mu g/(kg \cdot min)$ 时主要兴奋多巴胺受体,$2\sim 5\mu g/(kg \cdot min)$ 时有明显的强心、利尿作用;而剂量大于 $5\mu g/(kg \cdot min)$ 时才对血管起收缩作用,使血压升高。

由于多巴胺和多巴酚丁胺对心肌收缩的增强作用较洋地黄弱,且又有扩血管作用,因此在急性心肌梗死并发急性左心衰竭时常作为首选药物。

多巴胺宜从 $0.5\sim 1.0\mu g/(kg \cdot min)$ 开始,逐渐增加剂量至心输出量及心排血指数增加,心功能改善为止,一般用 $2\sim 6\mu g/(kg \cdot min)$。多巴胺丁胺的常用剂量为 $2\sim 10\mu g/(kg \cdot min)$,最高可用至 $40\mu g/(kg \cdot min)$,因人而异。该药半衰期短,仅 $2\sim 3$ 分钟,静滴方便,易于调整剂量,它对外周血管的收缩及心率增快作用较多巴胺小,因而对于有低血压的心力衰竭患者宜选用有较强收缩血管作用的多巴胺,对伴有心率较快而血压正常的心力衰竭患者可选用多巴酚丁胺。需要指出的是,对重度左心衰竭(肺水肿时)多巴胺的强心作用所起到的效果很微弱,仍需考虑应用洋地黄制剂。

多巴胺禁忌证为有室性心律失常,高血压性心脏病并发的急性左心衰。

6. 氨茶碱

氨茶碱为磷酸二酯酶抑制剂,可解除支气管痉挛,减轻呼吸困难。0.25g 氨茶碱溶于 20～40mg 葡萄糖液中缓慢静脉注射,注意若注射过快可引起心动过速,心前区疼痛和低血压,甚至严重心律失常。急性心肌梗死者禁用,在难以鉴别心源性哮喘或支气管哮喘时是首选的治疗方法。

7. 糖皮质激素

糖皮质激素可降低周围血管阻力,减少回心血量和解除支气管痉挛,降低肺毛细血管壁通透性,减轻肺水肿。可用地塞米松 10～20mg 静脉注射。

(四)特殊治疗

对各种药物治疗无效的患者或伴有低血压及休克者可考虑实施机械辅助循环,常用的为经皮主动脉内气囊反搏术(IABP),从股动脉插入一特制的导管,顶端置于降主动脉的起始部位,此导管头部有 30mm 气囊,可注入 20~40mL 二氧化碳气体,将导管另一端连接于带气泵的机器上,该机器由心电图 R 波触发充气、放气。当心脏收缩时,气囊放气使射血流经主动脉,当心室舒张、主动脉瓣关闭时,气囊充气堵住血流,从而提高降主动脉上段的舒张压,增加冠状动脉灌流量,改善心肌供血。这种辅助循环装置既能使心肌得到较好的灌注,又能减轻后负荷,帮助患者渡过危机。

第十节　充血性心力衰竭

充血性心力衰竭亦称为慢性心衰或慢性心功能不全。它是指慢性原发性心肌病变和心室因长期压力或容量负荷过重,致心肌收缩力减弱,心室顺应性降低,导致心输出量降低。早期机体通过各种代偿机制,包括根据 Frank-Starling 定律的内在反射机制,即当心输出量减少导致心室舒张末期容量和室壁张力增加,心腔扩大时,使心肌细胞伸张增加,在适当范围内可使心肌收缩力增加;通过颈动脉窦及主动脉弓压力感受器,反射性地兴奋交感—肾上腺素系统的外在后备机制,提高心率和加强心肌收缩力;通过肾素—血管紧张素—醛固酮系统调整血容量及心肌细胞肥大、心腔扩大等一系列代偿机制,使心输出量尚能满足机体需要时称为代偿期。后期即使通过充分代偿机制也不能维持足够的输出量及神经体液激素过度激活、心脏重塑,使心功能进一步恶化,称为失代偿期。根据充血性心衰首先或主要发生在哪一侧心腔,可分为左心衰竭、右心衰竭和全心衰竭 3 种临床类型。

一、左心衰竭的诊断

左心衰竭是指左心不能将肺静脉回流血液充分排出,引起肺淤血和动脉系统缺血,重要脏器供血不足。左心衰竭可进一步分为左心房衰竭和左心室衰竭。前者常见病因有二尖瓣狭窄、左心房黏液瘤、左心房巨大血栓或赘生物阻塞二尖瓣口,导致左心室充盈受阻,左心房淤血、扩大,继而导致肺淤血;后者常见病因包括高血压、缺血性心脏病、心肌炎、心肌病、主动脉瓣狭窄和(或)关闭不全、二尖瓣关闭不全、克山病、急性肾小球肾炎及室间隔缺损、动脉导管未闭、主动脉缩窄等先天性心脏病。

(一)临床表现特点

1. 呼吸困难

是最主要的临床症状,根据病情轻重,由开始仅在剧烈运动或体力劳动后出现呼吸困难,直至轻微活动甚至休息时也感呼吸困难,当肺淤血和肺水肿严重时,可出现端坐呼吸或夜间阵发性呼吸困难等。此外,可伴有咳嗽、咯血、咯白色或粉红色泡沫样痰(急性肺水肿)、乏力、发绀、心悸等症状。严重者可出现潮式呼吸,是脑部严重缺血、缺氧所致。

2. 不同病因的心脏病尚有不同病史

可出现相应的特殊症状,如缺血性心脏病患者可有心绞痛、心肌梗死、乳头肌功能不全等表现;高血压患者有头晕、头痛,甚至脑血管意外的症状;二尖瓣狭窄者可有风湿热史和声音嘶哑;肥厚型心肌病者可有昏厥史等。

3. 左心室衰竭者常有心浊音界向左下扩大(左心室肥大)

心尖区呈抬举性搏动,心率加快,第一心音减弱,出现各种心律失常,心尖区可有收缩期吹风样杂音(左心室扩大,二尖瓣相对关闭不全),常有病理性第三心音、第四心音(奔马律),脉搏强弱交替(即交替脉)。此外,不同心脏病尚可出现相应体征,如主动脉瓣病变可在相应瓣膜区出现收缩期或舒张期杂音;室间隔缺损可在胸骨左缘第3、第4肋间出现3级以上收缩期杂音;二尖瓣关闭不全者在心尖区有3级以上收缩期反流性杂音等。肺底有小水泡音,可伴哮鸣音,约1/4患者有胸腔积液体征。左心房衰竭临床上以二尖瓣狭窄和左房黏液瘤最常见,除有肺水肿体征外,可有第一心音亢进,心尖区舒张期杂音,前者尚有二尖瓣开瓣音,后者可出现肿瘤扑落音。当肺动脉高压时,可出现肺动脉瓣第二音亢进和格雷厄姆·斯蒂尔(Graham Stell)杂音等体征。

(二)实验室及其他辅助检查特点

1.胸部 X 线检查

常有左心室和(或)左心房扩大,肺淤血或肺水肿征,出现 Kerley B 线(肺淋巴管扩张,肺小叶间隔变粗所致)。不同病因尚有相应 X 线表现,如主动脉瓣病变心脏常呈靴型心,主动脉增宽、伸长等;而二尖瓣狭窄常呈梨形心改变,食管吞钡常有左心房局限性压迹等。慢性左心衰竭患者尚可有胸腔积液 X 线征。

2.心电图检查

呈现左心房和(或)左心室肥大、ST-T 改变,V_1 导联 P 波终末电势负值增大$\leqslant -0.02$mm/s。此外,可出现各种心律失常图形,左心房明显扩大者,尤其是二尖瓣狭窄、扩大型心肌病,常出现心房颤动。

3.超声心动图

除可直接显示瓣膜病变、室间隔缺损和其他先天性畸形外,尚可检测心腔大小和室壁活动情况,并可作有关心功能检查,对确立左心衰竭的病因、衡量病变严重程度和估价心功能状况颇有帮助。

4.B 型利钠肽(BNP)检查

在急诊情况下结合临床评估应用,可有助于鉴别引起呼吸困难的原因是心力衰竭还是其他原因,应用这种方法可减少住院时间与治疗费用。

5.其他检查

在某些情况下,左心室功能不全程度尚可用左侧、右侧血流导向气囊导管(Swan-Ganz 导管)和心血管 X 线电影造影术等创伤性检查及放射性核素扫描、血池显像,收缩时间间期测定、超声多普勒彩色血流显像或频谱分析等无创性方法予以评价。常用指标有容积指数、心输出量、心排血指数、射血分数、肺毛细血管楔嵌压等。

二、右心衰竭的诊断

右心衰竭是指右心不能将静脉回流血液充分地排出,引起体静脉系统淤血和动脉系统供血不足。常继发于左心衰竭所致肺动脉高压,也可因肺源性心脏病、肺动脉栓塞、肺动脉瓣狭窄或关闭不全、原发性肺动脉高压症、房间隔缺损、法洛四联症、主动脉窦瘤破入右心、心肌炎、心肌病、甲状腺功能亢进性心脏病等疾病所致。

(一)临床表现特点

(1)常有尿少,夜尿增多,胃肠道淤血症状如恶心、呕吐、食欲缺乏等,也可出现心悸、气促、乏力等症状。

（2）体循环淤血征象，包括下垂性水肿、胸腔积液、腹腔积液、颈静脉怒张并搏动、肝颈静脉反流征阳性、发绀、腹胀、肝肿大，甚至出现黄疸、心源性肝硬化等。

（3）可有相应心脏病的有关体征，因右心衰竭多继发于左心衰竭基础上，故常有左、右心扩大，心前区抬举性搏动，肝有扩张性搏动，以及三尖瓣听诊区有收缩期杂音（三尖瓣相对性关闭不全）、右心室性和第三心音或奔马律。

（二）实验室及其他辅助检查特点

1. X 线检查

可有右心或左、右心扩大，上腔静脉和奇静脉扩张，可伴有双侧或单侧胸腔积液征。

2. 心电图

右心房、右心室肥大、ST-T 改变，电轴右偏等。

3. 超声心动图

常有右心房、右心室肥大，右心室流出道增宽，以及相应心脏病改变。

4. 其他

静脉压明显增高。重度右心衰竭时可有肝、肾功能异常。

三、全心衰竭的治疗

同时伴有肺循环和体循环淤血表现，其临床表现为左、右侧心力衰竭征象的综合，但可以某一侧心衰为主。不少右心衰竭是继发于左心衰竭，一旦出现右心衰竭后，肺淤血和左心衰竭的症状反而得以部分缓解。心衰的治疗应包括病因、诱因的防治和心衰本身的治疗两个方面，分述如下。

（一）病因的防治

病因的治疗应视为治疗心衰的基本措施。不少心脏病的病因是可以根治或控制的，因此必须认真对待，如多数先天性心脏病若能及时诊断，可以获得手术根治，若迟至发生不可逆性的血流动力学变化时，如原先左向右分流变为右向左分流，则往往会失去手术时机，心衰也难以纠治。先天性或获得性心瓣膜病变可通过介入性球囊导管扩张术、分离术、瓣膜修补成形术或人造瓣膜置换术，使患者心功能状态获得明显改善。脚气性心脏病、贫血性心脏病、甲状腺功能亢进性或甲状腺功能减退性心脏病，若能及时诊治，均可阻止心衰的发生，或使心衰明显好转或消失。高血压患者采用有效的降血压措施，可以有效地控制心衰。缺血性心脏病、心肌炎、心肌病等通过适当的内科治疗，也可使病情改善。因此，针对病因作相应治疗，在防治心衰方面具有重要的价值。

控制或消除心衰的诱因。患者心功能的恶化常常与某些诱因有关，控制或消除这些诱因常能使患者的心功能明显改善，起到事半功倍的作用。临床上心衰最常见诱因包括感染，特别是呼吸道感染、严重心律失常、过度疲劳、风湿活动、情绪激动或忧虑、过度劳累、肺栓塞、妊娠和分娩等，必须针对诱因进行相应治疗，如应用抗生素控制感染、应用抗心律失常药物或电治疗消除心律失常、应用激素或阿司匹林治疗风湿活动等。

（二）心力衰竭本身的治疗

包括减轻心脏负荷、提高心肌收缩力、改善心脏泵血功能等。减轻心脏负荷的措施有休息、镇静、限制水钠摄入，应用利尿剂和容量血管扩张剂以降低心脏前负荷，使用阻力血管扩张剂以降低心脏后负荷。提高心肌收缩力的措施主要是应用洋地黄类及其他正性肌力药物，改善心室重塑应使用β受体阻滞剂和血管紧张素转换酶抑制剂,现分述如下。

1. 休息

休息是减轻心脏负荷和能量消耗的重要措施之一,但休息的程度应根据心衰的轻重而定。心功能轻度降低者,可根据具体情况允许做一些轻度活动;而心功能 3~4 级者,则应卧床休息。急性左心衰竭者宜采取半坐卧位。但是长期卧床休息易发生静脉血栓、肢体废用性萎缩、食欲缺乏等症状。因此,待病情改善后应鼓励患者做轻度力所能及的活动,做到劳逸结合,这样有利于康复。必须指出,休息不仅仅局限于体力上的休息,也应包括脑力、精神上的休息,对于焦虑、烦躁不安、失眠的患者,可酌情应用镇静剂,如地西泮等,同时要做好耐心细致的思想工作,取得患者的配合,树立战胜疾病的坚强信心。

2. 限制水钠摄入

心衰患者的饮食宜清淡和少食多餐,食物应富含维生素和易于消化,并注意热量平衡。对于肥胖、冠心病患者宜低热量、低脂饮食,适当减轻体重。长期营养不良的慢性患者则要保证营养,提高体质。鉴于心衰的水肿与静脉及毛细血管淤血、细胞外液增加有关,而水肿的发生多继发于钠的潴留。因此适当限制钠的摄入对消除水肿有效。一般认为轻度心衰者每日氯化钠摄入应控制在 5g 以下,中度心衰者 2.5g,重度心衰者不超过 1.0g,而不加盐的正常人饮食中每日约含氯化钠 2~4g。因此,对于重度心衰或顽固性心衰者,必要时应采取戒盐饮食。但是长期的严格戒盐往往会影响患者的食欲,必须权衡利弊。近年来,由于各种利尿剂不断问世,目前过分严格地限制钠盐摄入已无必要,特别是大量利尿时,有时由于钠盐排泄过多会造成低钠血症,而血钠过低亦会影响利尿剂的疗效,应予注意。在限钠情况下,水分一般可不加限制,但重度心衰、明显水肿者,每日水分摄入应控制在 2000mL 左右。

3. 利尿剂的应用

经适当限制水钠摄入后仍有水肿者,可使用利尿剂,它可消肿、减少血容量和减轻心脏前负荷。此外,利尿剂也能降低血压而减轻心脏后负荷,从而增加心输出量,改善心功能。

(1)噻嗪类:大多数噻嗪类利尿剂口服后迅速吸收,口服 2 小时左右达血浓度高峰,作用持续 15 小时以上,多数以原形药从尿中排出,主要由近曲小管分泌。其作用部位是髓袢升支粗段的皮质部,抑制该段肾小管对氯化物、钠及水的重吸收,从而促进肾脏对氯化钠的排泄而产生利尿作用。同时由于转运到远曲小管的钠增加,遂与钾进行交换,促进了钾的分泌和丢失,故长期使用可引起低钠、低氯和低钾血症及碱血症。不良反应除可造成上述电解质紊乱外,尚可引起高尿酸血症,这是由于在近曲小管,噻嗪类可与尿酸竞争同一载体,干扰尿酸分泌,致血中尿酸浓度增高,也可使血糖升高,这是由于噻嗪类能抑制胰岛素的释放及葡萄糖的利用所致。为了减轻上述不良反应,服药期间要补充钾盐或潴钾利尿剂联用。合并糖尿病、痛风的患者应慎用。常用制剂有以下几种:

①氢氯噻嗪 25mg,每日 2~3 次;②苄氟噻嗪 5mg,每日 1~2 次;③环戊氯噻嗪 0.25mg,每日 2 次;④氯噻酮 50~100mg,每日 1 次。

噻嗪类属中效利尿剂,一般适用于轻、中度充血性心衰的治疗,对于急、重度心衰或顽固性心衰。则需与其他利尿剂合用或改用强利尿剂。长期服用时,使用最小维持量,必要时间歇服用,这样不仅利尿效果较好,而且可减少水、电解质紊乱。

(2)袢利尿剂:该类药物主要作用于髓袢升支的髓质部及皮质部,抑制其对钠、氯的再吸收,促进钠、氯、钾的排出,影响肾髓质高渗透压的形成,从而干扰尿的浓缩过程。此外,对近曲小管、肾小球滤过率也有作用。本类药物属强利尿剂,视病情可口服或注射,主要适用于急性心衰和重度充血性心衰的患者。常用制剂有以下几种。

①呋塞米:20～40mg,每日1～3次,口服后20～30分钟开始利尿,1～2小时达高峰,持续6～8小时;20～40mg,每日1～2次,肌内注射或静脉注射,注后2～5分钟开始利尿,30～90分钟达高峰,持续4～6小时;对于严重顽固性心衰、明显水肿者,有时可采用冲击剂量,每日用量可达400～600mg,分次静脉注射或静脉滴注,待利尿和心衰改善后减量,常能取得较好疗效;由于本药属强利尿剂,不良反应包括水、电解质紊乱,低血容量,低血钾、低血氯性碱中毒,长期应用可出现听力减退、高尿酸血症和胃肠道症状;为了避免不良反应,一般从小剂量开始,酌情加量,并适当补充钾盐或与潴钾利尿剂联用,以避免水、电解质紊乱。②依他尼酸:其作用机制与呋塞米相似,但毒副反应较大。一般剂量为25～50mg,每日1～2次,服后30分钟开始利尿,2小时达高峰,持续6～8小时;静脉注射25～50mg,注后2～10分钟开始利尿,1～2小时达作用高峰,持续2～3小时。③布美他尼:其作用与呋塞相似,1～2mg,每日1～2次,口服,服后30分钟开始利尿,1～1.5小时达高峰,持续5～6小时;0.5～2mg,每日1次,静脉注射,注后10分钟开始利尿,30分钟后达高峰,持续2小时。其利尿作用强度为呋塞米的20～25倍,不良反应较少,可引起水、电解质紊乱,偶可使血糖、血尿酸增高。④天尼酸:一般剂量为250～500mg,每日1～2次,口服1小时开始利尿,3～5小时达高峰,持续12～24小时。

(3)潴钾利尿剂(含醛固酮拮抗剂):主要作用于远曲小管的远端,有排钠、排氯的作用,对钾则相对潴留,单独应用时其利尿作用弱且起效慢,长期应用可导致血钾增高,临床上常与排钾利尿剂(如噻嗪类和袢利尿剂)联用,这样既可加强利尿作用,又可减轻电解质的紊乱。常用制剂有以下几种。

①螺内酯:尤其适用于继发性醛固酮增多性顽固性水肿。常用量为20～40mg,每日3～4次。不良反应少,偶有头痛、嗜睡现象,伴肾功能不全及高血钾者忌用。目前认为,本药除利尿作用外,尚能改善心脏重塑,尤其适用于心功能Ⅳ级患者。②氨苯蝶啶:50～100mg,每日3次,服后1小时开始利尿,4～6小时达高峰,持续12～16小时。目前认为,本药并非通过拮抗醛固酮起作用,而是作用于远曲小管和集合管,抑制钠的重吸收和钾的排泄,使尿中钠、氯排出增加而利尿,对K^+则有潴留作用。不良反应较少,偶有嗜睡及胃肠道相关症状。③阿米洛利(氨氯吡咪):其作用机制与氨苯蝶啶相似,一般剂量为5～10mg,每日1～2次。

(4)其他利尿剂如汞撒利,由于毒性大,现已少用;碳酸酐酶抑制剂如乙酰唑胺,因利尿作用弱且易产生耐受性,也很少应用。

4. 血管扩张剂的应用

20世纪70年代以来,各种新型正性肌力药物的问世,血管扩张剂的广泛使用,大幅提高了心衰的治疗效果,使不少以往认为是顽固性(难治性)心衰变为可治。血管扩张剂治疗心衰的机制或是降低外周血管阻力和心室排血阻力,减轻心脏的后负荷或是降低静脉张力,扩张容量血管使回心血量减少,从而降低心室舒张末期容量,减轻心脏的前负荷,减少心肌耗氧,改善心室功能。

血管扩张剂主要适用于心功能3～4级的慢性充血性心衰;对于瓣膜反流性心脏病(如二尖瓣、主动脉瓣关闭不全)、室间隔缺损等,可减少反流或分流,增加前向心输出量;但主动脉瓣关闭不全者不宜将血压尤其是舒张压过分降低,以免冠状动脉灌注减少,诱发或加重心绞痛及心肌缺血。对于二尖瓣和(或)主动脉瓣狭窄及左心室流出道梗阻患者,不宜应用动脉扩张剂,可用静脉扩张剂。此外,血容量不足、低血压和肾衰竭者不宜用血管扩张剂。目前认为,单纯血管扩张剂虽可改善临床症状,但长期使用并不能改善心衰的预后。根据血管扩张剂的作用部位和血流动力学反应不同,大致可分为 3 类。

(1)扩张静脉为主:代表药物为硝酸酯类,以硝酸甘油应用最广,视疾病情况采用皮肤、舌下、口服或静脉给药。对于急性心衰和危重患者通常选用静脉给药,一般患者可口服或舌下含服。业已证实,本类药物小剂量时主要扩张外周静脉,中等剂量能降低心室前负荷,较大剂量有扩张动脉作用。最理想的患者是经洋地黄和利尿剂治疗后,仍有呼吸困难和端坐呼吸,左室充盈压增高超过 2.7kPa(20mmHg),低心输出量和外周阻力增高的患者。对于左室充盈压<2.7kPa(20mmHg)的患者,因其可引起低血压和心动过速,不仅不能改善心衰,而且反而使心输出量减少,应予注意。一般开始剂量为 2～10μg/min,视病情可每隔 5～15 分钟递增 2～10μg/min。硝酸酯类不良反应有头胀、头痛、心动过速、面红、恶心等,偶有体位性低血压,适当减量或停药后多能消失。

(2)扩张小动脉为主:本类药物主要降低心脏后负荷,对于外周阻力增高为主、心输出量降低的心衰患者最为理想。常用药物包括肼屈嗪、乌拉地尔、血管紧张素转换酶抑制剂。肼屈嗪口服剂量为 25～50mg,每日 3 次,尤其适用于慢性心衰,若与硝酸酯类如硝酸异山梨酯联用,可获最大每搏量。但长期服用本药,可通过肾素—血管紧张素—醛固酮系统导致水钠潴留,可合用利尿剂来克服。此外,长期服用偶可引起红斑狼疮、类风湿关节炎和周围神经病等不良反应,停药后多能消失。

乌拉地尔具有外周和中枢阻断 α 受体的作用,适用于急性肺水肿及难治性心力衰竭,特别是左心衰竭伴外周阻力明显增高者,但急性肺水肿并非首选。静脉给药使用,开始用量为每分钟 6mg,维持量为每小时 120mg。

(3)动、静脉扩张剂:临床上主要使用的是硝普钠,急性肺水肿时硝普钠常为首选,本药需静脉给药,需避光使用,且应临时新鲜配制,并于 4～6 小时更换 1 次,开始量为 2～10μg/min,每 5～10 分钟增加 2～10μg,直至获效。使用过程中应密切注意血压、心率和全身情况,对血压偏低者可与多巴胺或多巴酚丁胺合用。不良反应有低血压、嗜睡、恶心、呕吐等。长期用药时,血中代谢产物硫氰化物浓度过高,可引起神经中毒的表现及甲状腺功能低下。选用血管扩张剂视病情而定,一般选用原则是:急性肺水肿为主,多选用硝普钠,其他则首选硝酸甘油。

5.增强心肌收缩力

正性肌力性药物大致分为两大类,即洋地黄和非洋地黄类正性肌力药物,现分述如下。

(1)洋地黄类正性肌力药物:以洋地黄为代表的强心苷,迄今仍是治疗心衰的主要正性肌力药物。目前认为洋地黄应用的目的在于改善收缩性心衰患者的临床状况,它没有明显降低心衰患者病死率的作用,因而不推荐应用于心功能Ⅰ级患者。它能直接增强心肌收缩力,对功能不全的心脏,心肌净耗氧量明显降低。此外,能减慢心率,减慢房室传导,缩短心肌细胞的复极过程,使周围血管收缩,抑制肾小管对钠的再吸收而产生直接利尿作用。

洋地黄的适应证:①充血性心衰,尤其心功能 3～4 级收缩性心衰;②心衰伴快速心房颤动(肥厚型心肌病或预激综合征所致者应属禁忌或慎用);③对于窦性心律的慢性心衰应先用利尿剂和血管扩张剂(包括血管紧张素转换酶抑制剂),只有在上述治疗无效,无低血钾情况下,给予洋地黄;④非洋地黄引起的心律失常,包括快速心室率性心房扑动或颤动、阵发性室上性心动过速（预激综合征所致者慎用）等；⑤曾有心衰史患者或疑有潜在心功能低下者，施行外科手术（包括心脏手术）、妊娠、分娩或并发其他严重疾病时，可预防性酌情应用洋地黄，以预防心衰发生。

下列情况不宜应用洋地黄：①预激综合征合并心房颤动，洋地黄可缩短旁路不应期而导致心室颤动；②二度及三度房室传导阻滞；③病态窦房结综合征（无起搏器保护者），特别是老年人；④单纯舒张功能不全性心衰，如肥厚型心肌病，尤其伴流出道梗阻者。对于急性心肌梗死早期（前 24 小时内）、心肌炎、肺源性心脏病、巨大心脏等情况下合并心衰，洋地黄应慎用，剂量宜小，并应密切观察和作相应治疗。对二尖瓣狭窄（心房颤动合并右心衰竭除外）除能减慢心率外，其他帮助不大。大量心包积液或缩窄性心包炎，洋地黄疗效欠佳。洋地黄中毒所致心肌收缩力减退或引起心律失常是洋地黄绝对禁忌证。此外，室性心动过速亦属洋地黄禁忌。

洋地黄类制剂及用法：根据给药后起效的快慢，大致可分为速效、中效和慢效 3 种制剂。常用速效制剂有毒毛花苷 K、毛花苷 C（西地兰）、羊角拗苷、铃兰毒苷、黄夹苷（强心灵）和冰凉花总苷（福寿草总苷）等，经静脉给药后多在 5～30 分钟内起效，主要用于急重心衰患者。中效制剂常用的有地高辛、甲基地高辛等，口服后 1～2 小时内起效，为临床上最常用制剂。慢效制剂常用的有洋地黄叶和洋地黄毒苷等。对于慢性心衰一般情况下可选用中效或慢效制剂，危重或急性心衰患者可选用速效制剂，待症状控制后，改用中效或慢效制剂维持。

洋地黄的毒副反应：洋地黄治疗量与中毒量仅相差 1.6 倍，两者十分接近，使用不当易发生中毒。常见的诱因包括：①电解质紊乱，特别是低血钾、低血镁和高钙血症；②甲状腺功能减退；③老年患者；④肾功能减退；⑤风湿活动、心肌炎等对洋地黄敏感性增加；⑥肺源性心脏病、严重缺氧、急性心肌梗死、心肌病、心脏极度扩大等对洋地黄的耐受性降低；⑦同时使用可提高洋地黄血浓度的药物等。

（2）非洋地黄类正性肌力药物：该类药物是近年来发展最为迅速的药物之一，临床上应用较广的包括 β 受体兴奋剂、双异吡啶类、咪唑类化合物等。

鉴于非洋地黄类正性肌力药物仅短期内改善血流动力学效应，长期应用时缺乏持续血流动力学效应，应用不当可诱发严重心律失常，甚至使病死率增加，因此仅适用于充血性心衰急性恶化时，或心衰经利尿剂、ACEI、地高辛和血管扩张剂联合治疗仍无效的患者。

6. 改善心肌代谢和供能

有部分学者认为，对于重症心衰患者虽可酌情应用能量合剂和营养心肌药物，如 ATP、辅酶 A、辅酶 Q_{10}、细胞色素 C 和 1,6-二磷酸果糖（FDP），但无明显疗效的循证医学证据。

7. 血管紧张素转化酶（ACE）抑制剂

ACE 抑制剂应从小剂量开始，并根据血压等情况逐渐增加剂量，同时监测血压和肾功能的变化。

8. β 受体阻滞剂

病情稳定后从小剂量开始使用。

9. 其他治疗措施

包括吸氧、支持疗法、对症治疗、加强护理等。

第十一节　扩张型心肌病

扩张型心肌病(dilated cardiomyopathy,DCM)主要特征是左心室或双心室扩大,心肌收缩期泵功能障碍而产生充血性心力衰竭,以往被称为充血型心肌病。患者常伴有心律失常,病死率较高,常见于中青年,男多于女(2.5∶1),近年住院患者数有明显增多趋势,发病率为5/10万～10/10万。

一、病因及发病机制

(一)病因

病因不完全清楚,除特发性、家族遗传性外,近年认为病毒感染是其重要原因,病毒对心肌的直接损伤,或体液、细胞免疫反应所致心肌炎可导致DCM。此外,围产期、酒精中毒、抗肿瘤药、代谢异常等多因素也可引起本病。

(二)病理解剖

病理解剖以心腔扩大为主,肉眼见心室扩张,室壁多变薄,心肌苍白而松弛,纤维瘢痕形成,且常有心内膜附壁血栓。瓣膜及冠状动脉多无病变。组织学改变为心肌细胞灶性坏死、变性、萎缩和间质纤维化,部分心肌细胞代偿性肥大。

(三)病理生理

1. DCM 的血流动力学改变

DCM者左和右心室损害程度不等,但以左心室受累者居多。早期在心室等容收缩期左心室内压力上升速度减慢,喷血速度也减慢。此时心搏量由加速心率代偿,心输出量尚可维持。此后左心室排空不尽,舒张末压增高,逐步发展为充血性心力衰竭。左心房和肺静脉压力升高,继而出现肺动脉高压,且也因肺小动脉病变和发生栓塞而加重,最后导致右心衰竭。因此晚期患者常有严重的双心室功能衰竭。DCM左右心室收缩和舒张功能均受损,但其心功能不全以收缩障碍为主。

2. 循环内分泌和心脏组织自分泌、旁分泌的激活

DCM 发展到充血性心力衰竭阶段时,神经内分泌包括交感神经系统(SNS)、肾素血管紧张素系统(RAS)和加压素常过度激活,从而促进心力衰竭恶化。内源性心房肽虽也有激活,但不足以抵消 SNS 和 RAS 的作用。在 DCM 初始的心肌损害后,循环内分泌迅速激活(SNS、RAS、加压素和心房肽),但当心血管取得代偿,循环内分泌即恢复正常,或仅有轻度升高,此时即进入适应性或代偿性阶段,直至最后发生显著的心力衰竭,即进入适应不良或失代偿性阶段,循环内分泌才又重新激活。目前认为,心肌和微血管内局部的自分泌和旁分泌较循环内分泌在 DCM 心力衰竭发展过程中起更为重要的作用。心脏组织自分泌和旁分泌的持续激活,将损伤心肌,进入适应不良阶段,而发生显著的心力衰竭,此时循环内分泌又重新激活,如此形成恶性循环。

3. 心室重构

DCM 原发性心肌损害引起的心室壁应力增加,可能是心室重构的始动机制,而各种促生长因子如血管紧张素Ⅱ、醛固酮、成纤维细胞生长因子、β型转化生长因子起了重要作用,其中

血管紧张素Ⅱ可能是一切生化反应的核心。在初始的心肌损伤作用下,胶原酶被激活,使胶原网支架遭到破坏,导致成纤维细胞合成新的胶原以加强支架,从而使细胞外基质-胶原网的量和组成发生新的变化,胶原总量尤其是机械性能较弱的Ⅲ型胶原含量增加,使心肌僵硬度增加,出现心肌收缩和舒张功能不全。心肌纤维的拉长,胶原支架的破坏及含量、成分变化所引起的心肌细胞滑行都可能参与了心室扩大的过程。

4. 心力衰竭时交感神经的激活与 β 受体的变化

有人发现 DCM 者心室 β 受体数量减低,且 DCM 者受体下调主要发生于 β_1 受体,DCM 发生充血性心力衰竭时,SNS 激活,血中去甲肾上腺素水平增高,且与心衰严重程度呈正相关。DCM 心衰患者长期暴露于高水平的 NE 可使细胞内钙超负荷而损伤心肌,而 NE 与 β_1 受体的亲和力较之比 β_2 受体大 10 倍。因此在重度心衰 NE 水平明显增高情况下,β_1 受体密度下调可维持心肌细胞活力,但对 cAMP 依赖性正性肌力药物的反应明显下降。

5. 能量来源、生成和利用障碍

正常心肌以脂肪酸为主要能源(大约占供能物资总量的 2/3)。DCM 伴严重心衰时由于心肌缺血缺氧,造成脂肪酸的氧化减慢,心肌能量来源不足,因而葡萄糖成为心肌的主要供能物质。但此时因心肌缺血缺氧,糖的无氧酵解加强,氧化不全使能量生成不足。且心衰时由于胰腺供血不足,胰岛素分泌减少,血糖也不易进入心肌细胞,使心肌供能物质进一步缺乏,能量生成明显减少。正常心肌氧化磷酸化过程中所产生的 ATP,在心肌兴奋—收缩偶联过程中受到肌球蛋白头部 ATP 酶的作用而水解,为心肌收缩提供能量。心衰时心肌收缩蛋白结构发生变化,球蛋白头部 ATP 酶活性降低,ATP 水解减少,因此能量利用发生障碍,使心肌收缩力减弱。

二、临床表现

1. 心脏扩大

心脏扩大可能是本病最早的表现。心脏多呈普遍性扩大,而在充血性心力衰竭控制后心脏可以缩小是其特征。由于心腔扩大,可形成相对性二尖瓣或三尖瓣关闭不全而出现收缩期杂音,此杂音在心功能改善后可减弱或消失。

2. 充血性心力衰竭

起病缓慢,最初表现为输出量减少所致的疲乏和虚弱;以后则以充血性心力衰竭为主要表现。临床有心悸、呼吸困难、颈静脉怒张、肝大、下肢水肿,血压常偏低而脉压变小;晚期出现充血性心力衰竭,可有胸腔积液和腹腔积液。听诊第一心音减低,常有第三、第四心音奔马律。

3. 心律失常

约半数患者以心律失常为早期表现。可出现各种类型的心律失常,室性早搏最为常见,房性、交界性早搏及各种传导阻滞、心动过速可发生。20% 病例有心房颤动,个别患者可因心室颤动而猝死。同一患者多种心律失常并存是其重要特征。

4. 栓塞症状

约 20% 患者由于心腔内附壁血栓脱落造成栓塞,临床有脑、心、肾、肺、肠系膜或肢体动脉的栓塞。

三、辅助检查

(一)胸部 X 线

心影多呈普遍性增大(球形心)。透视或计波摄影示心脏和大血管搏动减弱。肺淤血(轻),心脏扩大程度(重)不成比例。

(二)心电图

可见各种类型心律失常,如房性、室性早搏,房室、室内传导阻滞,心房颤动等。常有 ST-T 波异常,部分患者可见病理性 Q 波,后者可能与心肌灶性坏死纤维化有关,需与心肌梗死鉴别。

(三)心音图

可见第三心音和(或)第四心音及肺动脉瓣区第二心音增强,这些均为血流动力学改变的反映。有时可在心尖区或三尖瓣区记录到全收缩期杂音,是因为相应瓣膜环扩大而使相应二尖瓣或三尖瓣关闭不全所致,需与风湿性心脏瓣膜病鉴别。

(四)超声心动图

显示各心腔内径均增大而以左侧增大为著,左心室流出道也扩大,室间隔、左室后壁运动普遍减弱,提示心肌收缩力下降。M-超声心动图可见二尖瓣曲线活动幅度减低,呈钻石样改变;二维超声心动图显示大的左室心腔和小的二尖瓣开口是其特征;彩色多普勒超声可见收缩期二尖瓣和三尖瓣相对性关闭不全的血液反流。

(五)心导管检查和心血管造影

可见左室舒张末压、左心房压和肺毛细血管楔压增高,心搏量、心脏指数减低。心室造影可见左心室扩大,弥漫性室壁运动减弱,心室射血分数低下。冠状动脉造影多无异常。

(六)心内膜心肌活检

可见心肌细胞肥大、变性、间质纤维化等,虽缺乏特异性,但有时可用于病变程度及预后评价的参考。

(七)放射核素检查

^{99m}Tc-MIBI 心肌灌注显像呈弥漫性花斑样缺损区,无再分布现象;心血池扫描显示心腔增大,室壁搏动弱,射血分数低。

四、诊断与鉴别诊断

临床上有心脏扩大、心力衰竭及(或)心律失常、栓塞,而能除外风湿性、高血压性、冠状动脉性、肺源性及先天性等心脏病,且查不到其他病因者,可考虑为扩张型心肌病。如超声心动图证实各心腔扩大及室壁运动普遍减弱,则可确定诊断。

1.本病应与下列疾病鉴别

(1)风湿性心脏病:两者均可出现二尖瓣或三尖瓣收缩期杂音,但扩张型心肌病的杂音在心力衰竭控制后减弱或消失;而风湿性心脏病者杂音在心力衰竭控制后增强。超声心动图可显示风湿性瓣膜病变的特征。

(2)心包积液:两者 X 线均显示心影增大且搏动减弱。但心包积液时心尖搏动常不能明视或在心浊音界左外缘的内侧;而扩张型心肌病心尖搏动与心浊音界的左外缘相符。心包积液者无心脏杂音,超声心动图可显示心包腔内有液性暗区。

（3）冠心病：冠心病发病年龄多在 40 岁以后，常有冠心病易患因素或冠心病病史。超声心动图检查冠心病多为节段性室壁运动异常；而扩张型心肌病则呈弥漫性室壁运动减弱。冠状动脉造影可以证实诊断。

2.几种特殊病因的心肌病

（1）酒精性心肌病：酒精性心肌病对药物治疗的反应与特发性心肌病并无多大区别。乙醇成瘾是心肌病的重要危险因子，据报道在心肌病的构成比可高达 20%～39%。

酒精性心肌病的临床表现差异颇大。一般认为，在心力衰竭出现前患者一般至少有 10 年的大量饮酒史；男性对乙醇损害的易感性高于女性；如合并有吸烟、高血压、营养不良则可能加速心肌病的形成。器官对乙醇的易感性也存在差异，酒精性心肌病患者似乎不太容易形成肝硬化。

戒酒对酒精性心肌病患者的预后有好处。据一组 64 例患者的临床研究报道，近 1/3 病例停止过度饮酒随后 4 年的病死率仅 9%；而其他患者则高达 57%。

（2）糖尿病心肌病：本病应指发生在糖尿病患者的 DCM，患者一般无冠心病、心瓣膜病或其他心肌病危险因子。有研究发现，应用胰岛素治疗的糖尿病患者心力衰竭发生率比正常高出 2.4 倍；在特发性心肌病（IDCM）患者中糖尿病的发病率也较高。

糖尿病心肌病的临床表现与 IDCM 并无不同。多数可见心脏容积、左室充盈压、心室质量增高；心指数显著降低；左室收缩时间间期异常等。

合并糖尿病的 DCM 患者心脏的组织病理学改变与不合并糖尿病者相似。除心肌肥厚和间质纤维化外，间质内一种对高碘酸—雪夫（PAS）反应阳性物质增多。

（3）围产期心肌病：20 世纪 30 年代中期，不少作者详细报道了分娩后的妇女出现不明原因的心力衰竭。这一现象起初只是注意到分娩后的患者；实际上早至妊娠的中晚期，晚至分娩后数月均可发生，以分娩后占多数。

围产期心肌病的病因不明。由于在贫困妇女发生率较高，有人推测发病与妊娠期营养不良有关。其他可能的原因还包括妊娠毒血症，免疫因素如抗心肌抗体形成、遗传易感性、药物过敏等。部分病例心肌活检的结果发现心肌有慢性炎症的组织学证据，其确切临床意义尚不清楚。

五、治疗及预后

由于病因及发病机制尚不清楚，故很难有针对性的特效治疗，因此也无法建立一级预防。当 DCM 发展到失代偿期，治疗方案与充血性心力衰竭大致相同。心力衰竭的治疗目标不仅仅是改善症状、提高生活质量，更重要的是针对心肌重塑的机制，防止和延缓心肌重塑的发展，从而降低心力衰竭的病死率和住院率。

（一）一般治疗

1.去除诱发因素

避免劳累，预防呼吸道感染；治疗心律失常特别是心房颤动并快速心室律；纠正贫血、电解质紊乱；注意是否并发肺梗死等。

2.改善生活方式，降低新的心脏损害的危险性

如戒烟、戒酒，肥胖患者应减轻体重，控制高血压、高血脂、糖尿病。饮食宜低脂、低盐，重度心力衰竭患者应限制摄水量，每日称体重以早期发现液体潴留。鼓励心力衰竭患者作动态

运动,以避免去适应状态。重度心力衰竭患者,可在床边小坐,其他不同程度的心力衰竭患者,可每日多次步行,每次 3～5 分钟;心力衰竭稳定,心功能较好者,可在专业人员监护下进行症状限制性有氧运动,如步行,每周 3～5 次,每次 20～30 分钟。但避免作用力的等长运动。

3.关于心肌能量药物的应用问题

心肌能量药物如辅酶 Q_{10}、肌苷、1,6-二磷酸果糖或某些激素如生长激素等常用于心力衰竭的治疗。虽然这些药物常被称为是"天然"的,然而它们对心力衰竭的有效性和作用机制,短期和长期应用的安全性等均未经过验证,再者,这些制剂和已肯定的治疗心力衰竭有效药物之间是否有相互作用也不清楚。因此,不推荐应用营养制剂或激素治疗。

4.注意避免应用的药物

非甾类固醇消炎药物如吲哚美辛(消炎痛)、Ⅰ类抗心律失常药及大多数的钙拮抗剂均应避免应用。

(二)心力衰竭的药物治疗

其包括肯定为标准治疗的药物和目前尚未肯定为标准治疗的其他药物两部分。

1.肯定为标准治疗的药物

(1)利尿剂:所有心力衰竭患者,有液体潴留的证据或原先有过液体潴留者,均应给予利尿剂。NYHA 心功能Ⅰ级患者一般不需应用利尿剂。

应用利尿剂后心力衰竭症状得到控制,临床状态稳定,也不能将利尿剂作为单一治疗,一般应与 ACE 抑制剂和 β 受体阻滞剂联合应用。

氯噻嗪适用于轻度液体潴留、肾功能正常的心力衰竭患者,如有显著液体潴留,特别当有肾功能损害时,宜选用袢利尿剂如呋塞米。

利尿剂通常从小剂量开始(氢氯噻嗪 25mg/d,呋塞米 20mg/d)逐渐加量,氯噻嗪 100mg/d 已达最大效应,呋塞米剂量不受限制。

一旦病情控制(肺部罗音消失、水肿消退、体重稳定),即可以最小有效量长期维持,一般需无限期使用。在长期维持期间,仍应根据液体潴留情况随时调整剂量。每日体重的变化是最可靠的监测利尿剂效果和调整利尿剂剂量的指标。

利尿剂用量不当有可能改变其他治疗心力衰竭药物的疗效和不良反应。如利尿剂用量不足致液体潴留可减弱 ACE 抑制剂的疗效,增加 β 受体阻滞剂治疗的危险。反之,剂量过大引起血容量减少,可增加 ACE 抑制剂和血管扩张剂的低血压反应及 ACE 抑制剂和 Ang Ⅱ 受体阻滞剂出现肾功能不全的危险。

在应用利尿剂过程中,如出现低血压和氮质血症而患者已无液体潴留,则可能是利尿过量、血容量减少所致,应减少利尿剂剂量。如患者有持续液体潴留,则低血压和氮质血症很可能是心力衰竭恶化,终末器官灌注不足的表现,应继续利尿,并短期使用能增加肾灌注的药物如多巴胺或多巴酚丁胺。

出现利尿剂抵抗时(常伴有心力衰竭恶化),可用以下方法:①静脉给予利尿剂,如呋塞米持续静滴(1～5mg/d);②2 种或 2 种以上利尿剂联合应用;③应用增加肾血流的药物,如短期应用小剂量的多巴胺或多巴酚丁胺 2～5μg/(kg·min)。

(2)ACE 抑制剂:全部收缩性心力衰竭患者必须应用 ACE 抑制剂,包括无症状性心力衰竭,LVEF<45% 者,除非有禁忌证或不能耐受。

必须告知患者：①疗效在数周或数月后才出现，即使症状未见改善，仍可降低疾病进展的危险性；②不良反应可能早期就发生，但不妨碍长期应用。

ACE 抑制剂需无限期、终身应用。ACE 抑制剂一般与利尿剂合用，如无液体潴留时也可单独应用，一般不需补充钾盐。ACE 抑制剂亦可与 β 受体阻滞剂和（或）地高辛合用。

ACE 抑制剂禁忌证或须慎用的情况。对 ACE 抑制剂曾有致命性不良反应的患者，如曾有血管神经性水肿、无尿性肾衰竭或妊娠妇女，绝对禁用 ACE 抑制剂。以下情况须慎用：①双侧肾动脉狭窄；②血肌酐水平显著升高（>225.2μmol/L）；③高血钾症（>5.5mmol/L）；④低血压（收缩压<90mmHg）：低血压患者需经其他处理，待血液动力学稳定后再决定是否应用 ACE 抑制剂。

ACE 抑制剂的剂量：必须从极小剂量开始，如能耐受则每隔 3～7d 剂量加倍。滴定剂量及过程需个体化，起始治疗前需注意利尿剂已维持在最合适剂量。起始治疗后 1～2 周内应监测肾功能和血钾，以后定期复查。根据 ATLAS 临床试验结果，推荐应用大剂量。ACE 抑制剂的目标剂量或最大耐受量不根据患者治疗反应来决定，只要患者能耐受，可一直增加到最大耐受量，一旦达到最大耐受量后，即可长期维持应用。

（3）β 受体阻滞剂：所有慢性收缩性心力衰竭，NYHA 心功能 Ⅱ 级、Ⅲ 级患者，LVEF<40%，病情稳定者，均必须应用 β 受体阻滞剂，除非有禁忌证或不能耐受。

应告知患者：①症状改善常在治疗 2～3 个月后才出现，即使症状不改善，也能防止疾病的进展；②不良反应常发生在治疗早期，一般不妨碍长期用药。

β 受体阻滞剂不能应用于"抢救"急性心力衰竭患者，包括难治性心力衰竭需静脉给药者。NYHA 心功能 Ⅳ 级心力衰竭患者，需待病情稳定（4 天内未静脉用药；已无液体潴留并体重恒定）后，在严密监护下由专科医师指导应用。应在 ACE 抑制剂和利尿剂基础上加用 β 受体阻滞剂、地高辛。

β 受体阻滞剂的禁忌证：①支气管痉挛性疾病；②心动过缓（心率<60 次/分）；③二度及以上房室传导阻滞（除非已安装起搏器）；④有明显液体潴留，需大量利尿者，暂时不能应用。

β 受体阻滞剂的起始和维持治疗：起始治疗前患者已无明显液体潴留，体重恒定，利尿剂已维持在最合适剂量。β 受体阻滞剂必须从极小剂量开始（美托洛尔 12.5mg/d、比索洛尔 1.25mg/d、卡维地洛 3.125mg，2 次/天）。每 2～4 周剂量加倍。达最大耐用受量或目标剂量后长期维持，不按照患者的治疗反应来确定剂量。

β 受体阻滞剂应用时的监测。①低血压：特别是有 α 受体阻滞作用的制剂易于发生，一般在首剂或加量的 24～48 小时内发生，可将 ACE 抑制剂或扩血管剂减量或与 β 受体阻滞剂在每日不同时间应用，一般不将利尿剂减量。②液体潴留和心力衰竭恶化：常在起始治疗 3～5d 体重增加，如不处理，1～2 周后常致心力衰竭恶化，应告知患者每日称体重，如有增加，立即加大利尿剂用量。③心动过缓和房室阻滞：与 β 受体阻滞剂剂量大小成正比，如心率<55 次/分，或出现二、三度房室传导阻滞，应将 β 受体阻滞剂减量或停用。

（4）洋地黄制剂：地高辛应用的目的在于改善收缩性心力衰竭患者的临床状况，应与利尿剂、某种 ACE 抑制剂和 β 受体阻滞剂联合应用。地高辛也可用于伴有快速心室率的心房颤动患者，尽管 β 受体阻滞剂可能对运动时心室率增加的控制更为有效。

地高辛没有明显的降低心力衰竭患者病死率的作用,因而不主张早期应用。不推荐应用于 NYHA 心功能Ⅰ级患者。地高辛常用剂量 0.25mg/d。70 岁以上,肾功能减退者宜用 0.125mg,一日一次或隔日一次。虽然有学者主张应用地高辛血清浓度测定指导选择地高辛的合适剂量,但尚无证据支持这一观点。与传统观念相反,地高辛安全性、耐受性良好。不良反应主要见于大剂量时,但大剂量对治疗心力衰竭并不需要。长期应用地高辛,剂量在一般认可的治疗范围内,是否会产生不良的心血管作用,目前还不清楚。

2.其他药物

(1)醛固酮拮抗剂:对近期或目前为 NYHA 心功能Ⅳ级心力衰竭患者,可考虑应用小剂量的螺内酯 20mg/d。至于醛固酮拮抗剂在轻、中度心力衰竭的有效性和安全性尚有待确定。

(2)AngⅡ受体阻滞剂:ARB 治疗心力衰竭有效,但未证实相当于或是优于 ACE 抑制剂。未应用过 ACE 抑制剂和能耐受 ACE 抑制剂的患者不宜用 ARB 取代。可用于不能耐受 ACE 抑制剂的患者。ARB 与 ACE 抑制剂相同,也能引起低血压、高血钾及肾功能损害恶化。心力衰竭患者对 β 受体阻滞剂有禁忌证时,可 ARB 与 ACE 抑制剂合用。

(3)钙拮抗剂:由于缺乏钙拮抗剂治疗心力衰竭疗效的证据,该类药物不宜用于心力衰竭治疗。考虑用药的安全性,即使用于治疗心绞痛或高血压,在大多数的心力衰竭患者应避免使用大多数的钙拮抗剂。在现有供临床应用的钙拮抗剂中,只有氨氯地平和非洛地平有临床试验显示长期用药的安全性,氨氯地平对生存率无不利影响。

(4)环腺苷酸依赖性正性肌力药的静脉应用:

环腺苷酸(cAMP)依赖性正性肌力药包括:①β 肾上腺素能激动剂,如多巴酚丁胺;②磷酸二酯酶抑制剂,如米力农。这两种药物均通过提高细胞内 cAMP 水平而增加心肌收缩力,而且兼有外周血管扩张作用,短期应用均有良好的血液动力学效应。然而长期口服时,不仅不能改善症状或临床情况,反能增加病死率。

cAMP 正性肌力药的静脉应用:由于缺乏有效的证据,以及考虑到此类药物的毒性,不主张对慢性心力衰竭患者长期、间歇静脉滴注此类正性肌力药。对心脏移植前的终末期心力衰竭、心脏手术后心肌抑制所致的急性心力衰竭以及难治性心力衰竭可考虑短期支持应用 3～5 天。推荐剂量:多巴酚丁胺 $2\sim5\mu g/(kg \cdot min)$;米力农 $50\mu g/kg$ 负荷量,继以 $0.375\sim0.750\mu g/(kg \cdot min)$。

(三)心力衰竭伴心律失常的治疗

无症状性、非持续性室性和室上性心律失常不主张抗心律失常药物治疗。持续性室性心动过速、心室颤动、曾经猝死复苏或室上性心动过速伴快速心室率或血液动力学不稳定者,应予治疗,治疗原则与非心力衰竭者相同。

Ⅰ类抗心律失常药不宜用于心力衰竭患者,除非是短期应用于难治性、致死性室律失常。Ⅲ类抗心律失常药胺碘酮可抑制心律失常且不增加心力衰竭患者的死亡危险性,故优于Ⅰ类或其他Ⅲ类药物而推荐应用于心力衰竭患者并心律失常的治疗。胺碘酮对预防心力衰竭猝死或延长生存尚无确切有效的证据,且有一定的毒性,因而不推荐预防性应用,特别是已在应用 ACE 抑制剂和 β 受体阻滞剂的患者。

任何心力衰竭并心律失常患者,均应注意寻找和去除各种可能引起心律失常的原因,如心力衰竭未控制、心肌缺血以及低钾、低镁血症；药物的致心律失常作用，特别是各种正性肌力药和血管扩张剂。

(四)心力衰竭抗凝、抗血小板治疗

心力衰竭时，扩张且低动力的心腔，以及促凝因子活性的增高，可能有较高血栓栓塞事件的危险，临床研究提示心力衰竭时血栓栓塞事件的年发生率在 $1\%\sim3\%$。至今尚无心力衰竭患者中应用华法林或其他抗血栓药物对预防血栓栓塞事件的对照研究，几项回顾性的分析也未得到一致意见。

有关心力衰竭时的抗凝治疗可参照下列原则：①心力衰竭伴房颤及心力衰竭有血栓栓塞史的患者必须长期抗凝治疗，可常规方法口服华法林，调整剂量使国际标准化比值保持在2～3；②极低 LVEF 值、左室室壁瘤、显著心腔扩大、心腔内有血栓存在，这些指标在评估血栓栓塞危险中的意义尚未明确，也缺乏长期抗凝效果的评价，但有些医师对上述情况仍给予抗凝治疗以预防可能发生的血栓栓塞事件；③抗血小板治疗常用于心力衰竭以预防冠状动脉事件，对心力衰竭本身的适应证尚未建立。

(五)心力衰竭氧气治疗

慢性心力衰竭并非氧气治疗的适应证，重度心力衰竭患者，氧疗可能使血液动力学恶化，但对心力衰竭伴严重睡眠低氧血症患者，夜间给氧可减少潮式呼吸，减少低氧血症的发生。

(六)心力衰竭的起搏治疗

双心室起搏治疗充血性心力衰竭的适应证，由于多中心临床试验的结果已充分证明了双心室起搏治疗充血性心力衰竭的效果。2002 年 10 月，由美国 ACC、AHA 和 NASEPE 共同制订的心脏起搏器新的临床应用指南中，已正式将双心室起搏治疗充血性心力衰竭列入心脏起搏治疗适应证中。根据这个新的临床应用指南，双心室起搏治疗充血性心力衰竭适应证为：NYHA 分级Ⅲ或Ⅳ级，伴心室内传导阻滞，QRS 宽度≥130ms，LVEDD≥55mm，LVEF≤35%。双心室同步起搏为心力衰竭治疗展示了新的希望。随着研究的不断深入，起搏电极的不断改进，起搏治疗心力衰竭将会使更多的患者受益。但临床应用时需注意掌握好适应证。

(七)心脏移植

由于 DCM 患者比较年轻，没有其他系统疾病，故若能做心脏移植可延长生命，特别在应用环孢素抑制免疫排异反应提高成效后，心脏移植能使预后大为改观。但据目前国内实际情况，尚难以普遍开展此项治疗。

心力衰竭治疗建议概要：不同心功能分级心力衰竭患者的治疗。

NYHA 心功能Ⅰ级：控制危险因素；ACE 抑制剂。

NYHA 心功能Ⅱ级：ACE 抑制剂；利尿剂；β 受体阻滞剂；地高辛用或不用。

NYHA 心功能Ⅲ级：ACE 抑制剂；利尿剂；β 受体阻滞剂；地高辛。

NYHA 心功能Ⅳ级：ACE 抑制剂；利尿剂；地高辛；醛固酮受体拮抗剂；病情稳定者，谨慎应用 β 受体阻滞剂。

第十二节　先天性心脏病

左向右分流型先天性心脏病，也称"非紫绀型先天性心脏病"。其中，房间隔缺损、室间隔

缺损和动脉导管未闭是最常见的左向右分流型先天性心脏病,分别占先天性心脏病的 10%~20%,12%~20% 和 12%~15%。

一、房间隔缺损

(一)概述

房间隔缺损(ASD)从发生学上分为原发孔型和继发孔型两大类,原发孔型 ASD 属于心内膜垫缺损范畴。继发孔型 ASD 是由于继发房间隔发育不良或原发房间隔组织吸收过多,第二房间孔不能闭合所致。

ASD 虽然其分流量可达体循环的 50% 以上,但是由于右心房、右心室代偿性肥厚、扩张,其临床症状出现较晚并且较轻,表现为缓慢进展的心衰症状和肺动脉高压,部分患者甚至终身没有症状。ASD 一旦出现症状,即提示全心功能衰竭,最常见的是劳力性呼吸困难和心悸。死亡原因主要为肺循环高压、心功能衰竭和心律失常。

(二)诊断

1.症状与体征

多数患儿无症状,仅于查体时发现。典型的心脏杂音为:心底部(胸骨左缘第 2、3 肋间)柔和的喷射样收缩期杂音,伴第二心音固定性分裂,以及胸骨左缘吸气时舒张中期隆隆样杂音。

2.X 线检查

如左向右分流量大,则表现为肺血增多,心脏不同程度增大。

3.心电图

多见电轴右偏,不完全性右束支传导阻滞。

4.超声心动图

可显示房间隔连续中断,彩色多普勒可显示房水平的彩色分流束。

5.右心导管检查

对于合并明显肺动脉高压的患者,应行右心导管检查。以确切测定肺动脉压力及肺血管阻力,确定有无手术指征。

(三)治疗

1.手术指征

(1)1 岁以上患儿 ASD 自然闭合率很小,一经确诊均应考虑手术治疗。理想的手术年龄在 4~5 岁。

(2)成年患者有明确的左向右分流者,无论年龄大小都可行手术治疗,文献中有 60 岁以上房间隔缺损手术治疗的报道。

(3)安静时肺/体循环血流量之比小于 1.5;肺/体循环收缩压之比大于 0.8,有右向左分流,临床出现发绀的患者不宜行手术治疗。

2.手术概要

(1)体外循环下心内直视修补:一般采用胸部正中切口,也有采用右前外第 4 肋间、右胸骨旁或腋下切口。

1)ASD 缝合术:较小的中央型及下腔型 ASD、左室发育好的儿童患者,可采用此直接缝合术式。需注意的事项如下:①ASD 的上、下角应确切关闭,以免术后残余分流。上角不宜缝合过深,以免伤及位于右房壁上端深部的主动脉;②ASD缝合后不应有张力;③避免损伤冠状窦与三尖瓣环之间的Koch三角的心脏传导系统;④左房血液不要过分吸空(不停跳情况下),闭合ASD前应充分排出左心气体。

2)ASD补片修补术:适用于缺损较大,合并肺静脉畸形引流,左心发育偏小的病例,以及大部分成年患者。

补片修复利于减少术后心律失常的发生,远期再通率低。需注意的事项如下:①补片应稍小于ASD大小,起针时先用双头针无创伤线褥式缝合固定补片,然后可连续缝合;②对于合并肺静脉畸形引流的病例,有时需扩大ASD范围,用大补片修补,以免引起肺静脉回流障碍;③对于上腔型ASD,置上腔静脉阻断带时,位置应向上,以避免损伤异常的肺静脉;④下腔型ASD应仔细辨明房间隔下缘与下腔静脉瓣,一旦疏漏,便有可能造成术后残余漏或下腔静脉引流入左心房等严重后果;⑤修补时注意避免引起肺静脉回流受阻;⑥必要时还应注意右房切口上部延展扩大、横向缝合或加补片扩大,保证上腔静脉回流通畅;⑦左室发育差的患者,补片时应适当扩大左房容积。

3)疗效评价:ASD的手术效果良好,死亡率低于1%。术后症状消失,心功能明显改善。

(2)外科微创封堵:在气管插管全麻下,经右侧胸骨旁第3或第4肋间,于胸壁上做一切口,长2~5cm,进入右侧胸腔,挡开肺叶,打开并悬吊心包。静脉注射肝素0.5~1mg/kg,于右心房壁上用4-0 prolene双头针带垫片缝内外两个荷包,在荷包中心打孔,经食管超声引导,置入经肝素处理的封堵器及外鞘管并穿过ASD。先于左心房内释放左房伞,回拉左房伞使其与房间隔左房面紧密相贴,然后于右心房内打开右房伞,反复推拉封堵器使两个伞叶对合,紧附于ASD四周的房间隔组织上,闭合ASD。食管超声鉴定房水平无分流,二尖瓣及三尖瓣功能完好,封堵器打开的形状良好,则表明封堵成功,可撤除鞘管,结扎荷包,止血关胸,无须鱼精蛋白中和肝素,也无须安放引流管。

(3)导管介入治疗:在局麻下穿刺右股静脉放置7F鞘管后经静脉注射肝素100IU/kg。沿鞘管放入右心导管分别测量右房、右室及肺动脉压力,操纵右心导管使之通过ASD直接进入左上肺静脉,再沿导管送入加硬交换导丝,更换测量球囊并将其置于ASD处,注入稀释造影剂,使球囊出现压迹时记录稀释造影剂量,同时用食管超声观察ASD封堵情况,如封堵完全、无残余分流,则退出测量球囊,体外测量ASD大小,并按较ASD测量直径大4~6mm的原则选取Amplatzer封堵器,并固定在传送器上。沿导丝推送鞘管至左心房,再经传送鞘管将封堵器推送至鞘管顶端,并缓慢将左侧盘推出鞘管外,同时后拉传送器,使左侧盘与房间隔左房面紧密相贴,然后固定传送器而后撤鞘管,使右侧盘释放至鞘管外,可见左、右双盘固定在ASD两侧,心脏超声检查证实ASD封堵完全、无残余分流、不影响二尖瓣活动时,完全释放Amplatzer封堵器,拔出鞘管,加压包扎。

(4)外科微创封堵术和导管介入封堵术的比较。

1)导管介入封堵术。①适应证较窄,而且不适宜于3岁以下的儿童(因血管较细)。②操作技术难度大,导管行径长,可控性差,封堵伞往往与房间隔呈垂直位,位置摆放困难。因此不适用于较大的ASD,也不适用于边缘缺如的ASD。③在导管室进行,一旦出现血管、心脏破裂或封堵器脱落等紧急情况,处理起来非常困难。

2)外科微创封堵术。①利用短而直的输送系统取代了内科介入细长弯曲的鞘管,更有利于操控,从而提高了手术的精确性和安全性。②适应证较广,在治疗大型缺损或边缘缺如的缺损时,成功率更高。③在手术室进行,有利于突发情况的处理。并且如果放置失败,可回收封堵器,改用体外循环手术补救,使手术的安全性更有保障。④术中一般用肝素抗凝,0.5mg/kg,ACT 维持在 250～300 秒左右即可。如封堵操作时间超过半小时,则再追加一次肝素 0.5mg/kg。此外,封堵器及鞘管等在进入心脏之前,均用肝素水浸泡。操作结束后,充分止血,无须用鱼精蛋白中和肝素,也无须安置引流管,手术当天可不必再用任何抗凝药物。从术后第一天开始口服阿司匹林,每天 100mg,共服半年。

二、室间隔缺损

(一)定义及分类

1.定义

室间隔缺损(VSD)是由于先天性室间隔发育不全造成的左右心室之间的异常交通,产生心室水平左向右分流。长期的动力性肺高压可发展成为器质性肺高压,肺血管阻力升高,最终可导致艾森门格综合征。直径<5mm 的膜部 VSD 在 1 岁以内自然闭合率高达 30% 左右。在 1 岁以后自然闭合率逐年减低,5 岁以后基本无自然闭合。

2.根据其解剖部位分类

可分为单纯膜部、膜周部、肌部、圆锥部和嵴下部。

3.按其大小与主动脉的比例分大、中、小三型

(1)大型:VSD 口径与主动脉瓣口大小相当,较早出现肺动脉高压。

(2)中型:又称为限制型,VSD 口径为主动脉口的 1/3～2/3。

(3)小型:小于主动脉瓣口 1/3,右室收缩压无明显增高,肺/体循环比小于 1.75。

(二)诊断

1.症状

视其大小及部位而不同。小 VSD 可无症状,仅在查体时发现,大 VSD 出现症状早,婴儿期即可引起心力衰竭。

2.体征

典型的心脏杂音为肋骨左缘第 3、第 4 肋间收缩期杂音,第二心音分裂,当其变为单一时,常提示肺血管阻力升高。无肺动脉高压时,可有显著的第三心音及心尖部的舒张期隆隆样杂音,提示大量血液通过二尖瓣。

3.X 线

肺血多,心影增大并有肺动脉段凸出。

4.心电图

可以正常,随心室的分流量增加,表现为左心室肥厚和双心室肥厚。

5.超声心动图

为过隔血流和间隔回声中断,可明确显示 VSD 的大小及位置。

(三)治疗

1.手术指征

(1)VSD 大而且伴有顽固的充血性心力衰竭的婴幼儿,应尽早手术治疗。

（2）有大量左向右分流（肺/体循环比率大于 2：1）患儿，应在 2～3 岁时行手术治疗。

（3）2 岁左右的幼儿，无症状或症状轻，肺/体血流量在 2：1 左右，无肺动脉高压，可择期手术。手术年龄越小，手术风险相对越高。

（4）小的 VSD，无肺动脉高压，可暂时不予手术。若合并细菌性心内膜炎，在感染控制后仍未闭合者，即便是小 VSD，也应手术治疗。

（5）成人 VSD，合并肺动脉高压，肺血管阻力升高，如果肺/体分流率大于 1.5，仍有手术机会。

（6）明显的肺动脉高压表现，临床出现发绀、缺氧，心导管检查示全肺阻力大于 10 个 Wood 单位/m²，肺/体循环阻力比值大于 0.75，肺/体血流量比率小于 1.3，均不宜手术。肺活检显示肺小动脉内膜增生，广泛纤维化，管腔变细甚至闭塞，出现血管丛样表现或发生坏死性动脉炎。

2. 手术概要

（1）体外循环下心内直视修补术：适用于各种类型的 VSD。手术于低温体外循环下施行。手术切口以右房为多，嵴上、嵴内缺损以右室流出道切口暴露较好，干下缺损以肺动脉切口较好，肌部缺损依其部位可行肺动脉或右室甚至左室切口。因此，在术中暴露心脏后，建立体外循环前，心表震颤部位的探查十分重要。另外防止传导束损伤和避免缝及主动脉瓣是手术安全操作的基本要求。对于不同部位的缺损，手术要点各有不同。

1）膜周部 VSD：小的膜部 VSD，四周为纤维边缘，可直接缝合，但大多数膜周部 VSD 需补片修补。膜周部 VSD 与传导束关系密切，缝合时应避免损伤。于 VSD 的后下缘进针时，缝线应在右室侧浅缝，不能穿透室间隔，且远离 VSD 边缘 2～3mm；另外缝线不能直接穿越三尖瓣隔瓣下的缺损边缘，而应将缝线置于瓣根部距离瓣环 1～2mm 处；缺损后下缘转移针及超越缝合是常用躲避传导束的缝补方法。

2）嵴下型 VSD：修补时除应注意避开传导束外，还应避免损伤主动脉瓣叶。

3）嵴内型 VSD：边缘都为肌肉组织，远离传导束，缝合修补时较为安全。

4）干下型 VSD：准确分辨肺动脉瓣的附着部为手术要点。有时主动脉和肺动脉两组动脉瓣之间借一纤维嵴分隔，然而大多数情况下，两组动脉瓣直接相连。所以补片必须置于肺动脉瓣兜的基底部，如缝线置于主动脉瓣环会导致术后主动脉瓣关闭不全。可用双头针带小垫片，由肺动脉窦内部缝合起针，然后主动脉灌注确认主动脉瓣功能，继而缺损其余部分可间断或连续缝合。

5）肌部 VSD：修补此类缺损时，应首先通过右房切口探查缺损的确切位置。经左室切口修补时，应注意避免损伤冠状动脉及二尖瓣前乳头肌。注意缺损修补缝合应确切，防止术后残余分流。初期经验不足的术者建议首先采用间断褥式缝合方法进行 VSD 的补片修补，这样有利于对 VSD 不同的病理类型的认识，也有确实的修补效果，熟练后再采用连续缝合方法。出现Ⅲ度房室传导阻滞或主动脉瓣反流时，应立即拆除缝线，重新修补。

室间隔缺损修补术死亡率小于 1%，高危患者手术死亡率可达 1%～7%。术后完全性房室传导阻滞发生率为 1%～2%。术后残余分流发生率约 5%，对于残余分流患者如 Qp/Qs 大于 1.5，应考虑再次手术。

（2）外科微创封堵术：适用于膜部室缺和肌部室缺。在气管插管全麻下，取胸骨下段小切口，长约 5cm，逐层切开，锯开下段胸骨，暴露心包，打开并悬吊心包。静脉注射肝素 0.5～1mg/kg，于右心室前壁上震颤最明显处，用 4-0 prolene 双头针带垫片缝内外两个荷包，在荷包中心穿刺，经食管超声引导，置入导丝，顺导丝送入经肝素处理的封堵器及外鞘管并穿过 VSD。先于左心室内释放左侧伞，回拉左侧伞使其与室间隔左室面紧密相贴，然后于右心室内打开右侧伞，反复推拉封堵器使两个伞叶对合，紧附于 VSD 四周的室间隔组织上，闭合 VSD。食管超声鉴定室水平无分流，二尖瓣及三尖瓣功能完好，封堵器打开的形状良好，则表明封堵成功，可撤除鞘管，结扎荷包，止血关胸，无须鱼精蛋白中和肝素，也无须安放引流管。

（3）导管介入封堵术。

1）膜部室间隔缺损封堵方法。①建立动静脉轨线：通常应用右冠状动脉或眼镜蛇导管经股动脉、主动脉至左室，经探查后导管头端经 VSD 入右室，然后将 0.035in（1in 约为 2.54cm）的软头长交换导丝经导管插入右室并推送至肺动脉或上腔静脉，然后由股静脉经端孔导管插入圈套器，套住肺动脉或上腔静脉的导丝，由股静脉拉出，以建立股静脉—右房—右室—左室—股动脉轨线。②由股静脉端沿轨线插入合适的长鞘至右房与右冠导管相接（接吻式导管技术），将整个递送系统一起沿导丝插至主动脉弓部，后撤长鞘内扩张管，然后缓缓回撤输送长鞘至左室流出道，由动脉端推送交换导丝及右冠导管，达左室尖端，此时置左室内的长鞘头端则顺势指向心尖，动脉端换猪尾巴导管，插至左室，撤去交换导丝。③堵塞装置安放：通常选择大于室缺 1～2mm 的堵塞器连接输送导丝和递送导管，通过递送导管头端与堵塞器的固定装置，使堵塞器维持在不对称位。然后经长鞘插入输送系统将堵塞器送达长鞘末端，在 TEE/TTE 导引下结合 X 线透视，回撤长鞘使左盘释放并与室隔相贴，确定位置良好后，保持递送导管极小张力，堵塞器腰部嵌入 VSD，后撤长鞘，释放右盘，在 TEE/TTE 监视下观察堵塞器位置、有无分流和瓣膜反流，随后作左室造影确认位置是否恰当及分流情况。④释放堵塞器：在 X 线及超声检查位置满意后即可释放堵塞器，撤去长鞘及导管后压迫止血。

2）肌部室间隔缺损封堵方法。①建立经室缺的动静脉轨线：由于肌部室缺位于室间隔中部或接近心尖，在技术上和膜部室缺封堵术不尽相同，通常建立左股动脉—主动脉—左室—右室—右颈静脉（或右股静脉）的轨线。②堵塞装置的安放。顺向途径：长鞘经颈静脉插入右室，经 VSD 达左室安置堵塞装置；逆向途径：当肌部 VSD 接近心尖，右室面肌小梁多或右室面缺损较小难以顺向途径插入。

微创封堵和导管介入封堵在选择患者时，均不要选择 16mm 以上的 VSD，因为太大的 VSD 封堵器可导致Ⅲ度房室传导阻滞或主动脉瓣反流，造成严重后果。

三、动脉导管未闭

（一）定义及分类

1. 定义

动脉导管未闭（PDA）为位于左肺动脉起始部与左锁骨下动脉以远的降主动脉之间的动脉交通，一般在出生后 2～3 周内闭合，也有 12％的婴儿 8 周后仍未关闭，但大部分于 1 年以内闭合。仅有约 1％的婴儿存在永久性动脉导管，早产儿动脉导管闭合延迟。自然死亡率在

2～19 岁约为 0.49％,30 岁以上每年约为 1.8％,死亡原因主要有细菌性心内膜炎、肺循环高压和充血性心衰。

2.分类

根据 PDA 的形态可分为管型、漏斗型、窗型和动脉瘤型。其中以管型最多见,达 80％以上。

(二)诊断

连续性机械样杂音,位于胸骨左缘第二肋间。胸部 X 线示肺血多,肺动脉段凸出。超声心动图检查可确诊。合并有肺动脉高压者应做右心导管检查以了解肺血管阻力状况。

(三)治疗

1.手术指征

(1)PDA 一经确诊,在无严重肺循环高压产生右向左为主分流的情况下均应手术治疗。

(2)早产患儿可试用保守治疗,前列腺素抑制剂如阿司匹林、硝酸异山梨酯等对早产儿有效,可促进动脉导管闭合。

(3)出现充血性心力衰竭的患儿应尽早手术治疗。

(4)合并细菌性心内膜炎的患儿应首先控制感染,感染不能控制或有假性动脉瘤形成时,应及时手术。

2.手术概要

PDA 是先天性心脏病中手术疗效最好的病种之一,手术死亡率低于 1％。

(1)传统的外科手术。

1)PDA 结扎术:多适用于儿童,其手术方法简便、创伤小、经济,但如出现大出血常会导致严重后果。一般管型 PDA,直径小于 10mm,采取此术式。手术多采用左后外侧切口,目前也有采用左腋下切口。打开纵隔胸膜后即可探查到动脉导管。采用三根线结扎,于导管的主、肺动脉端结扎线之间做缝合结扎。①导管组织脆弱,分离时应小心,只有动脉导管上下方分离足够深时才可试图分离其下面。②不宜选择过细的结扎线,以免切割导管引起致命的出血。结扎时先行结扎动脉导管的主动脉端,另外可先置一小涤纶卷后再行结扎,以防止丝线切割血管。③避免损伤喉返神经和胸导管。④结扎前应有如下准备:组织足够的血源;选择好血管钳,以备万一出血时用;肯定有效的吸引装置;适当降低血压,以减低动脉导管的张力。⑤在游离动脉导管过程中一旦出血,应首先压迫止血,并且果断建立左心耳或肺动脉与降主动脉之间的体外循环,然后阻断局部血管进行相应处理。

2)肺动脉内直视修补术:对于粗大动脉导管、成年患者、再通动脉导管、合并细菌性心内膜炎或假性动脉瘤以及合并其他畸形的 PDA 患者宜采用此术式。手术方法相对复杂,经济投入增加,但手术安全性明显提高。采取正中切口,于低温、低流量体外循环下手术。心脏停搏、降温并减低流量后,纵行切开肺动脉,暴露动脉导管口。大部分动脉导管可用双头针带小垫片直接缝合。粗大动脉导管,成人动脉导管伴有钙化或再通动脉导管,可采用补片修补。

需注意的事项如下。①心脏停搏前要先行主肺动脉切开,堵住动脉导管口,以防灌注肺。②降温至鼻温 20～25℃,体外循环流量减至 0.5L/(min·m²),保证术野清晰。③吸引器头不要置于动脉导管口,以防止主动脉进气,同时注意采取头低位。

(2)外科微创封堵术:在气管插管全麻下,经左侧胸骨旁第二肋间,于胸壁上做一切口,长2~5cm,进入左侧胸腔,挡开肺叶,打开并悬吊心包。静脉注射肝素 0.5~1mg/kg,于主肺动脉前壁上用 4-0 prolene 双头针带垫片缝内外两个荷包,在荷包中心打孔,经食管超声引导,置入经肝素处理的封堵器及外鞘管并穿过 PDA。先于降主动脉内释放左侧伞,回拉左侧伞使其与降主动脉壁紧密相贴,然后于 PDA 内打开右侧伞,反复推拉封堵器使其塑形,紧附于PDA 内和降主动脉壁上,闭合 PDA。食管超声鉴定大动脉水平无分流,封堵器打开的形状良好,则表明封堵成功,可撤除鞘管,结扎荷包,止血关胸,无须鱼精蛋白中和肝素,也无须安放引流管。

(3)导管介入封堵术:在局麻或静脉注射盐酸氯胺酮下行常规右心导管检查,经右股动脉送入 5F 导管,行主动脉弓降部侧位造影,确定 PDA 的位置、形态及大小。将输送导管自主肺动脉侧经 PDA 送入降主动脉。选择比所测 PDA 最窄直径大 3~4mm 的蘑菇单盘封堵器,安装于输送导丝的顶端,透视下经输送鞘管将封堵器送至降主动脉。封堵器单盘完全张开后,再将输送鞘管及输送导丝一并回撤至 PDA 的肺动脉侧,使"腰部"完全卡于 PDA 内。10 分钟后重复主动脉弓降部造影,证实封堵器形状、位置满意,无或微量残余分流时,操纵旋转柄将封堵器释放,行升降主动脉和左肺动脉测压后撤出导管,压迫止血。

四、主动脉窦瘤破裂

(一)概述

主动脉窦畸形可以是先天性或后天获得性。先天性主动脉窦瘤破裂约占先天性心脏病的 0.31%~3.56%,常局限于一个窦,以右窦为多见,由主动脉窦局限性瘤样膨出而形成。

基本病变为紧靠瓣环上的主动脉窦壁变薄膨起扩大,可能是由于缺乏正常弹力组织和肌层所致,最终瘤壁会破裂入心腔产生临床症状。瘤壁破裂 80% 的患者在 20~40 岁,多数破入右室(56.6%~84.2%),其次是右房(13.3%~35%),也有少数破入心包腔、心室间隔及肺动脉。

(二)诊断

1.查体

常于查体或因合并细菌性心内膜炎或由于窦瘤产生压迫症状时,获得主动脉窦瘤诊断。但大多数患者是在 30~40 岁,窦瘤破裂后才被发现,此时于胸骨左缘可闻及连续性杂音,常伴有急性充血性心力衰竭。个别患者由于窦瘤破入室间隔,故Ⅲ度房室传导阻滞常是这些患者的主要就诊原因。

2.超声心动图

可明确显示扩大的主动脉窦,测量出主动脉窦的大小。若窦瘤破裂,彩色多普勒可显示由主动脉窦到破入心腔的五彩分流束。

3.心血管造影

主动脉窦瘤破裂前显示为扩张的窦瘤,破裂后则主动脉造影显示造影剂由主动脉射入某一心腔。

(三)治疗

1.手术指征

(1)已经破裂的主动脉窦瘤,一经确诊即应手术治疗,以避免可能继发的心脏并发症。

（2）主动脉窦瘤未破裂，但有主动脉瓣关闭不全或合并 VSD。

（3）主动脉窦瘤未破裂，但因瘤体较大，引起明显的右室流出道狭窄症状。

（4）主动脉窦瘤未破裂，无症状的较小的主动脉窦瘤可随诊观察。暂不行手术治疗。

2. 手术概要

手术于低温体外循环下进行，一般选择由窦瘤破入的心腔切口，有时需同时行主动脉切口暴露窦瘤，窦瘤囊壁切除后基部破口用补片或直接缝合修补。

（1）切除窦瘤囊时要辨清界限，不要过度牵拉，以免伤及主动脉瓣环、瓣叶及主动脉壁。

（2）仅有少部分窦瘤破裂，裂口小，可以直接缝合修补，多数窦瘤破裂需用补片修复，以免张力过大而造成撕裂，或主动脉瓣环变形引起主动脉瓣关闭不全。

（3）修补窦瘤时，缝线应置于主动脉瓣环及主动脉壁上，不应置于囊壁上，以免造成术后残余漏。

（4）手术修复时应避免使主动脉瓣变形。从而加重或造成主动脉瓣关闭不全。合并主动脉瓣关闭不全时应同时行主动脉瓣成形或换瓣术。

主动脉窦瘤修复术效果良好，90% 的患者术后心功能明显改善。主动脉瓣关闭不全的妥善处理与否是影响手术疗效的主要因素。术后轻度主动脉瓣关闭不全可不予处理，也不会进行性加重。严重的主动脉瓣关闭不全则需再次手术行瓣膜替换。本病的远期疗效好。

五、心内膜垫缺损

（一）定义及分类

1. 定义

是以各种不同程度的房间隔下部，室间隔流入道部分及房室瓣的发育不全为特征的心脏畸形，约占先天性心脏病发病率的 4.7%。心内膜垫缺损一般都有二尖瓣畸形，其解剖及功能不同于正常的二尖瓣，其前瓣中部有瓣裂。

2. 根据心内膜垫缺损的解剖畸形分类

（1）部分型心内膜垫缺损：为原发孔 ASD，其部位在二尖瓣、三尖瓣上方，血流动力学改变使二尖瓣、三尖瓣向心室方向移动，并附着在室间隔嵴部，一般没有室间隔存在。

（2）完全性心内膜垫缺损：表现为左右房室腔共用一组房室瓣，房室瓣开口中央的上方有原发性 ASD，下方有 VSD。

（二）诊断

1. 临床表现

取决于分流的大小和方向，房水平和（或）室水平缺损的大小，房室瓣关闭不全的程度及左右心室相对前后负荷等有关因素。部分型心内膜垫缺损：当房室瓣功能尚好时，左向右分流量 $Qp/Qs<2\sim3$ 时，患者可无症状，或与单纯的 ASD 相似。完全型心内膜垫缺损，左向右分流量大（$Qp/Qs>3$）时，患者可出现疲劳、气促或充血性心衰。肺动脉压轻度升高时可无症状，当肺动脉压等于甚至高于体循环压时，肺血管阻力重度升高，可引起右向左分流造成发绀。查体所见与单纯房或室间隔缺损相似。

2.心电图

心电向量图的典型表现为心脏额面逆钟环起始向量向下向左。部分型心内膜垫心电图典型表现是 aVF 主波向上,电轴左偏,左心室肥大,P-R 间期延长。

3.超声心动图

二维超声可明确显示心内膜垫缺损及房室瓣畸形,彩色多普勒可显示房室瓣反流及房室水平的分流,也可显示左右室流出道情况。

4.心血管造影

左心室造影前后位像显示典型的"鹅颈"征,这是由于狭窄且拉长的左室流出道显影所致。心血管造影可动态显示分流及房室瓣反流情况。

(三)治疗

1.手术指征

(1)在部分型心内膜垫缺损仅有轻度二尖瓣关闭不全时。患儿可在学龄前5岁左右择期手术。

(2)对于心衰症状或生长发育受限出现较早的患者应尽早手术治疗。

(3)完全型心内膜垫缺损,患者大部分有严重的血流动力学异常。婴幼儿期即可出现心衰及肺血管病变,一般主张于1岁以内行择期手术。最佳手术年龄在3~6个月。

2.手术概要

(1)部分型心内膜垫缺损:修补时需注意避免传导束,妥善修复二尖瓣关闭不全是心内二尖瓣成形修复前的关键,先行通过二尖瓣口注水,了解瓣膜关闭不全的情况,在褥式缝合二尖瓣隔交界后,再反复注水行左心室充盈试验,检查有无腱索延长或瓣环扩大等并予以矫正。修补时应尽量保留二尖瓣左上和左下瓣叶的完整性;隔交界缝合时应小心操作,避免过度缝合。无论二尖瓣关闭不全的程度如何,都应闭合二尖瓣隔交界;如二尖瓣畸形严重,应作瓣膜替换术。之后将修剪大小适中的心包片(或其他材料的补片)修补房间隔缺损。术中要常规采用食管超声心动图检查二尖瓣修复效果。

(2)完全闭合房间隔和(或)室间隔缺损:房室结传导组织位于房壁内心脏十字交叉的上方、在冠状静脉窦与左右下瓣叶连接处的区域。缝线应绕着冠状静脉窦的外侧缝合,将冠状窦置于左房侧,以避开房室结。如冠状窦接受左上腔的血流时,必须将其置于右房侧,然后沿游离缘修补闭合剩余的原发孔缺损。

(3)完全型心内膜垫缺损:采用常规体外循环辅助技术,所不同的是温度应降低至20~26℃,并维持心脏停搏期间的低流量灌注。术中必须准确认清左前后瓣叶于室间隔嵴部的对合位置,用1根6-0线缝在此瓣叶对合处,以标明分隔共同房室瓣为二、三尖瓣的位置。用瓣口测量器分别测量二尖瓣和三尖瓣瓣口的大小并调整缝线。两心室腔内注入盐水,以了解瓣叶的关闭状况,这是手术成功与否的重要步骤。用涤纶片修补共同房室瓣下的室间隔缺损,用另一补片或同一补片修补房间隔缺损完成心内膜垫矫治。

3.疗效评价

(1)部分型心内膜垫缺损修补术:择期手术院内死亡率低于 0.6%,重症患者可达 4%。低心排血量是最常见的术后死亡原因。危险因素包括有充血性心力衰竭、发绀、发育障碍、年龄<4岁及残留有中到重度的二尖瓣关闭不全。外科手术所致的传导阻滞发生率<1%。本病术后晚期1年生存率为98%,20年生存率为96%。约有5%的患者晚期需要再次行二尖瓣手术,主要与术中二尖瓣修复不当,晚期产生重度关闭不全有关。

（2）完全型心内膜垫缺损矫治术:手术死亡率为2%～13%,且确定小年龄婴幼儿不增加手术危险性。手术危险因素主要包括严重心室发育不良、严重房室瓣关闭不全、心功能衰竭、合并心脏复杂畸形等。术后10年生存率可达95%。

第二章　呼吸系统急危重症

第一节　呼吸衰竭

一、病因及发病机制

呼吸衰竭是指多种病因所致的呼吸组织严重受损,呼吸功能严重障碍,导致缺氧和(或)二氧化碳潴留,从而使气体交换不能满足组织和细胞代谢需要的临床综合征。呼吸衰竭目前无统一概念,仍以血气检查结果为准。如在海平面大气压下,排除心血管等疾病后,静息状态呼吸室内空气时,动脉血氧分压(PaO_2)低于 60mmHg(7.89kPa)或伴有二氧化碳分压($PaCO_2$)高于50mmHg(6.65kPa),即为呼吸衰竭。若在静息状态下动脉血气正常,而在某种程度的劳力后出现血气异常,有人称为呼吸功能不全。在无血气分析条件下,若在静息状态下即感呼吸困难,出现重度发绀,也可考虑呼吸衰竭,但可能漏掉无呼吸困难表现的慢性呼吸衰竭者或贫血不出现发绀者。呼吸衰竭可为暂时的可逆的,但也可能造成多脏器功能损害,严重危及患者生命,其病死率的高低与能否早期诊断合理治疗有密切关系。

(一)病因

呼吸衰竭的病因很多,可归纳为以下三大类。

1.通气功能障碍的病因

(1)阻塞性通气功能障碍:①慢性支气管炎;②阻塞性肺气肿;③支气管扩张;④反复发作的重症支气管哮喘。

(2)限制性通气功能障碍:①胸廓扩张受限,某些胸壁疾病、脊柱后侧突、广泛胸膜增厚、多发性肋骨骨折、胸部外科手术等;②肺膨胀受限,大量气胸、胸腔积液、弥漫性肺间质纤维化等;③膈肌运动受限,大量腹腔积液、腹膜炎、膈胸膜炎、腹部外科手术、极度肥胖等;④神经肌肉疾病,脊髓灰质炎、多发性硬化症、重症肌无力、破伤风、肌肉萎缩、胸和脊髓损伤等;⑤呼吸中枢抑制或受损,脑血管病变、脑炎、脑外伤、电击、各种麻醉剂及镇静剂过量或中毒等直接或间接抑制呼吸中枢。

2.气体交换和弥散功能障碍

肺水肿(心源性和非心源性),肺血管疾病(肺动脉栓塞包括血栓栓塞、肿瘤栓子栓塞、羊水栓塞、骨髓栓子栓塞、脂肪栓塞等,以及多发性微血栓形成、肺血管炎、肺毛细血管瘤),肺纤维化性疾病(特发性肺间质纤维化、尘肺病、结节病等)。

3.通气/血流比例失调和肺内分流

细支气管炎、肺炎、重症肺结核、肺气肿、肺不张、肺血栓栓塞症等,引起肺容量、通气量、有效弥散面积减少,通气与血流比例失调、肺内右至左分流增加,发生缺氧。

(二)发病机制

缺氧和二氧化碳潴留是呼吸衰竭的主要病理生理改变,由于缺氧和二氧化碳潴留在程度和发生速度上的差别,机体组织细胞对它们有不同的代偿能力和耐受性,缺氧和二氧化碳潴留对人体的相互作用又往往是相互交叉影响的。缺氧与二氧化碳潴留的发生与以下因素有关。

1.通气功能障碍

表现为低氧血症和高碳酸血症性呼吸衰竭。以慢性阻塞性肺病（COPD）最为常见，主要由于呼吸道（尤其是小气道）慢性炎症，引起黏膜充血、水肿、痉挛、管壁增厚、管腔狭窄，同时杯状细胞和黏液腺细胞分泌亢进，分泌物增加，阻塞气道。上述病理改变可致气道阻力增加，空气进入肺泡受阻，肺泡通气不足，影响气体交换，导致缺氧和二氧化碳潴留，气道慢性炎症急性发作明显加速了上述病理过程的发展。

2.换气功能障碍

表现为低氧血症性呼吸衰竭。

（1）弥散功能障碍：呼吸膜（肺泡—毛细血管膜）是完成气体交换的功能单位。气体交换是根据气体物理特性，受膜厚度和通透性、气体弥散面积、肺泡与血液两侧气体压力差、气体与血液接触时间的影响。若呼吸膜发生病变，可使其厚度增大，通透性减小，对弥散面积、分压差及血液流经时间均可产生明显的影响，使气体弥散障碍，最终导致以缺氧为主的Ⅰ型呼吸衰竭，常见于肺动脉栓塞和急性呼吸窘迫综合征（ARDS）等。

（2）通气/血流比例失调：生理情况下，单位时间内通过肺泡的气量和血流量是相对恒定的，前者每分钟约4L（以V表示），后者每分钟约5L（以Q表示），通气/血流比例（V/Q）约为0.8。凡使肺通气或血流减少的病变如肺气肿、肺动脉栓塞、肺间质纤维化、肺炎和肺不张等均可导致V/Q比例失调，引起低氧血症。①病理死腔增加：病变部位血流减少或停止，即使通气保持良好状态，进入病变区域的气体也不能进行充分的气体交换，使V/Q比例明显增加，形成所谓无效腔样通气，从而导致不同程度的缺氧，此种情况一般无二氧化碳潴留，这是因为氧和二氧化碳离解曲线具有不同特点，二氧化碳弥散能力比氧大20倍，血流通过通气良好的肺泡时，足以将过多的二氧化碳排出体外。②肺内分流样效应：即病变部位肺泡通气量减少或无通气，但血流正常，V/Q比例小于0.8，致使肺动脉血未经充分氧合或完全未氧合即进入肺静脉，从而导致缺氧，此种情况的肺泡因低通气常合并二氧化碳潴留。上述两种情况见于不同类型慢性支气管炎患者，红喘型（pink puffer），主要表现为肺泡过度通气，导致V/Q比例升高，二氧化碳潴留多不明显；而在紫肿型（blue bloater），主要表现为肺内分流样效应，V/Q比例降低，出现明显缺氧和二氧化碳潴留，分流样效应氧疗效应较好。③肺内分流：肺病变部位无通气，血流灌注正常，V/Q比例为0，静脉血流经无通气肺泡，未经氧合即流入体循环动脉，造成静脉血掺杂，即肺内右向左分流，导致低氧血症，见于ARDS患者，系肺泡毛细血管膜严重受损，血浆外渗，充填间质和肺泡，致非心源性肺水肿。因严重肺内分流，患者氧疗效应不好，吸入高浓度氧并不能明显提高患者的PaO_2。临床上少有单纯通气功能障碍或单纯换气功能障碍，常合并存在，但以其一为主。

二、临床表现及特征

呼吸衰竭的临床症状主要是缺氧和二氧化碳潴留所引起的多脏器功能紊乱表现。

（一）呼吸困难

往往是临床最早出现的症状，并随呼吸功能减退而加重。中枢性呼吸衰竭，呼吸困难主要表现在呼吸节律、频率和幅度方面的改变；呼吸器官病变引起的周围性呼吸衰竭，多伴有呼吸劳累，呼吸辅助肌多参与活动，表现为点头或提肩呼吸。某些中枢神经抑制药物中毒，并无呼吸困难表现,而出现呼吸匀缓、表情淡漠或昏睡。

(二)发绀

发绀是缺氧的典型症状。当血氧饱和度低于 85% 时,口腔黏膜、舌及指甲即见明显发绀,但合并严重贫血者可无发绀。

(三)神经精神症状

缺氧和二氧化碳潴留都会引起神经精神症状。急性严重缺氧,可立即出现精神错乱、狂躁、昏迷、抽搐等症状,严重二氧化碳潴留可出现所谓"肺性脑病",呈二氧化碳麻醉现象。首先出现失眠、烦躁、躁动、定向功能障碍等兴奋症状,继而出现神志淡漠、肌肉震颤、间歇抽搐、嗜睡、昏睡、昏迷等中枢抑制症状。二氧化碳潴留本身并不是决定精神症状的单一因素,与 pH 的降低也有密切关系,在严重二氧化碳潴留者,若动脉血二氧化碳分压在 100mmHg (13.3kpa)以上,如 pH 代偿,患者仍能保持日常生活活动;而急性二氧化碳潴留,pH 低于 7.3 就可能出现危重精神症状。此外,缺氧会降低神经系统对二氧化碳潴留的耐受性和适应性。二氧化碳潴留时,神经检查可出现反射减弱或消失,锥体束征阳性等症状。

(四)血液循环系统症状

缺氧和二氧化碳潴留时,心率增快、心输出量增加,血压上升、肺循环小血管收缩,产生肺动脉高压。心肌对缺氧十分敏感,早期轻度缺氧即可从心电图上显示出来,主要出现 T 波改变,急性严重心肌缺氧,可出现心律不齐、心室颤动以至心搏骤停。故严重缺氧者,心脏衰竭后心肌收缩力就会减弱,每分钟心搏量减少,血压下降,最后导致循环衰竭。

二氧化碳可直接作用于血管平滑肌,使血管扩张,故外周浅表静脉充盈、皮肤温暖、红润、潮湿多汗、血压增高、心输出量增加,故脉搏洪大有力。脑血管在二氧化碳潴留时也扩张,缺氧又增加脑血流量,故患者常诉血管扩张、搏动性头痛,特别在熟睡醒觉后更为剧烈。

(五)消化和泌尿系统症状

肝细胞缺氧发生变性坏死,肝脏有淤血,可导致血清谷丙转氨酶增加至 100~200U 或更高。因消化道黏膜充血水肿、糜烂、溃疡渗出而导致消化道出血,出现呕血或便血。肾功能损害表现为肌酐、非蛋白氮升高、蛋白尿、尿中出现红细胞或管型,甚至少尿、无尿。上述情况多为可逆的,随着呼吸衰竭的缓解,肾功能一般可能恢复正常,消化道出血在缺氧和二氧化碳潴留纠正后即可缓解消失。

三、诊断和鉴别诊断

(一)诊断

(1)具有引起呼吸衰竭的病史和诱因,如慢性支气管、肺胸病史和肺血管病史及 COPD 感染后急性发作病史。

(2)缺氧和(或)二氧化碳潴留的临床表现。

(3)实验室检查。血气分析和阴离子间隙(AG)是确定诊断,判断病情轻重,酸碱紊乱类型和指导临床治疗的依据。

(二)鉴别诊断

呼吸衰竭主要应与呼吸功能不全进行鉴别,后者在静息状态下,$PaO_2 > 7.98kPa$ (60mmHg)和(或)$PaCO_2 < 6.55kPa(50mmHg)$,运动后 $PaO_2 < 7.98kPa$(60mmHg)和(或) $PaCO_2 > 6.55kPa(50mmHg)$。

四、急救处理

(一)现场急救

急性意外伤害如溺水、电击、中毒等急性呼衰、呼吸骤停,应立即进行现场心肺复苏抢救。呼吸骤停后,如能保持肺循环,借肺泡—静脉血氧和二氧化碳存在的分压差,可使静脉血继续动脉化,这种现象称为弥散呼吸或称无呼吸运动氧合。一般认为弥散呼吸的通气量可为机体额外提供 1.5~2 分钟的时间,这样进行间歇口对口呼吸、冲洗呼吸道和肺泡存气,就可以借弥散呼吸保持动脉血氧在较安全的水平,因此,畅通的呼吸道、有效的体外心脏按摩、间歇人工通气,以及以新鲜空气或高浓度氧冲洗肺泡气,是急性呼吸衰竭现场复苏抢救发挥弥散呼吸作用不可缺少的条件。

(二)病因治疗

呼吸衰竭常见的病因为严重感染。抗生素的应用以广谱、联合、大剂量、静脉内给药为宜,老年患者应尽量避免对胃肠道和肾脏有毒性作用的药物。因控制感染需时较长,所以救急、解危和延续生命的主要措施是改善通气,纠正缺氧,提高应激状况,以便更好发挥抗菌药物疗效,彻底祛除病因。

(三)改善通气

改善通气是治疗呼吸衰竭的首要措施。上呼吸道急性炎症、COPD 急性发作及各种原因所致的昏迷患者,均可发生不同程度的气道阻塞,进而导致呼吸衰竭。应积极清除口咽部及呼吸道分泌物,予以解痉剂以缓解支气管痉挛,在此基础上亦可使用呼吸兴奋剂以改善通气。如无效可建立人工气道,行短期机械通气治疗,对不能维持自主呼吸者尤为必要。行机械通气治疗时,有条件单位应予血气监测,以防通气过度使二氧化碳排出过快而导致呼吸性碱中毒,使组织更加缺氧,造成不可逆脑损害,甚至导致患者死亡。

(四)给氧治疗

氧疗是治疗呼吸衰竭的重要措施,可取得以下治疗效果:①提高 PaO_2,保证组织器官供氧,维持人体正常生理和代谢需要;②可消除肺小动脉痉挛,降低肺动脉压,从而减轻右心负荷;③减轻呼吸肌做功,减少氧消耗,有利于恢复呼吸肌疲劳。

给氧治疗应根据呼吸衰竭类型不同而异。Ⅰ型呼吸衰竭如重症肺炎、肺水肿和 ARDS 等,气道通畅,无二氧化碳潴留的病理因素存在,所以应予高浓度给氧(60%~80%或 80%以上),将 PaO_2 迅速提高到 60mmHg 以上为宜。因无二氧化碳潴留弊端,故吸入高浓度氧不会导致呼吸抑制。Ⅱ型呼吸衰竭如 COPD、肺心病及急性发作期,特别是长期有二氧化碳潴留的患者,以气道阻塞为主,缺氧和二氧化碳潴留并存,靠低氧刺激兴奋呼吸中枢,以维持通气功能,如给以高浓度氧疗,缺氧得以纠正,呼吸兴奋因素消除,呼吸减慢,二氧化碳潴留加重,使呼吸中枢抑制加深,所以Ⅱ型呼吸衰竭给氧原则目前仍坚持持续低浓度(24%~28%)低流量(1~2L/min)吸氧,即控制性氧疗。如氧流量 5L/min 以下时,给氧浓度可按下列公式计算:给氧浓度%=21+4×氧流量/分。Ⅱ型呼吸衰竭经鼻给氧应注意的几个问题:①保持鼻孔通畅,鼻塞吸氧者,注意检查鼻道有无狭窄或阻塞,以免影响氧的吸入;②因鼻阻塞口腔呼吸的患者应适当加大氧流量或经口腔吸氧;③经鼻塞或鼻导管吸氧,禁用镇静安眠药,以防抑制呼吸中枢,导致患者死亡;④不能因为患者吸氧时感到不适而间断给氧或停止供氧;⑤无血气监测的情况下,注意给氧疗效的临床观察,以皮肤发绀减轻,心率减慢,尿量增多,神经精神症状减轻或消失等最为重要。

如经综合治疗无效者,可考虑人工气道和机械通气治疗。

(五)气管插管与气管切开术

Ⅱ型呼吸衰竭患者,经有力控制感染,控制性氧疗和积极改善通气等治疗后,病情继续加重,PaO_2 继续下降,$PaCO_2$ 继续升高,咳嗽无力,痰液阻塞气道,出现球结膜充血水肿,呼吸微弱和节律改变,并出现神经精神症状时,应积极行气管插管或气管切开术,施行人工机械通气治疗。

(六)机械通气治疗

在呼吸衰竭治疗中,机械通气占有极其重要的位置,有不可替代的作用,使用得当可使患者转危为安,起死回生,使用不当可能加速患者死亡。机械通气的目的是通过呼吸支持以改善肺泡通气,纠正缺氧和二氧化碳潴留,使生命活动得以维持。

1.适应证

COPD 急性发作,出现Ⅱ型呼吸衰竭者,呼吸频率>30～40 次/分或<6～7 次/分,潮气量<200～250mL 或最大吸气压力<20～25cmH$_2$O,在适当控制性氧疗情况下,PaO_2<35～45mmHg,失代偿性呼吸性酸中毒,pH<7.20～7.25,$PaCO_2$ 进行性升高时。上述数据并非绝对,基层单位也难以做到,应以临床表现为主,如出现呼吸微弱、张口呼吸或呼吸节律改变,并伴有意识障碍者,应不失时机地行机械通气治疗。

2.呼吸机的选用

轻症患者采用简易呼吸器配合面罩进行辅助加压通气治疗,可改善缺氧和二氧化碳潴留,获得良好效果。重症患者应建立人工气道行机械通气治疗,下列通气模式可用于慢性呼吸衰竭或呼吸衰竭急性加重期的治疗。

(1)持续气道内正压通气(CPAP):用于有自主呼吸的患者,在整个呼吸周期内,人为的施以一定程度的气道内正压,以对抗内源性 PEEP,从而有利于防止气道萎陷,改善肺顺应性,减少呼吸功的消耗,有利于恢复呼吸肌的疲劳。

(2)间歇正压通气(IPPV):属辅助控制模式。该型呼吸机在有自主呼吸时机械通气随自主呼吸启动,一旦自主呼吸停止则机械通气自动由辅助通气转为控制型通气,其优点是既允许患者建立自己的呼吸频率,也能在呼吸发生抑制暂停时保证必要的通气量,对慢性呼吸衰竭患者是适用的。

(3)间歇指令通气(IMV)和同步间歇指令通气(SIMV):IMV 是在单位时间内既有强制性机械通气又有自主呼吸,两者交替进行,共同构成每分钟通气量。机械送气时气道内为正压,自主呼吸时吸气相气道内为负压,SIMV 与 IMV 不同点只是机械通气的间歇指令与自主呼吸同步,无机械通气与自主呼吸对抗,消除了 IMV 的指令通气与自主呼吸对抗的不适感。该型呼吸机优点是减少患者自主呼吸与呼吸机对抗,可防止代谢性碱中毒,减低气道内压力,降低胸内压升高所致的气压伤。其缺点是患者仍需自主呼吸而呼吸肌不能完全休息,有一定的氧消耗,不能很好消除呼吸肌疲劳,该型呼吸机用于 COPD、呼吸衰竭患者,已取得良好效果。

(4)双水平气道正压通气(BIPAP):可提供两个正压的辅助通气。有一个较高的吸气压作为压力支持通气(PSV);呼气时又能立即将呼气压自动调到较低水平将气体呼出,故具有呼气末正压的作用。它与定压、定容通气相比产生同样潮气量所产生的最大吸气压及平均气道压都明显降低,以利减少气压伤和对循环功能的影响。该型呼吸机应用密闭性较好的鼻和口鼻面罩通气,避免了气管插管或气管切开给患者带来的痛苦,适合于COPD、肺心病急性发作期呼吸衰竭的治疗。

(5)压力支持通气(PSV):是一种新型辅助通气模式。在患者自主呼吸的前提下,每次吸气都接受一定程度的压力支持,即患者与呼吸机共同协作完成通气,可使肺顺应性下降的患者获得较大的潮气量,并能以较低的吸气功维持同样的潮气量。因此对肺或胸廓顺应性不良、气道黏膜水肿、分泌物增多、支气管痉挛所致的气道阻力增高及呼吸肌疲劳的患者均有良好的效果,对COPD所致Ⅱ型呼吸衰竭者应用PSV治疗可缩短通气时间,用于撤机过程也可收到良好治疗效果。

(6)SIMV加PSV:两种模式组合可使SIMV中的自主呼吸变成PSV,可有效避免呼吸肌疲劳的发生,主要用于呼吸衰竭的撤机过程。

(7)呼气末正压通气(PEEP):传统观念认为PEEP不能用于COPD患者,其根据是PEEP主要是改善肺换气功能,因COPD主要是通气障碍,吸氧即能增加PaO_2;COPD已处于过度充气状态,若加PEEP会进一步增加肺容积,从而增加气压伤。从近几年的报道来看,多数学者对低水平PEEP治疗COPD持肯定意见。

3.注意事项

应用呼吸机应避免发生以下几个主要问题:①防止二氧化碳排出过快导致呼吸性碱中毒;②防止送气压力过高导致的肺气压伤;③防止胸内压增高对循环功能的影响。

(七)纠正酸碱平衡失调

1.呼吸性酸中毒

主因气道阻塞,二氧化碳潴留使pH降低所致。因此治疗的主要措施应以缓解支气管痉挛,清除呼吸道分泌物,凭借此达到改善通气,促使二氧化碳排出的目的。病情严重者,如pH<7.20～7.25时,可应用碱性药物治疗。首选三羟甲基氨基甲烷(THAM),该药系有机氨缓冲剂,对细胞内外酸中毒均有良好治疗效果,其与二氧化碳结合后形成HCO_3^-,从而使$PaCO_2$下降,pH上升。应用方法:5%葡萄糖液250mL加3.64%THAM溶液200mL静脉滴注,每日1或2次,不良反应有快速大量滴注时可引起低血糖、低血压、低血钙和呼吸抑制等,漏出血管外可引起组织坏死,应予以注意。

2.代谢性酸中毒

Ⅱ型呼吸衰竭时,呼酸合并代酸很常见,代谢系因严重缺氧,葡萄糖无氧酵解,体内乳酸堆积所致,通气改善后缺氧纠正,乳酸所致代谢即可终止,一般无须碱性药物治疗。如病因一时难以祛除,pH<7.20时可予碱性药物治疗。因呼酸、代酸多合并存在,故一般情况下不主张选用碳酸氢钠治疗,仍以选用THAM为好。

3.呼吸性酸中毒合并代谢性碱中毒

常因使用强利尿剂、大剂量皮质激素,使K^+和(或)Cl^-大量丢失所致,机械通气使二氧化碳排出过速,从而导致pH明显升高也是常见原因之一。治疗应积极补充氯化钾、谷氨酸钾、精氨酸等药物,严重低氯者,如无明显$PaCO_2$增高,也可静脉补充氯化铵治疗。机械通气者,应有血气监测或小潮气量通气,使$PaCO_2$缓慢下降,以防发生代谢性碱中毒。

(八)纠正电解质紊乱

Ⅱ型呼吸衰竭者常合并电解质紊乱。以低钾、低钠、低氯最为多见,高血钾者并不多见。

多与摄入不足或应用强利尿剂及大剂量皮质激素排出过多有关。治疗仍以积极补充丢失电解质为主。

低钠者补充方法应按下列公式计算：

$$（正常血清钠－实测血清钠）×（体重×0.6）＝应补充血清钠总量$$

首次补充剂量以总量的 1/3 为妥，之后用量应根据复查血清钠结果进行调整。

（九）肺性脑病的治疗

肺性脑病是 Ⅱ 型呼吸衰竭严重并发症，多于 COPD 急性发作期出现，病死率较高，预后不好，应予高度重视，治疗同 Ⅱ 型呼吸衰竭，应以改善通气，控制性氧疗和有效控制感染为主。

（十）水分补充和营养支持

1. 水分补充

肺心病急性发作期，呼吸衰竭常与右心功能衰竭合并存在，因消化道淤血水肿常出现厌食，水分摄入不足，加之利尿剂使用不当，使体液大量丢失，有效循环血量严重不足。临床表现虽口干舌燥而不欲饮水，常因右心衰竭而出现全身水肿，严重者可出现大量体腔积液，掩盖脱水实质，干扰液体补充，故应积极补充，每日应补充液体 2500～3000mL。

2. 营养支持

因摄入过少或消耗过多，理论上应积极进行营养支持。补充原则：在补充糖盐的同时，应补充氨基酸、蛋白制剂和脂肪乳剂，以改善全身营养状况，促进呼吸肌力的恢复，有助于通气功能的改善。

第二节　急性呼吸窘迫综合征

一、病因及发病机制

急性呼吸窘迫综合征（acute respiratory distress syndrome，ARDS），是患者原来心肺功能正常，由肺外或肺内造成的急性肺损伤（acute lung injury，ALI）引起的以急性呼吸窘迫和严重低氧血症为主要表现的一种急性呼吸衰竭，是至今发病率、病死率均极高的危重症，共同的病理变化有肺血管内皮和肺泡的损害、透明膜形成、顺应性降低、肺微血管阻塞和栓塞、肺间质水肿及后继其他病变。ALI 为一个急性发作的炎症综合征，ARDS 是病程中最严重的阶段，所有 ARDS 的患者均有 ALI，但 ALI 的患者就不一定是 ARDS。1967 年 Ashbaugh 等首先报道 12 例表现为呼吸窘迫、严重低氧血症为特征的"成人呼吸窘迫综合征（adult respiratory distress syndrome，ARDS）"，以后世界各地对 ARDS 进行了大量的实验和临床研究。1992 年，在西班牙巴塞罗那召开的 ARDS 欧美联席专题讨论会上，提出此病症可发生于各年龄组的人群，提出 ARDS 的"A"由成人（adult）改为急性（acute）。本病发病急骤，发展迅猛，病情进展后可危及患者生命，病死率高达 50％以上，常死于多脏器功能衰竭（MOF），故必须及时处理。

本病的诱发因素很多，发病机制尚未充分了解。

1. 病因

（1）严重感染：包括肺部及肺外的细菌、病毒、真菌等所致的感染，感染灶所产生的各种有害物质，如内毒素、5-羟色胺、溶酶体、凝血酶及激肽系统的激活产物直接破坏毛细血管壁或形成微血栓等,造成肺组织破坏。

(2)严重创伤:

①肺内损伤:如肺挫伤、呼吸道烧伤、侵蚀性烟尘及有毒气体的吸入、胃内容物的误吸、溺水、肺冲击伤、放射性肺炎、氧中毒等;②肺外损伤:大面积烧伤或创伤,特别是并发休克或(和)感染者可诱发 ARDS;③大手术后:如体外循环术后、大血管手术或其他大手术后可发生 ARDS。

(3)休克:休克时由于肺循环血量不足、酸中毒及产生的血管活性物质,如组织胺、5-羟色胺、缓激肽、儿茶酚胺、细菌毒素等作用于血管壁,可增加其通透性,损伤肺泡 II 型细胞,影响肺泡表面活性物质的形成,从而导致肺顺应性减退、肺泡萎缩和肺不张。

(4)肺循环栓塞:输血中微小凝块、库血中变性血小板、蛋白质沉淀物等易沉积于肺毛细血管中,形成肺栓塞。骨折后发生肺循环脂肪栓塞及 DIC 时,均可造成肺血管微血栓形成及组织细胞的损伤。

(5)输液过快过量:正常的细胞间质与血浆的水含量之比为 4:1,大量快速补液在血浆被稀释后促使血管内液外渗,产生肺间质水肿。

(6)氧中毒:氧在细胞内代谢产生一种超氧化物阴离子(即氧自由基),氧自由基具有很强的毒性,与过氧化氢合成羟基(即羟自由基),则毒性更甚,它们能破坏细胞膜、改变蛋白质和 DNA 的结构,从而损害细胞,特别是较长时间吸入高浓度氧更易发生。

(7)吸入有毒气体:如吸入 NO_2、NH_3、Cl_2、SO_2、光气醛类、烟雾等;氮氧化物、有机氟、镉等中毒均可导致 ARDS。

(8)误吸:误吸胃内容物、淡水、海水、糖水等,约 1/3 发生 ARDS。

(9)药物过量:巴比妥类、水杨酸、氢氨噻嗪(双氢克尿噻)、秋水仙碱、利妥特灵、阿糖胞苷、海洛因、美沙酮、丙氧酚、硫酸镁、间羟舒喘宁、酚丙宁、链激酶、荧光素等应用过量。

(10)代谢紊乱:肝功能衰竭、尿毒症、糖尿病酮症酸中毒、急性胰腺炎。

(11)血液系统疾病:大量输血、体外循环、DIC 等。

(12)其他:子痫早期、隐球菌血症、颅内压增高、淋巴瘤、空气或羊水栓塞、肠梗阻。

2.发病机制

ARDS 的共同基础是肺泡—毛细血管的急性损伤。其机制迄今未完全阐明,常与多种因素有关且错综复杂,互为影响。其途径可为通过吸入有害气体或酸性胃内容物($pH<2.5$)直接损害肺泡和毛细血管,使血管通透性增加;严重肺挫伤可使肺泡和肺脏小血管破裂,肺间质和肺内出血;因长骨骨折,脂肪栓塞于肺毛细血管,被肺脂肪蛋白酶转化为游离脂肪酸,可破坏血管内膜,灭活肺表面活性物质。

近年来的研究表明,机体发生创伤、感染、组织坏死和组织缺血灌注时,被激活的效应细胞如巨噬细胞(MΦ)、多核白细胞(PMN)、PCEC、PC-II 和血小板等一经启动,便失去控制,对细胞因子和炎症介质呈失控性释放,引发全身炎症反应综合征(SIRS),继而并发多器官功能障碍(MOD),ARDS 即是多器官功能障碍在肺部的具体体现。ARDS 的发生和发展,与繁多的炎症介质的综合作用密切相关。

(1)前炎症反应细胞因子(PIC)与巨噬细胞(MΦ):目前认为 PIC 包括 TNF-α、IL-1、IL-2、血小板活化因子(PAF)、IFN-γ 和 PLA_2 等,其中主要为 TNF-α。TNF-α 在感染性休克、多器官功能障碍综合征(MODS)发病机制中起重要的作用,内毒素是诱导 TNF-α 产生的最强烈的激动剂。MΦ 为多功能细胞,主要来自骨髓内单核细胞,在机体的防御中起重要作用。多种炎症介质与 MΦ 作用,损伤肺泡毛细血管膜,使其通透性增加,发生渗透性肺水肿。

(2)二次打击学说与瀑布效应:1985 年 Deitch 提出严重创伤、烧伤、严重感染、大手术、脓毒败血症休克、肠道细菌移位、失血后再灌注、大量输血、输液等均可构成第 1 次打击,使机体免疫细胞处于被激活状态,如再出现第 2 次打击,即使程度并不严重,也可引起失控的过度炎症反应。首先 MΦ 被激活并大量释放 PIC,然后又激活 PMN 等效应细胞并释放大量炎症介质,再激活补体、凝血和纤溶系统,产生瀑布效应,形成恶性循环,引发 ARDS,此时机体处于高代谢状态、高动力循环状态及失控的过度炎症反应状态。氧自由基是重要的炎症介质之一,MΦ 和 PMN 等细胞被激活后,可释放大量氧自由基,而氧自由基又可使 MΦ 和 PMN 在炎症区聚集、激活,并释放溶酶体酶等,损伤血管内皮细胞,形成恶性循环。PAF 是一种与花生四烯酸(AA)代谢密切相关的脂质性介质,可激活 PMN 并释放氧自由基、AAM 和溶酶体酶等炎症介质,并呈逐级放大效应,出现瀑布样连锁反应,引发 MODS 和 ARDS。

(3)氧供(DO_2)与氧耗(VO_2):DO_2 表示代谢增强或灌注不足时血液循环的代偿能力,VO_2 表示组织摄取的氧量,是检测患者高代谢率最可靠的指标。生理条件下,氧动力学呈氧供非依赖性 VO_2,即血液通过组织时依靠增加氧的摄取以代偿之。但在病理条件下,如严重休克、感染、创伤等,由于血液的再分配,病区的血流量锐减,出现氧供依赖性 VO_2,由于失代偿而出现组织摄氧障碍发生缺氧,ARDS 患者的微循环和细胞线粒体功能损伤,DO_2 与 VO_2 必然发生障碍;ARDS 发生高代谢状态时,VO_2 随 DO_2 的升高而升高,DO_2 不能满足需要,导致组织灌注不足、氧运输和氧摄取障碍,此时即使 DO_2 正常或增加,仍然会发生氧供依赖性 VO_2。

(4)肠黏膜屏障衰竭与细菌移位:胃肠黏膜的完整性是分隔机体内外环境,使免受细胞和毒素侵袭的天然免疫学屏障。创伤、休克、应激、缺血再灌注和禁食等均可导致胃肠黏膜损伤,引起炎症反应,形成持续性刺激,造成胃肠黏膜屏障衰竭与细菌移位。其结果为内毒素吸收,激活效应细胞与释放大量的炎症介质,引发全身炎症反应综合征和 ARDS。

(5)肺表面活性物质减少:高浓度氧、光气、氮氧化物、细菌内毒素及游离脂肪酸等,可直接损伤肺泡 II 型细胞,另肺微栓塞使合成肺表面活性物质(PS)的前体物质和能量供应不足,合成 PS 减少,大量血浆成分渗入肺泡腔,可使 PS 乳化,形成不溶性钙皂而失去活性,多种血浆蛋白可抑制 PS 功能,大量炎症细胞释放糖脂抑制 PS 功能,弹性蛋白酶与磷脂酶 A_2 破坏 PS,故 PS 明显减少,且失去活性,致使肺泡陷闭,大量血浆渗入肺泡内,导致肺泡水肿和透明膜形成。

二、临床表现及特征

当肺刚受损的数小时内,患者仅有原发病表现而无呼吸系统症状,随后突感气促、呼吸频数并呈进行性加快,呼吸频率大于 30 次/分,危重者 60 次/分,缺氧症状明显,患者烦躁不安、心率增快、口唇指甲发绀。由于明显低氧血症,引起过度通气,导致呼吸性碱中毒。缺氧症状用一般氧疗难以改善,也不能用其他原发心肺疾病解释。伴有肺部感染时,可出现畏寒发热、胸膜反应及少量胸腔积液。早期可无肺部体征,后期可闻及哮鸣音、水泡音或管状呼吸音。病情继续恶化、呼吸肌疲劳导致通气不足、二氧化碳潴留,产生混合性酸中毒,患者出现极度呼吸困难和严重发绀、伴有神经精神症状,如嗜睡、谵妄、昏迷等。最终发生循环障碍、肾功能不全、心脏停搏。

三、辅助检查

(一)血气分析

(1)PaO_2 呈进行性下降,当吸入氧浓度达 60% 时,$PaO_2 < 8.0kPa(60mmHg)$。

(2)PaO_2 增大,其正常参考值 $PaO_2 < 2kPa(15mmHg)$、年长者 $PaO_2 < 4kPa(30mmHg)$、吸入氧浓度为 30% 时 $PaO_2 < 9.3kPa(70mmHg)$、吸纯氧 $PaO_2 < 13.3kPa(100mmHg)$。

(3)$PaO_2/FiO_2 < 26.7kPa(200mmHg)$。

(4)发病早期 $PaCO_2$ 常减低,晚期 $PaCO_2$ 升高。

(二)胸部 X 线检查

肺部的 X 线征象较临床症状出现晚。已有明显的呼吸急促和发绀时,胸片仍常无异常发现,发病 12~24 小时后,双肺可见斑片状阴影、边缘模糊。随着病情进展,融合为大片状实变影像,其中可见支气管充气征。疾病后期,X 线表现为双肺弥漫性阴影,呈白肺改变或有小脓肿影,有时伴气胸或纵隔气肿。应用高分辨 CT 检查,可早期发现淡的肺野浓度增加、点状影、不规则血管影等。病情的严重程度与肺部 X 线所见不平行为其重要特征之一。

(三)肺功能检查

动态测定肺容量和肺活量、残气、功能残气,其随病情加重均减少,肺顺应性降低。

(四)放射性核素检查

以放射性核素标记,计算血浆蛋白积聚指数,ARDS 患者明显增高(达 1.5×10^{-3} 次/分),对早期预报有意义。

(五)血流动力学监测

通过置入四腔漂浮导管,测定并计算出平均肺动脉压 $>2.67kPa$,肺动脉压与肺毛细血管楔嵌压差(PAP-PCWP)$>0.67kPa$。

(六)支气管肺泡灌洗液检查

肺表面活性物质明显降低、花生四烯酸代谢产物(如白三烯 B_4、C_4 及 PAF 等)增高。

四、诊断及鉴别诊断

1. 诊断主要依据

(1)具有可引发 ARDS 的原发疾病:创伤、休克、肺内或肺外严重感染、窒息、误吸、栓塞、库血的大量输入、DIC、肺挫伤、急性重症胰腺炎等。

(2)在基础疾病过程中突然发生进行性呼吸窘迫,呼吸频率多于 35 次/分,鼻导管(或鼻塞)给氧不能缓解。

(3)不易纠正的低氧血症,动脉血气检测:对 ARDS 的诊断和病情判断有重要意义。$PaO_2 < 60mmHg(8.0kPa)$,早期 $PaCO_2$ 可正常,后期可升高,提示病情加重,鼻导管给氧不能使 PaO_2 纠正至 $80mmHg(10.7kPa)$ 以上,氧合指数 $PaO_2/FiO_2 < 200mmHg$。

(4)肺部后前位 X 线胸片征象为两肺纹理增多,边缘模糊,呈毛玻璃状等肺间质或肺泡性病理性改变,并迅速扩展、融合,形成大片实变。

(5)肺动脉楔压(PAWP)$<18mmHg(2.4kPa)$,或临床提示以往无肺部疾患,并排除急性左心衰竭。

2.鉴别诊断

晚近提出因肺内病变引起者为"原发性 ARDS",而肺外病变引起者为"继发性 ARDS"。ARDS 主要的临床表现是呼吸困难、肺水肿及呼吸衰竭,故需与下述疾病鉴别。

(1)心源性肺水肿:该病发病较急、发绀较轻、不能平卧、咳粉红色泡沫样痰,严重时咳稀血水样痰,两肺广泛哮鸣音及湿啰音,呈混合性呼吸困难。而 ARDS 发病进程相对缓慢、发绀明显、缺氧严重,患者可以平卧,呈急性进行性吸气型呼吸困难,咳血痰及稀血水样痰,可有管状呼吸音,湿啰音相对较少;心源性肺水肿经强心、利尿、扩血管、吸氧治疗后可明显迅速改善症状,而 ARDS 治疗即刻疗效不明显;心源性肺水肿 X 线表现为肺小叶间隔水肿增宽,形成小叶间隔线,即 Kerlery B 线和 A 线,而 ARDS 患者胸部 X 线早期无改变,中晚期呈斑片状阴影并融合,晚期呈"白肺"改变,可见支气管充气征;ARDS 呈进行性低氧血症,难以纠正,而心源性肺水肿者低氧血症较轻,一般氧疗后即可纠正。心源性肺水肿患者 PAWP≥2.6kPa(20mmHg),与 ARDS 可资鉴别。

(2)其他非心源性肺水肿:大量快速输液或胸腔抽液速度过快均可引起肺水肿,但均有相应的病史及体征,血气分析一般无进行性低氧血症,一般氧疗后症状可明显改善。

(3)气胸:主要的临床表现为呼吸困难,尤其是张力性气胸更为突出,但及时行胸部 X 线检查,即可作出诊断。若为严重的创伤所致气胸,要注意血气变化,警惕 ARDS 的发生。

(4)特发性肺纤维化:晚期特发性肺纤维化患者肺心功能衰竭时应与 ARDS 鉴别。特发性肺纤维化为原因未明的肺间质性疾病,起病隐袭,呼吸困难进行性加重、干咳、肺底可听见吸气期 Velcro 啰音,出现杵状指等临床表现。胸部 X 线检查有肺间质病变影,以限制性通气功能障碍为主的肺功能改变可供鉴别。

五、急救处理

(一)祛除病因

ARDS 常继发于各种急性原发伤病,及时有效地祛除原发病、阻断致病环节是防治 ARDS 的根本性策略,尤其抗休克、抗感染、抗炎症反应等尤为重要。

(二)监护与护理

严密监测体温、脉搏、呼吸、血压等,特别随时观察患者的神志、呼吸状态,鼓励患者咳嗽排痰,维持水、电解质及酸碱平衡,重视患者的营养支持。

(三)纠正低氧血症

克服进行性肺泡萎缩是抢救成功的关键。随着对 ARDS 病理生理特征的认识,使近年来 ARDS 通气产生了重大改变,提出了保护性通气策略和肺复张策略。

1.ARDS 的保护性通气策略

在保证基本组织氧合的同时,保护肺组织以尽量减轻肺损伤是 ARDS 患者的通气目标。

(1)"允许性高碳酸血症(PHC)"和小潮气量通气:PHC 是采用小潮气量(4~7mL/kg),允许动脉血二氧化碳分压一定程度增高,最好控制在 70~80mmHg。一般认为,如果二氧化碳潴留是逐渐产生的,pH>7.20 时,可通过肾脏部分代偿,患者能较好耐受。当 pH<7.20 时,为避免酸中毒引起的严重不良反应,主张适当补充碳酸氢钠。

PHC 的治疗作用:ARDS 患者实施 PHC 时,血流动力学改变主要表现为心输出量和氧输送量显著增加,体血管阻力显著降低,肺血管阻力降低或不变,肺动脉嵌顿压和中心静脉压增加或无明显改变。心输出量增加是 PHC 最显著的血流动力学特征。①高碳酸血症引起外周血管扩张,使左室后负荷降低。②潮气量降低使胸内压降低,二氧化碳增加使儿茶酚胺释放增加,引起容量血管收缩,均使静脉回流增加,右心室前负荷增加。③潮气量降低使吸气末肺容积降低,可引起肺血管阻力降低,右心室后负荷降低和心输出量增加。PHC 能降低 ARDS 患者的气道峰值压力、平均气道压、分钟通气量及吸气末平台压,避免肺泡过度膨胀,具有肺保护作用。气压伤的本质是容积伤,与肺泡跨壁压过高有关。

PHC 的禁忌证:高碳酸血症的主要危害是脑水肿、抑制心肌收缩力、舒张血管、增加交感活性和诱发心律失常等。因此,颅内压增高、缺血性心脏病或严重的左心功能不全患者应慎用。

(2)应用最佳 PEEP 和高、低拐点,机械通气时的吸气正压使肺泡扩张,增加肺泡通气量和换气面积,呼气末 PEEP 可防止肺泡的萎陷,也可使部分萎陷的肺泡复张,使整个呼吸全过程的气道内压力均为正压,减少动、静脉分流,改善缺氧。

理论上讲,足够量的正压(30~35cmH_2O)可使所有萎陷的肺泡复张,但正压对脆弱的肺组织结构(如 ARDS 等)可造成破坏,有研究表明,当气道内平均压超过 20cmH_2O 时,循环中促炎介质可增加数十倍,且直接干扰循环,一般来讲,患者肺能较好地耐受 15~20cmH_2O 的 PEEP,再高则是危险的。

(3)压力限制或压力支持通气,动物实验表明,气道峰值压力过高会导致急性肺损伤,表现为肺透明膜形成、粒细胞浸润、肺—毛细血管屏障受损,通透性增加。使用压力限制通气易于人-机同步,提供的吸气流量为减速波形,有利于气体交换和增加氧合,更重要的是可精确调节肺膨胀所需的压力和吸气时间,控制气道峰值压力,保护 ARDS 患者的气道压不会超过设定的吸气压力,避免高位转折点的出现。最近一组随机前瞻性试验表明,压力限制通气组比容量控制通气组更能增进肺顺应性改善,降低病死率。

(4)肺保护性通气策略的局限性:肺保护性通气策略的提出反映了 ARDS 机械通气的重大变革。但它仍存在不可避免的局限性。有研究发现,当 ARDS 患者的分钟通气量由(13.5±6.1)L/min 降至(8.2±4.1)L/min 时,动脉血氧饱和度低于 90%,低氧血症明显恶化,二氧化碳分压和肺内分流增加。可见,肺保护性通气策略不利于改善患者的氧合,其主要原因是采用小潮气量和较低压力通气时,塌陷的肺泡难以复张,导致动脉血和肺泡内二氧化碳分压升高和氧分压降低,影响了肺内气体交换,低氧血症加重。因此,要采用有效的方法促进塌陷肺泡复张,增加能参与通气的肺泡数量。

2.ARDS 的肺复张策略

肺复张策略是一种使塌陷肺泡最大限度复张并保持其开放,以增加肺容积,改善氧合和肺顺应性的策略,它是肺保护性通气策略必要的补充。主要有以下几种。

(1)叹息(sigh):叹息即为正常生理情况下的深呼吸,有利于促进塌陷的肺泡复张。机械通气时,早期叹息设置为双倍的潮气量和吸气时间,对于 ARDS 患者,可间断地采用叹息,使气道平台压达到 45cmH_2O,使患者的动脉血氧分压显著增加,二氧化碳分压和肺内分流率显著降低,呼气末肺容积增加。因此,叹息可有效短暂促进塌陷肺泡复张,改善患者的低氧血症。

(2)间断应用高水平 PEEP:在容量控制通气时,间断应用高水平 PEEP 使气道平台压增加,也能促进肺泡复张。有学者在机械通气治疗 ARDS 患者时,每隔断 30 秒应用高水平

PEEP 通气 2 次,可以增加患者的动脉血氧分压,降低肺内分流率。间断应用高水平 PEEP 虽然能使塌陷的肺泡复张,改善患者的氧合,但不能保持肺泡的稳定状态,作用也不持久。

(3)控制性肺膨胀(SI):SI 是一种促使不张的肺复张和增加肺容积的新方法,由叹息发展而来。即在呼气开始时,给予足够压力(30～45cmH₂O),让塌陷肺泡充分开放,并持续一定时间(20～30 秒),使病变程度不一的肺泡之间达到平衡,气道压力保持在 SI 的压力水平。SI 结束后,恢复到 SI 应用前的通气模式,通过 SI 复张的塌陷肺泡,在相当时间内能够继续维持复张状态,SI 导致的氧合改善也就能够维持较长时间。改善氧合是 SI 对 ARDS 患者最突出的治疗作用。研究表明,给予一次 SI,其疗效可保持 4 小时以上。SI 能显著增加肺容积,改善肺顺应性,减少气压伤的发生。目前的动物实验及临床研究表明,在 SI 的屏气过程中,患者会出现一过性血压和心率下降或增高,中心静脉压和肺动脉嵌顿压增高,心输出量降低,动脉血氧饱和度轻度降低。因此,在实施 SI 时,应充分注意到 SI 可能导致患者血流动力学和低氧血症一过性恶化,对危重患者有可能造成不良影响。

(4)俯卧位通气:传统通气方式为仰卧位,此时肺静水压沿腹至背侧垂直轴逐渐增加,使基底部肺区带发生压迫性不张,另外心脏的重力作用、腹腔内脏对膈肌的压迫也加重基底部肺区带的不张。1976 年发现俯卧位通气能改善 ALI 患者的氧合。此法最近用于临床,俯卧位通气是利用翻身床、翻身器或人工徒手操作,使患者在俯卧位进行机械通气。

俯卧位通气的禁忌证为:血流动力学不稳定、颅内压增高、急性出血、脊柱损伤、骨科手术、近期腹部手术、妊娠等。

综上,肺保护与肺复张通气策略联合应用,能改善 ARDS 患者的氧合,提高肺顺应性,对 ARDS 的治疗有重要意义。但需根据患者的具体情况,采用合适的方法,在改善氧合的同时尽量减少肺损伤。

(四)改善微循环,降低肺动脉高压,维护心功能

如出现血管痉挛、微血栓、DIC 等情况时,可选用如下药物。

1.糖皮质激素

宜采用早期、大剂量、短疗程(小于 1 周)疗法,这类药有以下积极作用:①抗炎,加速肺水肿的吸收;②缓解支气管痉挛;③减轻脂肪栓塞或吸入性肺炎的局部反应;④休克时,防止白细胞附着于肺毛细血管床,防止释放溶蛋白酶,保护肺组织;⑤增加肺表面活性物质的分泌,保持肺泡的稳定性;⑥抑制后期的肺纤维化等。早期大量使用糖皮质激素可减少毛细血管膜的损伤,疗程宜短,可用甲泼尼龙,起始量 800～1500mg,或地塞米松,起始量 60～100mg,分次静脉注射,连续应用 48～72 小时。

2.肝素

用于治疗有高凝倾向、血流缓慢的病例,可减轻和防止肺微循环内微血栓的形成,以预防 DIC 的发生,对改善局部及全身循环有益,对有出血倾向的病例,包括创伤后 ARDS 应慎重考虑。用药前后应监测血小板和凝血功能等。

3.血管扩张药

如山莨菪碱、东莨菪碱等的应用可改善周围循环,提高氧的输送及弥散,有利于纠正或减轻组织缺氧,疗效较好。

(五)消除肺间质水肿,限制入水量,控制输液量

由于输液不当,液体可继续渗漏入肺间质、肺泡内,易使肺水肿加重,但需维持体液平衡,保证血容量足够,血压基本稳定,在 ARDS 早期补液应以晶体液为主,每日输液量以不超过1500mL 为宜。利尿剂的应用可提高动脉血氧分压,减轻肺间质水肿。在病情后期,对于伴有低蛋白血症的患者,利尿后血浆容量不足时可酌情输注血浆白蛋白或血浆,以提高血浆渗透压。

(六)控制感染

脓毒血症是 ARDS 的常见病因,且 ARDS 发生后又易并发肺、泌尿系等部位的感染,故抗菌治疗是必需的,严重感染时应选用广谱抗生素,根据病情选用强效抗生素。

(七)肺泡表面活性物质(PS)

外源性 PS 治疗新生儿呼吸窘迫综合征已取得较好疗效,用于成人 ARDS 疗效不一,有一定不良反应,鉴于 PS 价格昂贵,目前临床广泛应用有一定困难。超氧化物歧化酶(SOD)、前列腺 E_2、γ-干扰素等临床应用尚在探索中。

(八)其他

注意患者血浆渗量变化,防治各种并发症及院内感染的发生等。最近开展的一氧化氮(NO)、液体通气(liquid ventilation)治疗,已取得较好疗效。对体外膜肺(ECMO)、血管腔内氧合器(IVOX)等方法正在进行探索改进。

第三节　急性肺栓塞

一、病因及发病机制

肺栓塞(pulmonary embolism,PE)是以各种栓子堵塞肺动脉系统为其发病原因的一组疾病或临床综合征的总称,包括肺血栓栓塞症、脂肪栓塞综合征、空气栓塞等。而肺血栓栓塞症为肺栓塞的最常见类型,占肺栓塞的绝大多数,下文所称肺栓塞即指肺血栓栓塞症。在欧美国家肺栓塞的发病率很高,美国每年大约有 65 万的新发患者,国内关于肺栓塞发病率的流行病学资料尚不完备,但近年肺栓塞的发病有明显增多的趋势。有一种说法认为,肺栓塞的发病率是急性心肌梗死发病率的一半,说明肺栓塞并不是一种少见病,应该引起足够的重视。

绝大多数患者存在肺栓塞的易发因素,仅 6% 找不到诱因。

(一)血栓形成

肺栓塞常常是静脉系统的血栓堵塞肺动脉所引起的疾病,栓子通常来源于深静脉。据统计,有静脉血栓的患者,肺栓塞的发生率为 52%～79.4%。在肺栓塞的血栓中,90% 来自下腔静脉系统,而来自上腔静脉和右心者仅占 10%。静脉血栓的好发部位是静脉瓣和静脉窦,特别是深静脉,如腓静脉、髂静脉、股静脉、盆腔静脉丛等。静脉血栓形成的原因可能与血流淤滞、血液高凝状态和静脉内皮损伤等因素有关。因此,创伤、手术、长期卧床、静脉曲张和静脉炎、肥胖、糖尿病、长期口服避孕药物或其他引起凝血机制亢进的因素,容易诱发静脉血栓的形成。静脉血栓脱落的原因不十分清楚,可能与静脉内压力急剧升高或静脉血流突然增多等有关。血栓性静脉炎在活动期,栓子比较松软,易于脱落。脱落的血栓迅速通过大静脉、右心到达肺动脉,而发生肺栓塞。

(二)心肺疾病

心肺疾病是肺动脉栓塞的主要危险因素。在肺栓塞患者中约有 40% 合并有心肺疾病,特别是心房纤颤、心力衰竭和亚急性细菌性心内膜炎者发病率较高。风湿性心脏病、动脉硬化性心脏病、肺源性心脏病也容易合并肺栓塞。栓子的来源以右心腔血栓最多见,少数也来源于静脉系统。

(三)肿瘤

恶性肿瘤患者易并发肺栓塞的原因可能与凝血机制异常有关。胰腺、肺、胃肠、泌尿系肿瘤均易合并肺栓塞。肺栓塞有时先于肿瘤的发现,成为肿瘤存在的信号。

(四)妊娠和分娩

孕妇肺栓塞的发生率比同龄未孕妇高 7 倍,尤以产后和剖宫产术后发生率最高。妊娠时腹腔内压增加和激素松弛血管平滑肌及盆腔静脉受压可引起静脉血流缓慢,改变血液流变学特性,加重静脉血栓形成。此外,妊娠期凝血因子和血小板增加,血浆素原—血浆素蛋白溶解系统活性降低。这些改变对血栓形成起到了促进作用。

(五)其他

大面积烧伤和软组织创伤也可并发肺栓塞,可能因受伤组织释放的某些物质损伤肺血管内皮,引起了多发性肺微血栓形成。没有明显的促发因素时,还应考虑到遗传性抗凝血素减少或纤维蛋白溶酶原激活抑制剂增加等因素。

二、临床表现及特征

肺栓塞的临床表现多种多样,主要取决于栓子的大小、堵塞的肺段数、发生的速度,及患者基础的心肺功能储备状况,包括以下几种类型。①猝死型:在发病后 1 小时内死亡,系有大块血栓堵塞肺动脉,出现所谓"断流"征,使血液循环难以维持所致。②急性肺心病型:突然发生呼吸困难,有濒死感,低血压、休克、发绀、肢端湿冷、右心衰竭。③肺梗死型:突然气短、胸痛、咯血及胸膜摩擦音或胸腔积液。④不能解释的呼吸困难:栓塞面积相对较小,死腔增加。⑤慢性栓塞性肺动脉高压:起病缓慢,发现较晚,主要表现为肺动脉高压,右心功能不全,病情呈持续性、进行性。

(一)症状

1. 呼吸困难

占 80%～90%,为肺栓塞最常见的症状,表现为活动后呼吸困难,在肺栓塞面积较小时,活动后呼吸困难可能是肺栓塞的唯一的症状。

2. 胸痛

占 65%～88%,为胸膜痛或心绞痛的表现。胸膜痛提示可能有肺梗死存在。而当有较大的栓子栓塞时,可出现剧烈的胸骨后疼痛,向肩及胸部放散,酷似心绞痛发作。

3. 咳嗽

20%～37%的患者出现干咳,或有少量白痰,有时伴有喘息。

4. 咯血

一般为小量的鲜红色血,数日后可变成暗红色,发生率为 25%～30%。

5. 晕厥

占 13%左右,系由大面积肺栓塞引起的脑供血不足,也可能是慢性栓塞性肺动脉高压的唯一或最早出现的症状,常伴有低血压、右心衰竭和低氧血症。

6. 其他

约有半数患者出现惊恐,发生原因不明,可能与胸痛或低氧血症有关。巨大肺栓塞时可引起休克,常伴有烦躁、恶心、呕吐、出冷汗等。有典型肺梗死的胸膜性疼痛、呼吸困难和咯血三联征者不足 1/3。

(二)体征

没有特异性提示肺栓塞的阳性体征,因而经常将肺栓塞的阳性体征误认为是其他心肺疾病的体征。

1. 一般体征

约半数患者出现发热,为肺梗死或肺出血、血管炎引起,多数为低热,可持续 1 周左右,如果合并肺部感染时也可以出现高热;70% 的患者出现呼吸急促;由于肺内分流可以出现发绀;40% 有心动过速;当有大块肺栓塞时可出现低血压。

2. 呼吸系统

当出现一侧肺叶或全肺栓塞时,可出现气管向患侧移位,叩诊浊音,肺部可听到哮鸣音和干湿啰音及肺血管杂音,发生肺梗死时,部分患者可出现胸膜摩擦音及胸腔积液的相应体征。

3. 心脏血管系统

可以出现肺动脉高压及右心功能不全的相应体征,如肺动脉瓣区第二心音亢进($P_2 >$ A_2);肺动脉瓣区及三尖瓣区可闻及收缩期反流性杂音,也可听到右心性房性奔马律和室性奔马律。右心衰竭时可出现颈静脉充盈、搏动增强,第二心音变为正常或呈固定性分裂,肝脏增大、肝颈静脉回流征阳性和下肢水肿。

下肢深静脉血栓的检出对肺栓塞有重要的提示作用。双下肢检查常见单侧或双侧肿胀,多不对称,常伴有压痛、浅静脉曲张,病史长者可出现色素沉着。

(三)辅助检查

1. 实验室检查

(1)血常规:白细胞数增多,但很少超过 $1.5 \times 10^9/L$。

(2)血沉增快。

(3)血清胆红素增高,以间接胆红素升高为主。

(4)血清酶学(包括乳酸脱氢酶、AST 等)同步增高,但肌酸磷酸激酶(CPK)不高。

(5)D-二聚体(D-Dimer,DD):为特异性的纤维蛋白降解产物。DD 敏感性和特异性取决于所用的检测方法。用酶联免疫吸附法(ELISA)检测证明诊断肺栓塞的敏感性为 97%。通常以 $500\mu g/L$ 作为分界值,当 DD 低于此值时,可以除外肺栓塞或深部静脉血栓(DVT)。但是,DD 的检测存在假阳性结果,在其他如感染和恶性肿瘤等病理状态下,DD 也可以升高。用 DD 诊断肺栓塞的特异性仅为 45%,因此,DD 只能用来作为除外肺栓塞的指标,而不能作为肺栓塞或 DVT 的确诊指标。

(6)血气检查:患者可出现低氧血症和低碳酸血症,肺泡动脉氧分压差 $P_{(A-a)}O_2$ 增加,但血气正常也不能排除肺栓塞。当 $PaO_2 < 50mmHg$ 时,提示肺栓塞面积较大。$P_{(A-a)}O_2$ 的计算公式为:$P_{(A-a)}O_2 = 150 - 1.5 \times PaCO_2 - PaO_2$,正常值为 5～15mmHg。

2. 特殊检查

(1)心电图:心电图的常见表现为动态出现 $S_1 Q_{III} T_{III}$ 征(即肢体导联 I 导出现 S 波,III 导出现 Q 波和 T 波倒置)及 $V_{1,2}$ T 波倒置、肺性 P 波及完全或不完全性右束支传导阻滞。

(2)胸部 X 线检查:常见 X 线征象为栓塞区域的肺纹理减少及局限性透过度增加。肺梗死时可见肺梗死阴影,多呈楔形,凸向肺门,底边朝向胸膜,也可呈带状、球状、半球状及肺不张影。另外可以出现肺动脉高压征,即右下肺动脉干增粗及残根现象。急性肺心病时可见右心增大征。

(3)放射性核素肺扫描:是安全、无创的肺栓塞的诊断方法。肺栓塞者肺灌注扫描的典型表现是呈肺段分布的灌注缺损。肺灌注扫描的敏感性高,一般内径大于3mm的肺血管堵塞时,肺扫描的结果可全部异常。然而,肺灌注扫描的特异性不高,许多疾病也可引起肺灌注缺损,导致假阳性的结果。另外,对于小血管的栓塞,肺灌注扫描也可出现假阴性的结果。因而,必须结合临床,才能对缺损的意义做出全面的判断,提高诊断的准确性。为提高肺栓塞的诊断率,可将肺通气扫描和灌注扫描结合分析,如果通气扫描正常而灌注扫描呈典型改变,可诊断肺栓塞;如肺扫描既无通气区,也无血流灌注,可见于肺梗死和其他任何肺脏本身的疾病,如需进一步明确肺梗死诊断时,可行肺动脉造影检查。

(4)心脏超声检查:对于肺栓塞,超声诊断的直接依据是检出肺动脉内栓子。位于主肺动脉或左右肺动脉内的血栓可被超声检出,对于存在左右肺动脉远的血栓则无法显示。超声检查主要通过检出肺栓塞所造成的血流动力学改变提供诊断信息。急性肺栓塞通常有以下发现。①心腔内径及容量改变:右心增大尤以右心室增大显著,发生率在67%~100%,左心室减小,RV/LV的比值明显增大,该比值越高,提示肺血管床减少的面积越大。②室间隔运动异常:表现为与左心室后壁的同向运动,并随着呼吸的加深变化幅度增大。③三尖瓣环扩张伴有少至中量的三尖瓣反流。④肺动脉高压,如患者既往无肺部疾病史,出现急性心肺功能异常时,检出上述异常应高度怀疑急性肺栓塞。

(5)CT及MRI检查:螺旋CT可直接显示肺血管,属于非创伤性检查,比经食管和经胸部的超声心动图具有更高的敏感性和特异性,目前正日益普及。其诊断段或以上的肺动脉栓塞的敏感性为75%~100%,特异性为76%~100%。但尚不能可靠地诊断段以下的肺动脉栓塞。直接征象可见肺动脉半月形或环形充盈缺损或完全梗阻,间接征象包括主肺动脉扩张或左右肺动脉扩张,血管断面细小缺支,肺梗死灶或胸膜改变等。有人认为,螺旋CT应完全替代肺通气灌注扫描并成为有肺栓塞症状患者的首选检查方法。当CT检查有禁忌证时,MRI检查可以作为替代方法。

(6)肺动脉造影:选择性肺动脉造影可提供绝大部分肺血管性疾病的定性定位诊断和鉴别诊断的证据,是目前临床诊断肺栓塞的最佳确诊的方法。它不仅可明确诊断,还可显示病变部位、范围、程度和肺循环的某些功能状态。肺动脉造影常见的征象如下:①肺动脉及其分支充盈缺损,诊断价值最高;②栓子堵塞造成的肺动脉截断现象;③肺动脉堵塞引起的肺野无血流灌注,不对称的血管纹理减少,肺透过度增强;④栓塞部位出现"剪枝征";⑤栓子不完全堵塞时,可见肺动脉分支充盈和排空延迟。

肺动脉造影检查属有创性检查方法,有一定的危险性,且价格昂贵,适用于临床高度怀疑肺栓塞,而灌注扫描不能明确做出诊断及需要鉴别肺栓塞还是肺血管其他病变者。对临床诊断清楚,拟采用内科保守治疗的患者,造影并非必要。

约70%以上的肺动脉栓塞的栓子来自下肢深静脉血栓,因此静脉血栓的发现虽不能直接诊断肺栓塞,但却能给予很大的提示。但50%的下肢深静脉血栓患者无临床症状和体征,需依靠检查明确。下肢静脉造影是诊断下肢深静脉血栓的最可靠方法,但需注意有引起栓子脱落的可能性,目前应用较少。多普勒超声血管检查、放射性核素静脉造影、肢体阻抗容积图等均是诊断深静脉血栓的常用方法,具有较高的敏感性和特异性。

三、诊断及鉴别诊断

肺栓塞的临床误诊、漏诊率相当高,国外尸检发现肺栓塞的漏诊率为 67%,国内外医院资料显示院外误诊率为 79%。究其原因主要是对肺栓塞的诊断意识不强,认为肺栓塞是少见甚至是罕见病,很少将它作为诊断和鉴别诊断内容。减少误诊、漏诊的首要条件是提高对肺栓塞的认识,当临床发现以下情况时,应高度疑诊肺栓塞,需进一步做相应检查以确诊。①劳力性呼吸困难。②原有疾病发生突然变化,呼吸困难加重或外伤后呼吸困难、胸痛、咯血。③发作性晕厥。④不能解释的休克。⑤低热、血沉增快、黄疸、发绀等。⑥X 线胸片肺野有圆形或楔形阴影。⑦肺扫描有血流灌注缺损。⑧有发生肺栓塞的基础疾病,如下肢无力、静脉曲张,以及不对称性下肢浮肿和血栓性静脉炎。

仅凭临床表现诊断肺栓塞是绝对不可靠的,但在进行辅助检查前对是否存在肺栓塞的临床可能性进行认真评价很有必要,而且有助于对怀疑肺栓塞的患者进行有针对性的辅助检查。研究人员根据临床表现将肺栓塞的可能性进行预测,对诊断有一定的指导意义,对存在可能性的患者应按程序进行诊断和鉴别诊断。

1. 肺炎

肺栓塞时可出现发热、胸痛、咳嗽、白细胞计数增多,X 线胸片有浸润阴影等易与肺炎相混淆。如果注意到较明显的呼吸困难、下肢静脉炎、X 线胸片部分肺血管纹理减少及血气异常等,再进一步做肺通气/灌注扫描,多能予以鉴别。

2. 胸膜炎

约 1/3 肺栓塞患者可发生胸腔积液,易被误诊为结核性胸膜炎。但并发胸腔积液的肺栓塞患者缺乏结核中毒症状,胸腔积液多为血性、量少、吸收较快,X 线胸片同时发现吸收较快的肺浸润影。

3. 冠状动脉供血不足

年龄较大的急性肺栓塞患者,可出现胸闷、胸痛、气短的症状,并同时伴有心电图胸前导联 $V_{1,2}$ 甚至到 V_4 T 波倒置时易诊断为冠状动脉供血不足。通常肺栓塞的心电图除 ST-T 改变外,心电轴右偏明显或出现 $S_I Q_{III} T_{III}$ 及"肺性 P 波",心电图改变常在 1~2 个月内好转或消失。

4. 胸主动脉夹层动脉瘤

急性肺栓塞剧烈胸痛,上纵隔阴影增宽,胸腔积液伴休克者需与夹层动脉瘤相鉴别,后者多有高血压病史,疼痛部位广泛,与呼吸无关,发绀不明显,超声心动图检查有助于鉴别。

四、急救处理

治疗措施的选择取决于病情的严重性。包括一般治疗、抗凝、溶栓和外科治疗。

(一)一般治疗

对突然发病者,应予急救处理。

(1)吸氧,纠正低氧血症。

(2)剧烈胸痛时,可给麻醉性止痛药哌替啶或吗啡。

(3)血流动力学不稳定,低血压或休克时,宜监测中心静脉压(CVP),给以输液、多巴胺或间羟胺,纠正右心衰竭,控制心律失常。

(4)用阿托品或山莨菪碱(654-2)预防和解除肺血管和冠状动脉反射性痉挛。

(二)抗凝治疗

当临床高度疑似或诊断为 PE,无抗凝的绝对禁忌证时,应立即开始抗凝治疗,其可以引发血栓溶解,使肺灌注改善;减少静脉血栓,防止 PE 复发;使栓块快速消散,防止慢性血管闭塞发展,减少或防止肺动脉高压的发生。抗凝方法如下。

1.肝素

肝素持续静脉滴注,先给负荷量 100~200U/kg 静注,后连续静滴 1000U/h 左右,使部分凝血活酶时间(APTT)和凝血时间保持在正常对照 1.5~2.5 倍。根据监测的凝血指标,随时调整肝素剂量;如应用肝素并发出血时,可暂中断肝素数小时;若出血明显可用等量的鱼精蛋白对抗肝素的作用。待出血停止后再用小剂量肝素治疗,使 APTT 维持在治疗范围的下限。使用肝素也可间歇静脉注射或间歇皮下注射给药法,一般使用 5~7 天。

2.低分子肝素

0.4mL,2 次/天,皮下注射。

3.常用口服抗凝剂

(1)新抗凝片,首剂 2~4mg,维持量 1~2mg/d。

(2)华法林,首剂 15~20mg,次日 5~10mg,维持量 2.5~5mg/d。口服抗凝药需 1~2 天后才发挥抗凝作用,故应与肝素重叠 1~2 天。需监测凝血酶原时间,使其延长到正常对照的1.5~2.5 倍。

(三)溶栓治疗

溶栓治疗(TT),即使用溶栓制剂溶解静脉血栓和肺栓子,恢复阻塞的血液循环。

1.适应证

(1)确诊为急性 PE,经肺通气/灌注扫描显示灌注缺损 3 个肺段以上。

(2)临床出现呼吸困难、胸痛、晕厥、休克等血流动力学不稳定者。

(3)年龄一般不超过 70 岁。

(4)发病后 3 周以内。

(5)近 2 周内无活动性出血及外伤史,近 2 个月内无脑中风及颅内手术。

2.溶栓制剂

目前临床使用的溶栓制剂有以下几种。

(1)尿激酶(UK):一般宜先给负荷量 4400U/kg,10 分钟内静脉输入,维持量为每小时4400U/kg 静脉滴注,连用 1~2 天;或用 UK50 万 U/d,静脉滴注 5~7 天。

(2)链激酶(SK):负荷量 25 万 U,30 分钟内静脉输入,后以 10 万 U/h,静脉滴注,连用 1~2 天。

(3)重组组织型纤溶酶原激活剂(rt-PA):首次量 50mg,多数病例可溶栓成功,少数需再增加剂量。

(4)新溶栓制剂:有乙酰化纤维蛋白溶酶原-链激酶激活剂复合物(APSAC)、重组链激酶(r-SK)重组葡激酶(r-SAK)等,已在临床应用。

(5)肺动脉内 TT:对濒危状态病例,有条件时可通过 Swan-Ganz 导管,把溶栓药物直接滴入肺动脉,使阻塞的血管通畅。

3.并发症

主要是出血,其发生率为18%～27%,有创性监测时还要增高。在TT前后应监测血小板、凝血酶原时间、部分凝血活酶时间等,警惕出血的发生。

(四)外科治疗

1.肺栓子切除术

适用于:①血栓在主肺动脉或左右肺动脉处,肺血管堵塞50%以上;②抗凝及(或)TT失败或有禁忌证;③经治疗患者仍有休克、严重低血氧者。使用跨静脉导管或外科行栓子切除术,可明显降低PE的病死率。

2.腔静脉阻断术

用于预防下肢或盆腔静脉的血栓再次脱落进入肺循环。方法有:①下腔静脉伞式过滤器,即从颈内静脉或股静脉插入直至下腔静脉远端,敞开伞式过滤器,使下腔静脉部分阻塞,留滞3mm以上的血栓;②下腔静脉折叠术,采用缝合线间隔缝合或塑料夹使下腔静脉折叠。这两种方法均可能有并发症。

第四节　重症哮喘

支气管哮喘(简称哮喘)是常见的慢性呼吸道疾病之一,近年来其患病率在全球范围内有逐年增加的趋势,参照全球哮喘防治创议(GINA)和我国2008年版支气管哮喘防治指南,将定义重新修订为:哮喘是由多种细胞包括气道的炎性细胞和结构细胞(如嗜酸性粒细胞、肥大细胞、T细胞、中性粒细胞、平滑肌细胞、气道上皮细胞等)和细胞组分参与的气道慢性炎症性疾病。这种慢性炎症导致气道高反应性,通常出现广泛多变的可逆性气流受限,并引起反复发作性的喘息、气急、胸闷或咳嗽等症状,常在夜间和(或)清晨发作、加剧,多数患者可自行缓解或经治疗缓解。如果哮喘急性发作,虽经积极吸入糖皮质激素($\leqslant 1000\mu g/d$)和应用长效 β_2 受体激动药或茶碱类药物治疗数小时,病情不缓解或继续恶化;或哮喘呈暴发性发作,哮喘发作后短时间内即进入危重状态,则称为重症哮喘。如病情不能得到有效控制,可迅速发展为呼吸衰竭而危及生命,故需住院治疗。

一、病因和发病机制

(一)病因

哮喘的病因还不十分清楚,目前认为同时受遗传因素和环境因素的双重影响。

(二)发病机制

哮喘的发病机制并不完全清楚,可能是免疫—炎症反应、神经机制和气道高反应性及其之间的相互作用。重症哮喘目前已经基本明确的发病因素主要有以下几种。

1.诱发因素的持续存在

诱发因素的持续存在使机体持续地产生抗原—抗体反应,发生气道炎症、气道高反应性和支气管痉挛,在此基础上,支气管黏膜充血水肿、大量黏液分泌并形成黏液栓,阻塞气道。

2.呼吸道感染

细菌、病毒及支原体等的感染可引起支气管黏膜充血肿胀及分泌物增加,加重气道阻塞;某些微生物及其代谢产物还可以作为抗原引起免疫—炎症反应,使气道高反应性加重。

3.糖皮质激素使用不当

长期使用糖皮质激素常常伴有下丘脑—垂体—肾上腺皮质轴功能抑制,突然减量或停用,可造成体内糖皮质激素水平的突然降低,造成哮喘的恶化。

4.脱水、痰液黏稠、电解质紊乱

哮喘急性发作时,呼吸道丢失水分增加、多汗造成机体脱水,痰液黏稠不易咳出而阻塞大小气道,加重呼吸困难,同时由于低氧血症可使无氧酵解增加,酸性代谢产物增加,合并代谢性酸中毒,使病情进一步加重。

5.精神心理因素

许多学者提出,心理、社会因素通过对中枢神经、内分泌和免疫系统的作用而导致哮喘发作,是使支气管哮喘发病率和病死率升高的一个重要因素。

二、病理生理

重症哮喘的支气管黏膜充血水肿、分泌物增多甚至形成黏液栓及气道平滑肌的痉挛导致呼吸道阻力在吸气和呼气时均明显升高,小气道阻塞,肺泡过度充气,肺内残气量增加,加重吸气肌肉的负荷,降低肺的顺应性,内源性呼气末正压(PEEPi)增大,导致吸气功耗增大。小气道阻塞,肺泡过度充气,相应区域毛细血管的灌注减低,引起肺泡通气/血流(V/Q)比例的失调,患者常出现低氧血症。多数患者表现为过度通气,通常 $PaCO_2$ 降低,若 $PaCO_2$ 正常或升高,应警惕呼吸衰竭的可能性或是否已经发生了呼吸衰竭。重症哮喘患者,若气道阻塞不迅速解除,潮气量将进行性下降,最终将会发生呼吸衰竭。哮喘发作持续不缓解,也可能出现血液循环的紊乱。

三、临床表现

1.症状

重症哮喘患者常出现极度严重的呼气性呼吸困难,被迫采取坐位或端坐呼吸,干咳或咳大量白色泡沫痰,不能讲话、紧张、焦虑、恐惧、大汗淋漓。

2.体征

患者常出现呼吸浅快,呼吸频率>30 次/分,可有三凹征,呼气期两肺满布哮鸣音,也可哮鸣音不出现,即所谓的"寂静胸",心率增快(>120 次/分),可有血压下降,部分患者出现奇脉、胸腹反常运动、意识障碍,甚至昏迷。

四、实验室检查和其他检查

1.痰液检查

哮喘患者痰涂片显微镜下可见到较多嗜酸性粒细胞、脱落的上皮细胞。

2.呼吸功能检查

哮喘发作时,呼气流速指标均显著下降,第 1 秒用力呼气容积(FEV_1)、第 1 秒用力呼气容积占用力肺活量比值($FEV_1/FVC\%$,即 1 秒率)及呼气峰值流速(PEF)均减少。肺容量指标可见用力肺活量减少、残气量增加、功能残气量和肺总量增加,残气占肺总量百分比增高。大多数成人哮喘患者呼气峰值流速<50%预计值则提示重症发作,呼气峰值流速<33%预计值提示危重或致命性发作,需做血气分析检查以监测病情。

3.血气分析

由于气道阻塞且通气分布不均,通气/血流比例失衡,大多数重症哮喘患者有低氧血症,$PaO_2 < 8.0kPa(60mmHg)$,少数患者 $PaO_2 < 6.0kPa(45mmHg)$,过度通气可使 $PaCO_2$ 降低,pH 上升,表现为呼吸性碱中毒;若病情进一步发展,气道阻塞严重,可有缺氧及 CO_2 潴留,$PaCO_2$ 上升,血 pH 下降,出现呼吸性酸中毒;若缺氧明显,可合并代谢性酸中毒。$PaCO_2$ 正常往往是哮喘恶化的指标,高碳酸血症是哮喘危重的表现,需给予足够的重视。

4.胸部 X 线检查

早期哮喘发作时可见两肺透亮度增强,呈过度充气状态,并发呼吸道感染时可见肺纹理增加及炎性浸润阴影。重症哮喘要注意气胸、纵隔气肿及肺不张等并发症的存在。

5.心电图检查

重症哮喘患者心电图常表现为窦性心动过速、电轴右偏,偶见肺性 P 波。

五、诊断

1.哮喘的诊断标准

(1)反复发作喘息、气急、胸闷或咳嗽,多与接触变应原、冷空气、物理、化学性刺激及病毒性上呼吸道感染、运动等有关。

(2)发作时双肺可闻及散在性或弥漫性以呼气相为主的哮鸣音,呼气相延长。

(3)上述症状和体征可经治疗缓解或自行缓解。

(4)排除其他疾病所引起的喘息、气急、胸闷和咳嗽。

(5)临床表现不典型者(如无明显喘息或体征),应至少具备以下 1 项试验阳性。①支气管激发试验或运动激发试验阳性;②支气管舒张试验阳性,第 1 秒用力呼气容积增加≥12%,且第 1 秒用力呼气容积增加绝对值≥200mL;③呼气峰值流速日内(或 2 周)变异率≥20%。

符合(1)～(4)条或(4)～(5)条者,可以诊断为哮喘。

2.哮喘的分期及分级

根据临床表现,哮喘可分为急性发作期、慢性持续期和临床缓解期。急性发作是指喘息、气促、咳嗽、胸闷等症状突然发生,或原有症状急剧加重,常有呼吸困难,以呼气流量降低为其特征,常因接触变应原、刺激物或呼吸道感染诱发。哮喘急性发作时病情严重程度可分为轻度、中度、重度、危重 4 级(表 2-1)。

表 2-1 哮喘急性发作时病情严重程度的分级

临床特点	轻度	中度	重度	危重
气短	步行、上楼时	稍事活动	休息时	
体位	可平卧	喜坐位	端坐呼吸	
谈话方式	连续成句	常有中断	仅能说出字和词	不能说话
精神状态	可有焦虑或尚安静	时有焦虑或烦躁	常有焦虑、烦躁	嗜睡、意识模糊
出汗	无	有	大汗淋漓	
呼吸频率(次/分)	轻度增加	增加	>30	
辅助呼吸肌活动及三凹征	常无	可有	常有	胸腹矛盾运动

（续表）

临床特点	轻度	中度	重度	危重
哮鸣音	散在,呼气末期	响亮、弥漫	响亮、弥漫	减弱甚至消失
脉率(次/分)	<100	100～120	>120	脉率变慢或不规则
奇脉(深吸气时收缩压下降,mmHg)	无,<10	可有,10～25	常有,>25	无
使用 β_2 受体激动药后呼气峰值流速占预计值或个人最佳值%	>80%	60%～80%	<60%或<100L/min或作用时间<2小时	
PaO_2(吸空气,mmHg)	正常	≥60	<60	<60
$PaCO_2$(mmHg)	<45	≤45	>45	>45
SaO_2(吸空气,%)	>95	91～95	≤90	≤90
pH				降低

六、鉴别诊断

1. 左侧心力衰竭引起的喘息样呼吸困难

(1)患者多有高血压、冠状动脉粥样硬化性心脏病、风湿性心脏病和二尖瓣狭窄等病史和体征。

(2)阵发性咳嗽,咳大量粉红色泡沫痰,两肺可闻及广泛的湿啰音和哮鸣音,左心界扩大,心率增快,心尖部可闻及奔马律。

(3)胸部 X 线及心电图检查符合左心病变。

(4)鉴别困难时,可雾化吸入 β_2 受体激动药或静脉注射氨茶碱缓解症状后,进一步检查,忌用肾上腺素或吗啡,以免发生危险。

2. 慢性阻塞性肺疾病

(1)中老年人多见,起病缓慢、病程较长,多有长期吸烟或接触有害气体的病史。

(2)慢性咳嗽、咳痰,晨间咳嗽明显,气短或呼吸困难逐渐加重。有肺气肿体征,两肺可闻及湿啰音。

(3)慢性阻塞性肺疾病急性加重期和哮喘区分有时十分困难,用支气管扩张药和口服或吸入激素做治疗性试验可能有所帮助。慢性阻塞性肺疾病也可与哮喘合并同时存在。

3. 上气道阻塞

(1)呼吸道异物者有异物吸入史。

(2)中央型支气管肺癌、气管支气管结核、复发性多软骨炎等气道疾病,多有相应的临床病史。

(3)上气道阻塞一般出现吸气性呼吸困难。

(4)胸部 X 线摄片、CT、痰液细胞学或支气管镜检查有助于诊断。

(5)平喘药物治疗效果不佳。

此外,应和变态反应性肺浸润、自发性气胸等相鉴别。

七、急诊处理

哮喘急性发作的治疗取决于发作的严重程度及对治疗的反应。对于具有哮喘相关死亡高危因素的患者,应给予高度重视。高危患者包括:①曾经有过气管插管和机械通气的濒于致死性哮喘的病史;②在过去1年中因为哮喘而住院或看急诊;③正在使用或最近刚刚停用口服糖皮质激素;④目前未使用吸入糖皮质激素;⑤过分依赖速效 β_2 受体激动药,特别是每月使用沙丁胺醇(或等效药物)超过1支的患者;⑥有心理疾病或社会心理问题,包括使用镇静药;⑦有对哮喘治疗不依从的历史。

(一)轻度和部分中度急性发作哮喘患者可在家庭中或社区中治疗

治疗措施主要为重复吸入速效 β_2 受体激动药,在第1小时内每次吸入沙丁胺醇 $100\sim200$ 或特布他林 $250\sim500\mu g$,必要时每20分钟重复1次,随后根据治疗反应,轻度患者调整为 $3\sim4$ 小时再用 $2\sim4$ 喷,中度 $1\sim2$ 小时用 $6\sim10$ 喷。如果对吸入性 β_2 受体激动药反应良好(呼吸困难显著缓解,呼气峰值流速占预计值>80%或个人最佳值,且疗效维持 $3\sim4$ 小时),通常不需要使用其他药物。如果治疗反应不完全,尤其是在控制性治疗的基础上发生的急性发作,应尽早口服糖皮质激素(泼尼松龙 $0.5\sim1mg/kg$ 或等效剂量的其他激素),必要时到医院就诊。

(二)部分中度和所有重度急性发作均应到急诊室或医院治疗

1. 联合雾化吸入 β_2 受体激动药和抗胆碱能药物

β_2 受体激动药通过对气道平滑肌和肥大细胞等细胞膜表面的 β_2 受体的作用,舒张气道平滑肌、减少肥大细胞脱颗粒和介质的释放等,缓解哮喘症状。重症哮喘时应重复使用速效 β_2 受体激动药,推荐初始治疗时连续雾化给药,随后根据需要间断给药(6次/天)。雾化吸入抗胆碱药物,如溴化异丙托品(常用剂量为 $50\sim125\mu g$,$3\sim4$ 次/天)、溴化氧托品等可阻断节后迷走神经传出支,通过降低迷走神经张力而舒张支气管,与 β_2 受体激动药联合使用具有协同、互补作用,能够取得更好的支气管舒张作用。

2. 静脉使用糖皮质激素

糖皮质激素是有效的控制气道炎症的药物,重度哮喘发作时应尽早静脉使用糖皮质激素,特别是对吸入速效 β_2 受体激动药初始治疗反应不完全或疗效不能维持者。如静脉及时给予琥珀酸氢化可的松($400\sim1000mg/d$)或甲泼尼龙($80\sim160mg/d$),分次给药,待病情得到控制和缓解后,改为口服给药(如静脉使用激素 $2\sim3$ 天,继之以口服激素 $3\sim5$ 天),静脉给药和口服给药的序贯疗法有可能减少激素用量和不良反应。

3. 静脉使用茶碱类药物

茶碱具有舒张支气管平滑肌作用,并具有强心、利尿、扩张冠状动脉、兴奋呼吸中枢和呼吸肌等作用。临床上在治疗重症哮喘时静脉使用茶碱作为症状缓解药,静脉注射氨茶碱[首次剂量为 $4\sim6mg/kg$,注射速度不宜超过 $0.25mg/(kg \cdot min)$,静脉滴注维持剂量为 $0.6\sim0.8mg/(kg \cdot h)$],茶碱可引起心律失常、血压下降甚至死亡,其有效、安全的血药浓度范围应在 $6\sim15\mu g/mL$,在有条件的情况下应监测其血药浓度,及时调整浓度和滴速。发热、妊娠、抗结核治疗可以降低茶碱的血药浓度;而肝疾患、充血性心力衰竭及合用西咪替丁(甲氰咪胍)、喹诺酮类、大环内酯类药物等可影响茶碱代谢而使其排泄减慢,增加茶碱的毒性作用,应引起重视,并酌情调整剂量。

4. 静脉使用 β_2 受体激动药

平喘作用较为迅速,但因全身不良反应的发生率较高,国内较少使用。

5.氧疗

使 $SaO_2 \geqslant 90\%$，吸氧浓度为 30% 左右，必要时增加至 50%，如有严重的呼吸性酸中毒和肺性脑病，吸氧浓度应控制在 30% 以下。

6.气管插管机械通气

重度和危重哮喘急性发作经过氧疗、全身应用糖皮质激素、β_2 受体激动药等治疗，临床症状和肺功能无改善，甚至继续恶化，应及时给予机械通气治疗，其指征主要包括意识改变、呼吸肌疲劳、$PaCO_2 > 6.0kPa(45mmHg)$ 等。可先采用经鼻（面）罩无创机械通气，若无效应及早行气管插管机械通气。哮喘急性发作机械通气需要较高的吸气压，可使用适当水平的呼气末正压治疗。如果需要过高的气道峰压和平台压才能维持正常通气容积，可试用允许性高碳酸血症通气策略，以减少呼吸机相关肺损伤。

第五节　重症肺炎

肺炎是指终末气道、肺泡和肺间质的炎症，可由病原微生物、理化因素、免疫损伤、过敏及药物所致。细菌性肺炎是最常见的肺炎，也是最常见的感染性疾病之一。

目前肺炎按患病环境分成社区获得性肺炎（community-acquired pneumonia，CAP）和医院获得性肺炎（hospital-acquired pneumonia，HAP），CAP 是指在医院外罹患的感染性肺实质炎症，包括具有明确潜伏期的病原体感染而在入院后平均潜伏期内发病的肺炎。HAP 亦称医院内肺炎（nosocomial pneumonia，NP），是指患者入院时不存在肺炎，也不处于潜伏期，而于入院 48 小时后在医院（包括老年护理院、康复院等）内发生的肺炎。HAP 还包括呼吸机相关性肺炎（ventilator associated pneumonia，VAP）和卫生保健相关性肺炎（healthcare associated pneumonia，HCAP）。CAP 和 HAP 年发病率分别为 12/1000 人口和 5/1000～10/1000 住院患者，近年发病率有增加的趋势。肺炎病死率门诊肺炎患者为 1%～5%，住院患者平均为 12%，入住重症监护病房（ICU）者约 40%。发病率和病死率高的原因与社会人口老龄化、吸烟、伴有基础疾病和免疫功能低下有关，如慢性阻塞性肺病、心力衰竭、肿瘤、糖尿病、尿毒症、神经疾病、药瘾、嗜酒、艾滋病、久病体衰、大型手术、应用免疫抑制剂和器官移植等。此外，也与病原体变迁、耐药菌增加、HAP 发病率增加、病原学诊断困难、不合理使用抗生素和部分人群贫困化加剧等有关。

重症肺炎至今仍无普遍认同的定义，需入住 ICU 者可认为是重症肺炎。目前一般认为，如果肺炎患者的病情严重到需要通气支持（急性呼吸衰竭、严重气体交换障碍伴高碳酸血症或持续低氧血症）、循环支持（血流动力学障碍、外周低灌注）及加强监护治疗（肺炎引起的脓毒症或基础疾病所致的其他器官功能障碍）时可称为重症肺炎。

一、病因和发病机制

正常的呼吸道免疫防御机制（支气管内黏液—纤毛运载系统、肺泡巨噬细胞等细胞防御的完整性等）使气管隆凸以下的呼吸道保持无菌。是否发生肺炎决定于两个因素：病原体和宿主因素。如果病原体数量多、毒力强和（或）宿主呼吸道局部和全身免疫防御系统损害，即可发生肺炎。病原体可通过下列途径引起社区获得性肺炎：①空气吸入；②血行播散；③邻近感染部位蔓延；④上呼吸道定植菌的误吸。医院获得性肺炎还可通过误吸胃肠道的定植菌（胃食管反流）和通过人工气道吸入环境中的致病菌引起。病原体直接抵达下呼吸道后，滋生繁殖,引起肺泡毛细血管充血、水肿,肺泡内纤维蛋白渗出及细胞浸润。

二、诊断

(一)临床表现特点

1.社区获得性肺炎

(1)新近出现的咳嗽、咳痰或原有呼吸道疾病症状加重,并出现脓性痰,伴或不伴胸痛。

(2)发热。

(3)肺实变体征和(或)闻及湿性啰音。

(4)白细胞计数$>10\times10^9$/L 或$<4\times10^9$/L,伴或不伴细胞核左移。

(5)胸部 X 线检查显示片状、斑片状浸润性阴影或间质性改变,伴或不伴胸腔积液。

以上 1~4 项中任何 1 项加第 5 项,排除非感染性疾病后可做出诊断。CAP 常见病原体为肺炎链球菌、支原体、衣原体、流感嗜血杆菌和呼吸病毒(甲、乙型流感病毒,腺病毒、呼吸合胞病毒和副流感病毒)等。

2.医院获得性肺炎

住院患者 X 线检查出现新的或进展的肺部浸润影加上下列 3 个临床症候中的 2 个或以上可以诊断为肺炎。

(1)发热超过 38℃。

(2)血白细胞计数增多或减少。

(3)脓性气道分泌物。

HAP 的临床表现、实验室和影像学检查特异性低,应注意与肺不张、心力衰竭和肺水肿、基础疾病肺侵犯、药物性肺损伤、肺栓塞和急性呼吸窘迫综合征等相鉴别。无感染高危因素患者的常见病原体依次为肺炎链球菌、流感嗜血杆菌、金黄色葡萄球菌、大肠杆菌、肺炎克雷伯杆菌等;有感染高危因素患者为金黄色葡萄球菌、铜绿假单胞菌、肠杆菌属、肺炎克雷伯杆菌等。

(二)重症肺炎的诊断标准

不同国家制定的重症肺炎的诊断标准有所不同,各有优缺点,但一般均注重对客观生命体征、肺部病变范围、器官灌注和氧合状态的评估,临床医生可根据具体情况选用。以下列出目前常用的几项诊断标准。

1.中华医学会呼吸病学分会 2006 年颁布的重症肺炎诊断标准

(1)意识障碍。

(2)呼吸频率≥30 次/分。

(3)$PaO_2<8.0kPa(60mmHg)$、氧合指数(PaO_2/FiO_2)$<39.90kPa(300mmHg)$,需行机械通气治疗。

(4)动脉收缩压$<12.0kPa(90mmHg)$。

(5)并发脓毒性休克。

(6)X 线胸片显示双侧或多肺叶受累,或入院 48 小时内病变扩大≥50%。

(7)少尿:尿量$<20mL/h$ 或$<80mL/4h$,或急性肾衰竭需要透析治疗。

符合 1 项或以上者可诊断为重症肺炎。

2.美国感染病学会(IDSA)和美国胸科学会(ATS)2007 年新修订的诊断标准

具有 1 项主要标准或 3 项或以上次要标准可认为是重症肺炎,需要入住 ICU。

(1)主要标准:①需要有创通气治疗;②脓毒性休克需要血管收缩剂。

（2）次要标准：①呼吸频率≥30 次/分；②PaO_2/FiO_2≤250mmHg；③多叶肺浸润；④意识障碍/定向障碍；⑤尿毒症（BUN≥7.14mmol/L）；⑥白细胞计数减少（白细胞<4×10^9/L）；⑦血小板计数减少（血小板<100×10^9/L）；⑧低体温（<36℃）；⑨低血压需要紧急的液体复苏。

说明：①其他指标也可认为是次要标准，包括低血糖（非糖尿病患者）、急性酒精中毒/酒精戒断、低钠血症、不能解释的代谢性酸中毒或乳酸升高、肝硬化或无脾；②需要无创通气也可等同于次要标准的①和②；③白细胞减少仅由感染引起。

3. 英国胸科学会（BTS）2001 年制定的 CURB 标准

标准一：存在以下 4 项核心标准的 2 项或以上即可诊断为重症肺炎：①新出现的意识障碍；②尿素氮（BUN）>7mmol/L；③呼吸频率≥30 次/分；④收缩压<12.0kPa（90mmHg）或舒张压≤8.0kPa（60mmHg）。

CURB 标准比较简单、实用，应用起来较为方便。

标准二：

（1）存在以上 4 项核心标准中的 1 项且存在以下 2 项附加标准时须考虑有重症倾向。附加标准包括：①PaO_2<8.0kPa（60mmHg）/SaO_2<92%（任何 FiO_2）；②胸片提示双侧或多叶肺炎。

（2）不存在核心标准但存在 2 项附加标准，并同时存在以下 2 项基础情况时，也须考虑有重症倾向。基础情况包括：①年龄≥50 岁；②存在慢性基础疾病。

如存在标准二中（1）（2）两种有重症倾向的情况时，需结合临床进行进一步评判。在（1）情况下需至少 12 小时后进行一次再评估。

CURB-65 即改良的 CURB 标准，标准在符合下列 5 项诊断标准中的 3 项或以上时即考虑为重症肺炎，需考虑收入 ICU 治疗：①新出现的意识障碍；②BUN>7mmol/L；③呼吸频率≥30 次/分；④收缩压<12.0kPa（90mmHg）或舒张压≤8.0kPa（60mmHg）；⑤年龄≥65 岁。

（三）严重度评价

评价肺炎病情的严重程度对于决定在门诊或入院治疗甚或 ICU 治疗至关重要。肺炎临床的严重性决定于 3 个主要因素：局部炎症程度、肺部炎症的播散和全身炎症反应。除此之外，患者如有下列其他危险因素会增加肺炎的严重度和死亡危险。

1. 病史

年龄>65 岁；存在基础疾病或相关因素，如慢性阻塞性肺病（COPD）、糖尿病、充血性心力衰竭、慢性肾功能不全、慢性肝病、1 年内住过院、疑有误吸、神志异常、脾切除术后状态、长期嗜酒或营养不良。

2. 体征

呼吸频率>30 次/分；脉搏≥120 次/分；血压<12.0/8.0kPa（90/60mmHg）；体温≥40℃或≤35℃，意识障碍；存在肺外感染病灶，如败血症、脑膜炎。

3. 实验室和影像学异常

白细胞计数>20×10^9/L 或<4×10^9/L，或中性粒细胞计数<1×10^9/L；呼吸空气时 PaO_2<8.0kPa（60mmHg）、PaO_2/FiO_2<39.9kPa（300mmHg），或 $PaCO_2$>6.7kPa（50mmHg）；血肌酐>106μmol/L 或 BUN>7.1mmol/L；血红蛋白<90g/L 或血细胞比容<30%；血浆白蛋白<

25g/L；败血症或弥漫性血管内凝血（DIC）的证据，如血培养阳性、代谢性酸中毒、凝血酶原时间和部分凝血活酶时间延长、血小板减少；X线胸片病变累及一个肺叶以上、出现空洞、病灶迅速扩散或出现胸腔积液。

为使临床医师更精确地做出入院或门诊治疗的决策，近几年用评分方法作为定量的方法在临床上得到了广泛的应用。PORT（肺炎患者预后研究小组）评分系统（表2-2）是目前常用的评价社区获得性肺炎（community acquired pneumonia，CAP）严重度及判断是否必须住院的评价方法，其也可用于预测CAP患者的病死率。其预测死亡风险分级如下：1～2级，≤70分，病死率0.1%～0.6%；3级，71～90分，病死率0.9%；4级，91～130分，病死率9.3%；5级，＞130分，病死率27.0%。PORT评分系统因可以避免过度评价肺炎的严重度而被推荐使用，即其可保证一些没必要住院的患者在院外治疗。

表2-2　PORT评分系统

患者特征	分值	患者特征	分值	患者特征	分值
年龄		脑血管疾病	10	实验室和放射学检查	
男性	−10	肾脏疾病	10	pH＜7.35	30
女性	＋10	体格检查		BUN＞11mmol/L（＞30mg/dL）	20
		意识改变	20	Na^+＜130mmol/L	20
并存疾病		呼吸频率＞30次/分	20	葡萄糖＞14mmol/L（＞250mg/dL）	10
肿瘤性疾病	30	收缩压＜12.0kPa（90mmHg）	20	血细胞比容＜30%	10
肝脏疾病	20	体温＜35℃或＞40℃	15	PaO_2＜8.0kPa（60mmHg）	10
充血性心力衰竭	10	脉率＞12次/分	10	胸腔积液	10

为避免评价CAP肺炎患者严重度的不足，可使用改良的BTS重症肺炎标准：呼吸频率≥30次/分，舒张压≤8.0kPa（60mmHg），BUN＞6.8mmol/L，意识障碍。4个因素中存在2个可确定患者的死亡风险更高。此标准因简单易用，且能较准确地确定CAP的预后而被广泛应用。

临床肺部感染积分（clinical pulmonary infection score，CPIS）（表2-3）则主要用于医院获得性肺炎（hospital acquired pneumonia，HAP），包括呼吸机相关性肺炎（ventilator-associated pneumonia，VAP）的诊断和严重度判断，也可用于监测治疗效果。此积分为0～12分，积分6分时一般认为有肺炎。

表2-3　临床肺部感染积分评分表

参数	标准	分值
体温	≥36.5℃，≤38.4℃	0
	≥38.5～38.9℃	1
	≥39℃或≤36℃	2
白细胞计数（×10^9）	≥4.0，≤11.0	0
	＜4.0，＞11.0	1
	杆状核白细胞	2
气管分泌物	＜14＋吸引	0
	≥14＋吸引	1
	脓性分泌物	2

（续表）

参数	标准	分值
氧合指数（PaO_2/FiO_2）	＞240 或急性呼吸窘迫综合征	0
	≤240	2
胸部 X 线	无渗出	0
	弥漫性渗出	1
	局部渗出	2
半定量气管吸出物培养（0,1＋,2＋,3＋）	病原菌≤1＋或无生长	0
	病原菌≥1＋	1
	革兰染色发现与培养相同的病原菌	2

三、治疗

（一）临床监测

1. 体征监测

监测重症肺炎的体征是一项简单、易行、有效的方法，患者往往有呼吸频率和心率加快、发绀、肺部病变部位湿啰音等。目前多数指南都把呼吸频率加快（≥30 次/分）作为重症肺炎诊断的主要或次要标准。意识状态也是监测的重点，神志模糊、意识不清或昏迷提示重症肺炎可能性。

2. 氧合状态和代谢监测

PaO_2、PaO_2/FiO_2、pH、混合静脉血氧分压（PvO_2）、胃张力测定、血乳酸测定等都可对患者的氧合状态进行评估。单次的动脉血气分析一般仅反映患者瞬间的氧合情况；重症患者或有病情明显变化者应进行系列血气分析或持续动脉血气监测。

3. 胸部影像学监测

重症肺炎患者应进行系列 X 线胸片监测，主要目的是及时了解患者的肺部病变是进展还是好转，是否合并有胸腔积液、气胸，是否发展为肺脓肿、急性呼吸窘迫综合征（acute respiratory distress syndrome，ARDS）等。检查的频度应根据患者的病情而定，如要了解病变短期内是否增大，一般每 48 小时进行一次检查评价；如患者临床情况突然恶化（呼吸窘迫、严重低氧血症等），在不能除外合并气胸或进展至 ARDS 时，应短期内复查；而当患者病情明显好转及稳定时，一般可 10～14 天后复查。

4. 血流动力学监测

重症肺炎患者常伴有脓毒症，可引起血流动力学的改变，故应密切监测患者的血压和尿量。这 2 项指标比较简单、易行，且非常可靠，应作为常规监测的指标。中心静脉压的监测可用于指导临床补液量和补液速度。部分重症肺炎患者可并发中毒性心肌炎或 ARDS，如临床上难于区分时，应考虑行漂浮导管检查。

5. 器官功能监测

包括脑功能、心功能、肾功能、胃肠功能、血液系统功能等，进行相应的血液生化和功能检查。一旦发现异常，要积极处理，注意防止多器官功能障碍综合征（multiple organ dysfunction syndrome，MODS）的发生。

6. 血液监测

包括外周血白细胞计数、C-反应蛋白、降钙素原、血培养等。

(二)抗生素治疗

经验性联合应用抗生素治疗重症肺炎的理论依据是联合应用能够覆盖可能的微生物并预防耐药的发生。对于铜绿假单胞菌肺炎，联用β内酰胺类和氨基糖苷类具有潜在的协同作用，优于单药治疗；然而氨基糖苷类抗生素的抗菌谱窄，毒性大，特别是对于老年患者，其肾损害的发生率比较高。临床应用氨基糖苷类时要注意其为浓度依赖性抗生素，一般要用足够剂量、提高峰药浓度以提高疗效，同时也应避免与毒性相关的谷浓度的升高。在监测药物的峰浓度时，庆大霉素和妥布霉素＞7μg/mL，或阿米卡星＞28μg/mL 的效果较好。氨基糖苷类的另一个不足是对支气管分泌物的渗透性较差，仅能达到血药浓度的 40%。此外，肺炎患者的支气管分泌物 pH 较低，在这种环境下许多抗生素活性都降低。因此，有时联合应用氨基糖苷类抗生素并不能增加疗效，反而增加了肾毒性。

目前对于重症肺炎，抗生素的单药治疗也已得到临床医生的重视。新的头孢菌素、碳青霉烯类、其他β内酰胺类和氟喹诺酮类抗生素由于抗菌效力强、广谱，并且耐细菌β内酰胺酶，故可用于单药治疗。即使对于重症 HAP，只要不是耐多药的病原体，如铜绿假单胞菌、不动杆菌和耐甲氧西林金黄色葡萄球菌（MRSA）等，仍可考虑抗生素的单药治疗。对重症 VAP 有效的抗生素一般包括亚胺培南、美罗培南、头孢吡肟和哌拉西林/他唑巴坦。对于重症肺炎患者来说，临床上的初始治疗常联用多种抗生素，在获得细菌培养结果后，如果没有高度耐药的病原体就可以考虑转为针对性的单药治疗。

临床上一般认为不适合单药治疗的情况如下。①可能感染革兰阳性、革兰阴性菌和非典型病原体的重症 CAP。②怀疑铜绿假单胞菌或肺炎克雷伯杆菌的菌血症。③可能是金黄色葡萄球菌和铜绿假单胞菌感染的 HAP。三代头孢菌素不应用于单药治疗，因其在治疗中易诱导肠杆菌属细菌产生β内酰胺酶而导致耐药发生。

对于重症 VAP 患者，如果为高度耐药病原体所致的感染则联合治疗是必要的。目前有 3 种联合用药方案。①β内酰胺类联合氨基糖苷类：在抗铜绿假单胞菌上有协同作用，但也应注意前面提到的氨基糖苷类的毒性作用。②2 个β内酰胺类联合使用：因这种用法会诱导出对两种药同时耐药的细菌，故虽然有过成功治疗的报道，仍不推荐使用。③β内酰胺类联合氟喹诺酮类：虽然没有抗菌协同作用，但也没有潜在的拮抗作用；氟喹诺酮类对呼吸道分泌物穿透性很好，对其疗效有潜在的正面影响。

对于铜绿假单胞菌所致的重症肺炎，联合治疗往往是必要的。抗假单胞菌的β内酰胺类抗生素包括青霉素类的哌拉西林、阿洛西林、氨苄西林、替卡西林、阿莫西林；第三代头孢菌素类的头孢他啶、头孢哌酮；第四代头孢菌素类的头孢吡肟；碳青霉烯类的亚胺培南、美罗培南；单酰胺类的氨曲南（可用于青霉素类过敏的患者）；β内酰胺类/β内酰胺酶抑制剂复合剂的替卡西林/克拉维酸钾、哌拉西林/他唑巴坦。其他的抗假单胞菌抗生素还有氟喹诺酮类和氨基糖苷类。

1. 重症 CAP 的抗生素治疗

重症 CAP 患者的初始治疗应针对肺炎链球菌（包括耐药肺炎链球菌）、流感嗜血杆菌、军团菌和其他非典型病原体，在某些有危险因素的患者还有可能为肠道革兰阴性菌属包括铜绿假单胞菌的感染。无铜绿假单胞菌感染危险因素的 CAP 患者，可使用β内酰胺类联合大环内酯类或氟喹诺酮类（如左氧氟沙星、加替沙星、莫西沙星等）。因目前为止还没有确立单药治疗重症 CAP 的方法，所以很难确定其安全性、有效性（特别是并发脑膜炎的肺炎）或用药剂量。可用于重症 CAP 并经验性覆盖耐药肺炎链球菌的 β 内酰胺类抗生素有头孢曲松、头孢噻肟、亚胺培南、美罗培南、头孢吡肟、氨苄西林/舒巴坦或哌拉西林/他唑巴坦。目前高达 40% 的肺炎链球菌对青霉素或其他抗生素耐药，其机制不是 β 内酰胺酶介导而是青霉素结合蛋白的改变。虽然不少 β 内酰胺类和氟喹诺酮类抗生素对这些病原体有效，但对耐药肺炎链球菌肺炎并发脑膜炎的患者应使用万古霉素治疗。如果患者有假单胞菌感染的危险因素（如支气管扩张、长期使用抗生素、长期使用糖皮质激素）应联合使用抗假单胞菌抗生素并应覆盖非典型病原体，如环丙沙星加抗假单胞菌 β 内酰胺类，或抗假胞菌 β 内酰胺类加氨基糖苷类加大环内酯类或氟喹诺酮类。

临床上选取任何治疗方案都应根据当地抗生素耐药的情况、流行病学和细菌培养及实验室结果进行调整。关于抗生素的治疗疗程目前也很少有资料可供参考，应考虑感染的严重程度，菌血症、多器官功能衰竭、持续性全身炎症反应和损伤等。一般来说，根据疾病的严重程度和宿主免疫抑制的状态，肺炎链球菌肺炎疗程为 7～10 天，军团菌肺炎的疗程需要 14～21 天。ICU 的大多数治疗都是通过静脉途径的，但近期的研究表明只要病情稳定、没有发热，即使在危重患者，3 天静脉给药后也可转为口服治疗，即序贯或转换治疗。转换为口服治疗的药物可选择氟喹诺酮类，因其生物利用度高，口服治疗也可达到同静脉给药一样的血药浓度。

由于嗜肺军团菌在重症 CAP 的相对重要性，应特别注意其的治疗方案。虽然目前有很多体外有抗军团菌活性的药物，但在治疗效果上仍缺少前瞻性、随机对照研究的资料。回顾性的资料和长期临床经验支持使用红霉素 4g/d 治疗住院的军团菌肺炎患者。在多肺叶病变、器官功能衰竭或严重免疫抑制的患者，在治疗的前 3～5 天应加用利福平。其他大环内酯类（克拉霉素和阿奇霉素）也有效。除上述之外，可供选择的药物有氟喹诺酮类（环丙沙星、左氧氟沙星、加替沙星、莫西沙星）或多西环素。氟喹诺酮类在治疗军团菌肺炎的动物模型中特别有效。

2. 重症 HAP 的抗生素治疗

HAP 应根据患者的情况和最可能的病原体而采取个体化治疗。对于早发的（住院 4 天内起病者）重症肺炎患者而没有特殊病原体感染危险因素者，应针对"常见病原体"治疗。这些病原体包括肺炎链球菌、流感嗜血杆菌、甲氧西林敏感的金黄色葡萄球菌和非耐药的革兰阴性细菌。抗生素可选择第二代、第三代、第四代头孢菌素、β 内酰胺类/β 内酰胺酶抑制剂复合剂、氟喹诺酮类或联用克林霉素和氨曲南。

对于任何时间起病、有特殊病原体感染危险因素的轻中症肺炎患者，有感染"常见病原体"和其他病原体危险者，应评估危险因素来指导治疗：如果有近期腹部手术或明确的误吸史，应注意厌氧菌，可在主要抗生素基础上加用克林霉素或单用 β 内酰胺类/β 内酰胺酶抑制剂复合剂；如果患者有昏迷或有头部创伤、肾衰竭或糖尿病史，应注意金黄色葡萄球菌感染，需针对性选择有效的抗生素；如果患者起病前使用过大剂量的糖皮质激素或近期有抗生素使用史，或长期 ICU 住院史，即使患者的 HAP 并不严重，也应经验性治疗耐药病原体。治疗方法是联用两种抗假单胞菌抗生素，如果气管抽吸物革兰染色见阳性球菌还需加用万古霉素（或可使用利奈唑胺或奎奴普丁/达福普汀）。所有的患者，特别是气管插管的 ICU 患者，经验性用药必须持续到痰培养结果出来之后。如果无铜绿假单胞菌或其他耐药革兰阴性细菌感染，则可根据药敏情况使用单一药物治疗。非耐药病原体的重症 HAP 患者可用任何以下单一药物治疗：亚胺培南、美罗培南、哌拉西林/他唑巴坦或头孢吡肟。

ICU 中 HAP 的治疗也应根据当地抗生素敏感情况，以及当地经验和对某些抗生素的偏爱而调整。每个 ICU 都有它自己的微生物药敏情况，而且这种情况随时间而变化，因而有必要经常更新经验用药的策略。经验用药中另一个需要考虑的是"抗生素轮换"策略，它是指标准经验治疗过程中有意更改抗生素使细菌暴露于不同的抗生素从而减少抗生素耐药的选择性压力，达到减少耐药病原体感染发生率的目的。"抗生素轮换"策略目前仍在研究之中，还有不少问题未能明确，包括每个用药循环应该持续多久？应用什么药物进行循环？这种方法在内科和外科患者的有效性分别有多高？循环药物是否应该针对革兰阳性细菌同时也针对革兰阴性细菌等。

在某些患者中，雾化吸入这种局部治疗可用以弥补全身用药的不足。氨基糖苷类雾化吸入可能有一定的益处，但只用于革兰阴性细菌肺炎全身治疗无效者。多黏菌素雾化吸入也可用于耐药铜绿假单胞菌的感染。

对于初始经验治疗失败的患者，应该考虑其他感染性或非感染性的诊断，包括肺曲霉感染。对持续发热并有持续或进展性肺部浸润的患者可经验性使用两性霉素 B。虽然传统上应使用开放肺活检来确定其最终诊断，但临床上是否活检仍应个体化。临床上还应注意其他的非感染性肺部浸润的可能性。

（三）支持治疗

支持治疗主要包括液体补充、血流动力学、通气和营养支持，起到稳定患者状态的作用，而更直接的治疗仍需要针对患者的基础病因。流行病学证据显示营养不良影响肺炎的发病和危重患者的预后。同样，临床资料也支持肠内营养可以预防肺炎的发生，特别是对于创伤的患者。对于严重脓毒症和多器官功能衰竭的分解代谢旺盛的重症肺炎患者，在起病 48 小时后应开始经肠内途径进行营养支持，一般把导管插入空肠进行喂养以避免误吸；如果使用胃内喂养，最好是维持患者半卧体位以减少误吸的风险。

（四）胸部理疗

拍背、体位引流和振动可以促进黏痰排出的效果尚未被证实。影响胸部理疗广泛应用的原因如下。①其有效性未被证实，特别是不能减少患者的住院时间。②费用高，需要专人使用。③有时引起 PaO_2 的下降。目前的经验是胸部理疗对于脓痰过多（$>30mL/d$）或严重呼吸肌疲劳不能有效咳嗽的患者是最为有用的，例如对囊性纤维化、COPD 和支气管扩张的患者。

使用自动化病床的侧翻疗法，有时加以振动叩击，是一种有效地预防外科创伤及内科患者肺炎的方法，但其地位仍不确切。

（五）促进痰液排出

雾化和湿化可降低痰的黏度，因而可改善不能有效咳嗽患者的排痰，然而雾化产生的大多水蒸气都沉积在上呼吸道并引起咳嗽，一般并不影响痰的流体特性。目前很少有数据支持湿化能特异性地促进细菌清除或肺炎吸收的观点。乙酰半胱氨酸能破坏痰液的二硫键，有时也用于肺炎患者的治疗，但由于其刺激性因而在临床应用上受到一定限制。痰中的 DNA 增加了痰液黏度，重组的 DNA 酶能裂解 DNA，已证实在囊性纤维化患者中有助于改善症状和肺功能，但对肺炎患者其价值尚未被证实。支气管舒张药也能促进黏液排出和纤毛运动频率，对 COPD 合并肺炎的患者有效。

第六节　急性肺脓肿

一、病因及发病机制

肺脓肿是由于各种病原菌感染产生肺部化脓性炎症、组织坏死、破坏、液化而形成。

正常人呼吸道的鼻腔、口咽部有大量细菌寄殖，据报道每毫升唾液中含有 10^8 个厌氧菌，比需氧菌含量高出 10 倍，齿缝中有更多的厌氧菌存在，牙周炎部位厌氧菌含量则更高。肺脓肿的致病菌与口咽部的寄殖菌之间密切相关，且常为多种细菌混合感染，其中厌氧菌感染占重要地位，常见的厌氧菌为产黑色素类杆菌、口腔类杆菌、核酸杆菌、消化球菌、消化链球菌、韦荣球菌、微需氧链球菌等。脆弱类杆菌也占一定比例，坏死梭杆菌已较少见。需氧菌、兼性厌氧菌主要为金葡菌、化脓链球菌（A 组溶血性链球菌）、肺炎杆菌、绿脓杆菌等，由于它们的毒力强、生长繁殖快，容易产生肺组织坏死，形成脓肿。其他（如大肠杆菌、变形杆菌、不动杆菌属、军团菌等）也偶尔可引起肺脓肿。

肺脓肿的发生途径主要为吸入性感染，占 60％ 以上，其次为肺外化脓性感染通过血道产生血源性肺脓肿和继发于其他肺部疾病的感染所致继发性肺脓肿。

1. 吸入性肺脓肿

深睡时约 50％ 正常人可将口咽部分泌物吸入肺部，但咳嗽反射和其他呼吸道正常防御机制，如支气管纤毛活动、肺泡巨噬细胞对细菌的吞噬作用而不致引起疾患。神志改变患者吸入的机会则更多，约占 75％，当咳嗽反射受到抑制和机体免疫功能减退时，若吸入含有大量细菌的上呼吸道分泌物，细菌就可能在肺部生长繁殖，产生化脓性肺炎引起组织坏死，脓肿形成，特别是口腔卫生不良、齿龈炎、牙周炎，以及齿槽脓溢、上呼吸道手术、全身麻醉、意识不清、食管病变、置鼻饲管、酗酒、体弱有基础疾病的老年人等更易于发病。少数病例可无明显吸入史。医院外感染的吸入性肺脓肿中，厌氧菌感染占重要比例，为 85％～93％，单纯厌氧菌感染占 1/3～3/4；而院内获得性感染肺脓肿中，厌氧菌占 25％ 左右。

2. 血源性肺脓肿

它是由于肺外部位感染病灶的细菌或脓毒性栓子经血道播散至肺部引起小血管梗塞，产生化脓性炎症、组织坏死导致肺脓肿。病原菌以金葡菌最为常见，往往来源于皮肤感染如痈疖、伤口感染、骨髓炎等。泌尿道、腹腔或盆腔感染产生败血症所致肺脓肿的致病菌常为革兰阴性杆菌，厌氧菌血行播散引起肺脓肿相对较少发生，其多起源于腹腔和盆腔感染，主要为脆弱类杆菌等类杆菌和厌氧性球菌等。

3. 继发性肺脓肿

其是在某些肺部疾病基础上继发感染所致，常见为支气管囊肿，支气管扩张、癌性空洞、肺结核空洞、支气管肿瘤或异物吸入阻塞支气管引起的远端肺化脓炎症等产生的脓肿。

4. 阿米巴肺脓肿

多继发于阿米巴肝脓肿。由于肝脓肿好发于肝右叶的顶部，易穿破膈肌至右肺下叶，形成阿米巴肺脓肿。

二、临床表现及特征

急性肺脓肿起病急骤、高热、畏寒，部分患者有寒战、咳嗽、咳黏液痰或黏液脓性痰，可伴患侧胸痛、气促。1～2周后有大量脓性痰咳出，每日量数百毫升，约60%痰带臭味，提示厌氧菌感染。咯血常见，约占80%，常有吸入史。单纯厌氧菌感染肺脓肿的症状有时发病较隐袭，病史常超过2周，开始仅出现乏力、低热、咳嗽，继而有明显中毒症状及咳脓性臭痰或有体重减轻、贫血等表现。血源性肺脓肿常有肺外感染史，先出现畏寒、高热，1～2周后始有咳嗽、咳少量黏痰、胸闷不适等呼吸道症状，少有咳脓臭痰或咯血。继发性肺脓肿起病缓慢，咳脓性痰量相对较少，一般少带臭味，发病前常伴有原发疾病的相应临床表现。初始肺部可无阳性体征发现，或于患侧出现湿啰音。随后出现实变体征，可闻及支气管呼吸音，肺脓腔较大时，支气管呼吸音更为明显，可能有空瓮声。病变累及胸膜可闻及摩擦音，产生脓胸或脓气胸则出现相应体征。

X线表现：早期胸片显示大片边缘模糊的致密阴影，约75%位于右上叶后段或下叶尖段；少数也可在基底段。病灶多紧贴胸膜或叶间裂。形成脓腔后，于立位可见带有液平的空洞，其周围有炎性浸润阴影；也可于开始见到多个小透亮区的炎症浸润，而后再融合成一较大空洞，多房空洞则出现多个液平，引流支气管阻塞可产生薄壁、张力性空洞，经治疗空洞缩小、关闭，炎症吸收、消散不留痕迹或仅留少许纤维条索状影，如伴脓胸即出现胸腔积液征象。

血源性肺脓肿开始见两肺多发性片状炎症阴影，边缘模糊，大小不一，主要位于两肺周围部位，以后逐渐边缘清楚呈圆形或椭圆形致密影，并形成含有液平的多个脓腔，治疗后炎症吸收，局部纤维化或形成气囊，以后逐渐消失。经常伴有胸腔积液或液气胸征象。

三、诊断及鉴别诊断

发病急、高热、畏寒、咳嗽、咳大量脓性臭痰为肺脓肿典型症状，有吸入史者对诊断更有帮助，周围血白细胞计数及中性粒细胞增多，胸部X线片显示脓肿或脓腔伴液平为诊断肺脓肿的重要依据。细菌学诊断可作痰或血培养鉴定致病菌，然而痰液检查往往受到口咽部寄居菌的污染，培养结果不能真正代表肺部感染的病原菌，为尽量减少污染，自下呼吸道直接采样的方法最为理想，尤其对厌氧菌感染的诊断更为必要。常用方法为经气管吸引或经纤支镜以防污染标本刷采样并做细菌定量培养，可获较为可靠的结果。

肺脓肿应与下列疾病相鉴别。

1. 细菌性肺炎

早期肺脓肿与细菌性肺炎在症状及X线表现上很相似。细菌性肺炎中肺炎球菌肺炎最常见，常有口唇疱疹、铁锈色痰而无大量黄脓痰。胸部X线片示肺叶或段实变或呈片状淡薄炎性病变，边缘模糊不清，但无脓腔形成。其他有化脓性倾向的细菌如葡萄球菌、肺炎杆菌肺炎等。通过痰或血的细菌分离可做出鉴别。

2. 空洞性肺结核

发病缓慢，病程长，常伴有结核毒性症状，如午后低热、乏力、盗汗、长期咳嗽、咯血等。胸部X线片示空洞壁较厚，其周围可见结核浸润病灶，或伴有斑点、结节状病变，空洞内一般无液平面，有时伴有同侧或对侧的结核播散病灶。痰中可找到结核杆菌。继发感染时，也可有多量黄脓痰，应结合过去史，在治疗继发感染的同时，反复查痰可确诊。

3.支气管肺癌

肿瘤阻塞支气管引起远端肺部阻塞性炎症,呈肺叶、段分布。癌灶坏死液化形成癌性空洞。发病较慢,常无或仅有低度毒性症状。胸部 X 线片示空洞常呈偏心、壁较厚、内壁凹凸不平,一般无液平面,空洞周围无炎症反应。由于癌肿经常发生转移,故常见到肺门淋巴结肿大。通过 X 线体层摄片、胸部 CT 扫描、痰脱落细胞检查和纤维支气管镜检查可确诊。

4.肺囊肿继发感染

肺囊肿呈圆形、腔壁薄而光滑,常伴有液平面,周围无炎性反应。患者常无明显的毒性症状或咳嗽。若有感染前的 X 线片相比较,则更易鉴别。

四、急救处理

上呼吸道、口腔的感染灶必须加以根治。口腔手术时,应将分泌物尽量吸出。昏迷或全身麻醉患者,应加强护理,预防肺部感染。早期和彻底治疗是根治肺脓肿的关键。治疗原则为抗炎和引流。

(一)抗生素治疗

急性肺脓肿的感染细菌(包括绝大多数的厌氧菌)都对青霉素敏感,疗效较佳,故最常用。剂量根据病情,严重者静脉滴注 240 万～1000 万 U/d,一般可用 160 万～240 万 U,每日分 2～3 次肌内注射。在有效抗生素治疗下,体温 3～10 日可下降至正常,一般急性肺脓肿经青霉素治疗均可获痊愈。脆性类杆菌对青霉素不敏感,可用林可霉素 0.5g,每日 3～4 次口服;或 0.6g 林可霉素,每日 2～3 次肌内注射;病情严重者可用 1.8g 林可霉素加于 5% 葡萄糖溶液 500mL 内,静脉滴注,每日 1 次。或氯林可霉素 0.15～0.3g,每日 4 次口服。或甲硝唑 0.4g,每日 3 次口服。嗜肺军团杆菌所致的肺脓肿,红霉素治疗有良效。抗生素疗程一般为 8～12 周,或直至临床症状完全消失,X 线片显示脓腔及炎性病变完全消散,仅残留条索状纤维阴影为止。在全身用药的基础上,加用局部治疗,如环甲膜穿刺、鼻导管气管内或经纤维支气管镜滴药,常用青霉素 80 万 U(稀释 2～5mL),滴药后按脓肿部位采取适当体位,静卧 1 小时。

血源性肺脓肿为脓毒血症的并发症,应按脓毒血症治疗。

(二)痰液引流

祛痰药如氯化铵 0.3g、氨溴索(沐舒痰)30mg、化痰片 500mg、祛痰灵 10mL,每日 3 次口服,可使痰液易咳出。痰浓稠者,可用气道湿化如蒸气吸入、超声雾化吸入等以利痰液的引流。患者一般情况较好,发热不高者,体位引流可助脓液的排出。使脓肿部位处于高位,在患部轻拍,每日 2～3 次,每次 10～15 分钟。有明显痰液阻塞征象,可经纤维支气管镜冲洗并吸引。

第七节　自发性气胸

气胸指肺组织及脏层胸膜破裂,或胸壁及壁层胸膜被穿透,空气进入胸膜腔,形成胸膜腔积气和肺脏萎缩。没有创伤或人为因素的情况下,肺组织及脏层胸膜自发性破裂,空气进入胸膜腔,称为自发性气胸。自发性气胸常继发于各种慢性胸肺疾病,可分为特发性与继发性气胸两种,特发性气胸指 X 线检查肺部未发现明显病变,而继发性气胸多继发于各种慢性胸肺疾病致肺组织或脏层胸膜破裂。

一、病因

1.胸部疾患

慢性支气管炎、支气管哮喘等合并肺气肿、支气管扩张、肺结核、肺大疱、肺脓肿和纵隔、食管肿瘤等。

2.特发性气胸

多见于瘦高体型的男性青壮年，可多次发生，病因不明。

二、诊断

1.病史

在剧咳、屏气或用力后发生。

2.症状

突发胸痛，伴刺激性咳嗽、严重气胸出现呼吸困难。张力性气胸、血气胸及心、肺功能不全可出现休克。

3.体征

气管向健侧移位，患侧有语音、语颤减弱或消失，胸部叩诊呈鼓音。

4.胸部 X 线检查

(1)气胸部位透亮度增加，无肺纹理。

(2)患侧肺向肺门收缩，密度增加，与胸腔气体之间有气胸线。

(3)少量气胸容易漏诊，可在呼气位拍照胸片。

(4)气胸侧可有少量液体，肋膈角钝。

三、鉴别诊断

(一)急性心肌梗死

突然胸痛，多位于心前区或胸骨后，与呼吸无关。可有心脏病的病史及体征，有心肌梗死的心电图与心肌酶谱改变，无气胸的体征与胸部 X 线表现。

(二)肺栓塞

可突然胸痛，呼吸困难，但常有咯血，有肺动脉栓塞，右室负荷增重的体征、心电图及胸片表现，而无气胸的体征与 X 线表现。

(三)气胸的分型

1.闭合型

胸膜破口较小，能自行闭合，患者仅感胸闷和轻度气促，无明显呼吸困难。

2.开放型

肺及胸膜破口较大，破口不能闭合，呼吸困难比较严重，虽经抽气但很快又出现呼吸困难。

3.张力型

破裂的肺组织和脏层胸膜形成单向活瓣，使空气只能进不能出，胸腔内气体越积越多，压力逐渐增高，导致严重呼吸困难，进行性气急、发绀、烦躁、大汗淋漓、四肢厥冷，甚至休克、昏迷。

四、治疗

(一)一般治疗

少量气胸、无明显症状、肺压缩<20%的闭合性气胸可无须处理,但需密切观察。

(二)对症治疗

取坐位或半卧位;缺氧者应吸氧;胸痛、咳嗽明显可给可待因0.03g内服;酌情应用镇静剂与抗生素。

(三)胸腔排气

1. 闭合型

经休息、对症处理后,气体自行吸收,病情好转,不需胸腔排气。肺压缩>20%,一般情况好,可选用胸腔穿刺排气。

2. 开放型

水封瓶闭合引流排气法适用于开放型气胸。在局麻下,在肋间切开小的切口,用套管针或选用胸腔导管插入胸腔,接水封瓶做闭式引流排气。

3. 张力型

选用持续负压吸引排气法适用于张力型气胸。在病情紧急无设备情况下,可用50mL注射器连接大针头、胶管,在患侧锁骨中线第2肋间上缘穿刺排气。新型的一次性胸腔闭式引流管,具有损伤小、易固定、不需外科缝合的特点。

(四)手术治疗

适合于胸膜裂口巨大且经内科排气不能复张、支气管胸膜瘘、多发性肺大疱或胸膜出血不止等情况。

第三章　消化系统急危重症

第一节　胃十二指肠溃疡急性并发症

胃、十二指肠局限性圆形或椭圆形全层黏膜缺损,称为胃十二指肠溃疡,因溃疡形成与胃酸-蛋白酶的消化作用有关,也称消化性溃疡。大部分消化性溃疡可用药物治愈,药物治疗无效的溃疡患者可导致急性穿孔、出血、幽门梗阻,是胃十二指肠溃疡的主要并发症,也是临床常见的急腹症,通常需要急诊手术处理。手术方式主要有单纯修补术和胃大部切除术。迷走神经切断曾作为治疗消化性溃疡的一种重要式式,近年来已逐渐弃用。对于幽门梗阻不能切除原发病灶的患者还可行胃-空肠短路手术。

自1880年Mikulicz实施首例溃疡病穿孔缝合以来,大网膜缝合修补至今仍是最普遍使用的方法。因单纯修补术后溃疡复发率很高,到20世纪中期较强调行确定性胃大部切除手术。其后由于幽门螺杆菌(HP)感染与溃疡病关系的确定,又回到提倡行单纯缝合修补,术后用药物根治HP,并使用抑酸药物治疗溃疡。

消化性溃疡穿孔后应行单纯缝合还是即时行确定性手术(胃大部切除),目前仍存争论。支持行确定性手术者认为,确定性手术后的溃疡复发率、再手术率均明显低于单纯缝合组,主张从穿孔至手术时间≤6小时、腹腔污染不重、无危险因素存在时应行确定性手术。反对者认为单纯缝合后用抑酸加抗HP药物治疗,可获得溃疡痊愈,且不带来胃大部切除术后诸多近远期并发症,若药物治疗无效可再行确定性手术。随着损伤控制外科概念和快速康复外科概念的普及,后一观点渐成为主流。

对溃疡病穿孔采用腹腔镜手术治疗是近20多年来的趋势,1990年由Mouret首次报道,其后有较多报道均取得较好结果。腹腔镜治疗的优点包括可明确诊断;便于冲洗腹腔,减少感染;无开腹术的长切口,创伤小;术后止痛药用量少,恢复快等。目前我国已有较多医院开展腹腔镜手术,并在加速普及中。开腹单纯修补仅在不具备条件的基层医院仍是首选方式,但可预期腹腔镜穿孔修补术将成为消化性溃疡穿孔的普遍首选术式。本节将重点介绍腹腔镜胃十二指肠溃疡穿孔修补术、腹腔镜远端胃大部切除术和腹腔镜胃—空肠吻合术。

一、病因

胃十二指肠溃疡发病是多因素综合作用的结果,其中最为重要的是胃酸分泌异常、HP感染和黏膜防御机制破坏。

(1)溃疡只发生在与胃酸相接触的黏膜,十二指肠溃疡患者的胃酸分泌高于健康人,除与迷走神经张力及兴奋性过度增高有关外,与壁细胞数量的增加也有关,此外壁细胞对胃泌素、组胺、迷走神经刺激的敏感性也增高。

(2)HP感染与消化性溃疡密切相关,95%以上的十二指肠溃疡与近80%的胃溃疡患者中检出HP感染。清除HP感染可以明显降低溃疡病复发率。

(3)非甾体类抗炎药、肾上腺皮质激素、胆汁酸盐、酒精等可破坏胃黏膜屏障,造成H^+逆流入黏膜上皮细胞,引起胃黏膜水肿、出血、糜烂,甚至溃疡。正常情况下,酸性胃液对胃黏膜的侵蚀作用和胃黏膜防御机制处于相对平衡状态,如平衡受到破坏,侵害因子作用增强,胃黏膜屏障等防御因子作用削弱,胃酸、胃蛋白酶分泌增加,最终将导致溃疡。

二、病理生理

(一)穿孔

90%的十二指肠溃疡穿孔发生在球部前壁,而胃溃疡穿孔60%发生在胃小弯,40%分布于胃窦及其他各部位。急性穿孔后,有强烈刺激性的胃酸、胆汁、胰液等消化液和食物溢入腹腔,引起化学性腹膜炎,导致剧烈腹痛和大量腹腔渗出液。6~8小时后细菌开始繁殖,并逐渐转变为化脓性腹膜炎,病原菌以大肠杆菌、链球菌为多见。由于强烈化学刺激、细胞外液丢失和细菌毒素吸收等因素,患者可出现休克。胃十二指肠后壁溃疡,可穿透全层并与周围组织包裹,形成慢性穿透性溃疡,也可引起广泛的腹膜后感染。

(二)出血

溃疡基底的血管壁被侵蚀而破裂出血,大多数为动脉出血,溃疡基底部血管破裂出血不易自行停止,可引发致命的动脉性出血。引起大出血的十二指肠溃疡通常位于球部后壁,可侵蚀胃十二指肠动脉或胰十二指肠上动脉及其分支。胃溃疡大出血多数发生在胃小弯,出血源自胃左、右动脉及其分支。大出血后血容量减少,血压降低,血流变缓,可在血管破裂处形成血凝块而暂时止血。由于胃肠蠕动和胃十二指肠内容物与溃疡病灶的接触,暂时停止的出血可能再次活动出血,应予高度重视。

(三)幽门梗阻

溃疡引起幽门梗阻有痉挛、炎症水肿和瘢痕3种,前两种情况是暂时的、可逆性的,在炎症消退、痉挛缓解后幽门恢复通畅,而瘢痕造成的梗阻是永久性的,需要手术方能解除。瘢痕性幽门梗阻是由于溃疡愈合过程中瘢痕收缩所致,最初为部分性梗阻,由于同时存在痉挛或水肿,使部分性梗阻渐趋完全性。初期,为克服幽门狭窄,胃蠕动增强,胃壁肌层肥厚,胃轻度扩大。后期,胃代偿功能减退,失去张力,胃高度扩大,蠕动消失。胃内容物滞留使胃泌素分泌增加,胃酸分泌亢进,胃黏膜呈现糜烂、充血、水肿和溃疡。幽门梗阻病程较长者可出现营养不良和贫血。呕吐引起的水电解质丢失可导致脱水、低钾低氯性碱中毒等。

三、临床表现

(一)穿孔

多数患者有既往溃疡病史,穿孔前数日症状加重,情绪波动、过度疲劳、刺激性饮食或服用皮质激素药物等常为诱发因素。穿孔多在夜间空腹或饱食后突然发生,表现为骤起上腹部刀割样剧痛,迅速波及全腹,患者疼痛难忍,可有面色苍白、出冷汗、脉搏细速、血压下降等表现,常伴恶心、呕吐。疼痛可放射至肩部,当漏出的胃内容物沿右结肠旁沟向下流注时,可出现右下腹痛。当腹腔有大量渗出液稀释漏出的消化液时,腹痛可略有减轻。由于继发细菌感染,出现化脓性腹膜炎,腹痛可再次加重。多数患者在病程初期发热可不明显,但随病情进展体温可逐渐升高。偶尔可见溃疡穿孔和溃疡出血同时发生。溃疡穿孔后病情的严重程度与患者的年龄、全身情况、穿孔部位、穿孔大小和时间以及是否空腹穿孔密切有关。体检时患者表情痛苦,多采取仰卧微屈膝体位,不愿移动,腹式呼吸减弱或消失;全腹压痛、反跳痛,腹肌紧张呈"板样"强直,尤以右上腹最明显;叩诊肝浊音界缩小或消失,可有移动性浊音;听诊肠鸣音消失或明显减弱。

(二)出血

胃十二指肠溃疡大出血的临床表现取决于出血量和速度,主要症状是呕血和解柏油样黑便,多数患者只有黑便而无呕血,迅猛的出血则为大量呕血与紫黑血便。呕血前常有恶心,便血前后可有心悸、眼前发黑、乏力、全身疲软,甚至出现晕厥。患者过去多有典型溃疡病史,近期可有服用阿司匹林等情况。如出血速度缓慢则血压、脉搏改变不明显,短期内失血量超过800mL 可出现休克症状,表现为焦虑不安、四肢湿冷、脉搏细速、呼吸急促、血压下降。如血细胞比容在 30% 以下,出血量已超过 1000mL,患者可呈贫血貌,面色苍白,脉搏增快。腹部体征不明显,腹部可稍胀,上腹部可有轻度压痛,肠鸣音亢进。腹痛严重的患者应注意有无伴发溃疡穿孔。大量出血早期,由于血液浓缩,血象变化不大,以后红细胞计数、血红蛋白值和血细胞比容均呈进行性下降。

(三)幽门梗阻

主要症状为腹痛与反复发作的呕吐。患者最初有上腹膨胀不适并出现阵发性胃收缩痛,伴嗳气、恶心与呕吐。呕吐多发生在下午或晚间,呕吐量大,一次可达 1000～2000mL,呕吐物含大量宿食,有腐败酸臭味,但不含胆汁。呕吐后自觉胃部饱胀改善,故患者常自行诱发呕吐以期缓解症状。常有少尿、便秘、贫血等慢性消耗表现。体检常见营养不良,消瘦,皮肤干燥、弹性消失,上腹隆起,可见胃型,有时有自左向右的胃蠕动波,晃动上腹部可听到振水音。

四、辅助检查

(一)穿孔

实验室检查示白细胞计数增加,血清淀粉酶轻度升高。站立位 X 线检查在 80% 的患者可见膈下新月状游离气体影。CT 检查可提供的直接征象包括胃肠壁连续性中断,局部管壁不规则,境界欠清;间接征象包括腹腔内游离气体,邻近脂肪间隙内有小气泡影,腹腔积液,以及肠系膜、网膜、腹膜密度增高,结构模糊等腹腔炎表现。

(二)出血

大出血时不宜行上消化道钡餐检查,急诊纤维胃镜检查可迅速明确出血部位和病因,出血 24 小时内胃镜检查阳性率可达 70%～80%,超过 48 小时则阳性率下降。选择性腹腔动脉或肠系膜上动脉造影也可用于血流动力学稳定的活动性出血患者,可明确病因与出血部位,并可同时进行栓塞、注药等介入治疗。

(三)幽门梗阻

清晨空腹置胃管,可抽出大量酸臭胃液和食物残渣。X 线钡餐检查可见胃腔扩大,胃壁张力减低,钡剂入胃后有下沉现象。正常人胃内钡剂 4 小时即排空,如 6 小时尚有 1/4 钡剂存留者,提示有胃潴留,24 小时后仍有钡剂存留者提示有瘢痕性幽门梗阻。纤维胃镜检查可确定梗阻,并明确梗阻原因。

五、诊断

(一)穿孔

既往有溃疡病史,突发上腹部剧烈疼痛并迅速扩展为全腹疼痛,伴腹膜刺激征等,为上消化道穿孔的特征性表现,结合 X 线检查发现膈下游离气体,诊断性腹腔穿刺抽出液含胆汁或食物残渣,不难做出正确诊断。在既往无典型溃疡病史,十二指肠及幽门后壁溃疡小穿孔,胃后壁溃疡向小网膜腔内穿孔,老年体弱患者反应差,空腹小穿孔等情况下,症状、体征不典型,较难诊断。需与急性胆囊炎、急性胰腺炎、急性阑尾炎等急腹症鉴别诊断。

(二)出血

有溃疡病史时,出现呕血与黑便时诊断并不困难。无溃疡病史时,应与应激性溃疡出血、胃癌出血、食管胃底曲张静脉破裂出血、食管炎、贲门黏膜撕裂综合征和胆道出血鉴别。

(三)幽门梗阻

根据长期溃疡病史及特征性呕吐和体征,即可诊断幽门梗阻,但应与下列情况鉴别。①痉挛水肿性幽门梗阻,由活动性溃疡所致,有溃疡疼痛症状,梗阻为间歇性,经胃肠减压和应用解痉制酸药,症状可缓解;②十二指肠球部以下的梗阻病变,如十二指肠肿瘤、胰头癌、十二指肠淤滞症等也可以引起上消化道梗阻,根据呕吐物含胆汁,以及 X 线、胃镜、钡餐检查可助鉴别;③胃窦部与幽门的癌肿可引起梗阻,但病程较短,胃扩张程度轻,钡餐与胃镜活检可明确诊断。

六、保守治疗

(一)穿孔

保守治疗适用于一般情况好,症状体征较轻的空腹穿孔;穿孔超过 24 小时,腹膜炎已局限的情况;或用水溶性造影剂行胃十二指肠造影,证实穿孔业已封闭的患者。不适用于伴有出血、幽门梗阻、疑有癌变等情况。治疗措施主要包括:①持续胃肠减压,减少胃肠内容物继续外漏;②输液以维持水、电解质平衡,并给予肠外营养支持;③应用抗生素控制感染;④经静脉给予 H_2 受体阻断剂或质子泵拮抗剂等制酸药物。非手术治疗 6~8 小时后病情仍继续加重应尽快转手术治疗。非手术治疗后少数患者可出现膈下或腹腔脓肿。痊愈的患者应行胃镜检查排除胃癌,根治 HP 感染并继续口服制酸剂治疗。

(二)出血

治疗原则是补充血容量,防治失血性休克,尽快明确出血部位,并采取有效止血措施。主要措施如下。①建立可靠畅通的静脉通道,快速滴注平衡盐溶液,同时紧急配血、备血,严密观察血压、脉搏、CVP、尿量和周围循环状况,判断失血量以指导补液和输血量。输入液体中晶体与胶体之比以 3:1 为宜。出血量较大时可输注浓缩红细胞,并维持血细胞比容不低于30%。②留置鼻胃管,用生理盐水冲洗胃腔,清除血凝块,持续低负压吸引,动态观察出血情况。可经胃管注入 200mL 含 8mg 去甲肾上腺素的生理盐水溶液,促进血管收缩以利于止血,可每 4~6 小时重复一次。③急诊纤维胃镜检查可明确出血病灶,还可同时施行内镜下电凝、激光灼凝、注射或喷洒药物等局部止血措施。检查前必须纠正患者的低血容量状态。④应用抑酸(H_2 受体阻断剂或质子泵拮抗剂)、生长抑素等药物,经静脉或肌肉注射蛇毒血凝酶等止血药物。

(三)幽门梗阻

可先行盐水负荷试验,即空腹情况下置胃管,注入生理盐水 700mL,30 分钟后经胃管回吸,回收液体超过 350mL 提示幽门梗阻。经过 1 周治疗后,包括胃肠减压、全肠外营养支持以及静脉给予制酸药物,重复盐水负荷试验,如幽门痉挛水肿明显改善,可以继续保守治疗,如无改善则应考虑手术治疗。术前需要充分准备,包括禁食,留置鼻胃管用温生理盐水洗胃,直至洗出液澄清;纠正贫血与低蛋白血症,改善营养状况;维持水、电解质平衡等。

七、手术治疗

胃十二指肠溃疡穿孔、出血、幽门梗阻的手术方式主要有单纯修补术、远端胃大部切除术、胃-空肠短路术、迷走神经切断术。迷走神经切断术曾作为消化性溃疡治疗的一种重要术式,近年来已逐渐弃用,尤其急诊手术时由于腹腔污染、组织水肿,更不适宜行此手术。

(一)单纯穿孔修补缝合术

优点是操作简便,手术时间短,安全性高。适应证为:穿孔时间超出 8 小时,腹腔内感染及炎症水肿严重,有大量脓性渗出液;以往无溃疡病史,或有溃疡病史但未经正规内科治疗,无出血、梗阻并发症,特别是十二指肠溃疡患者;有其他系统器质性疾病,不能耐受急诊彻底性溃疡手术;穿孔边缘出血。

1. 开腹单纯穿孔修补术

采用全身麻醉,平卧位,上腹部正中切口。入腹后吸除腹腔内积液及食物残渣。穿孔多发生在十二指肠球部或胃前壁、小弯侧,将胃向左下方牵拉多可发现穿孔部位。若在前壁未发现穿孔,则应考虑后壁穿孔的可能,需切开胃结肠韧带,将胃向上翻转,检查胃后壁。发现穿孔后,如系胃溃疡疑有恶变时,应先做活组织病理检查。沿胃或十二指肠纵轴,在距穿孔边缘约 0.5cm 处用丝线做全层间断缝合。取附近网膜覆盖穿孔处,用修补缝线扎住,结扎缝线时不宜过紧,以免阻断大网膜血液循环而发生坏死。吸尽腹腔积液,若污染严重可用温水冲洗,吸尽后放置腹腔引流管,关腹术毕。

2. 腹腔镜下穿孔修补术

患者全麻后取平卧位,双下肢外展。术者立于患者左侧,助手立于患者右侧,扶镜手立于患者两腿间。于脐下缘做 1cm 切口,向腹腔刺入气腹针,充气并维持气腹压力在 12mmHg,再经此切口置入 10mm 套管,插入腹腔镜。在腹腔镜直视下分别于左中腹、左上腹和右中腹置入 3 个 5mm 套管。

吸除腹腔内积液及食物残渣,探查腹腔,寻找穿孔部位。穿孔多发生在十二指肠球部或胃的前壁、小弯侧,将胃向左下方牵拉便可发现穿孔部位。若肝脏遮盖术野,可用粗缝线将肝左叶暂时悬吊(缝线在脂肪处缝扎一针固定并穿出腹壁)。

十二指肠穿孔可用 2-0 带针缝线沿十二指肠的纵轴,距穿孔边缘约 0.5cm 做全层间断缝合。取附近网膜覆盖穿孔处,用修补缝线扎住。如系胃溃疡疑有恶性变时,应先做活组织病理检查,明确诊断。穿孔边缘的陈旧瘢痕组织可用超声刀适当修整后再间断缝合。吸净腹腔积液,大量生理盐水冲洗腹腔直至吸出液澄清。仔细检查无活动性出血后,在盆腔及右肝下各置引流管一根。放尽气腹,逐层缝合脐部套管口,术毕。

(二)远端胃大部切除术

该式优点是一次手术可同时解决穿孔和溃疡两个问题,手术适应证包括:患者一般情况良好,穿孔在 8 小时内,虽超过 8 小时但腹腔污染尚不严重;慢性溃疡病特别是胃溃疡患者,曾行内科治疗或治疗期间穿孔;十二指肠溃疡穿孔修补术后再穿孔;有幽门梗阻或出血史者。

1. 开腹远端胃大部切除术

全麻成功后患者取平卧位,取上腹部正中切口入腹。探查见幽门梗阻。助手将横结肠向足侧牵拉,将胃牵向头侧,并向上提拉,充分展开胃结肠韧带,造成一定张力。沿距大弯侧胃壁3cm的无血管区切开胃结肠韧带,进入网膜囊。向右侧分离胃结肠韧带直至十二指肠下方。寻找横结肠系膜前后叶间的分离平面,沿此平面向胰腺下缘分离,在胰头表面幽门下寻找胃网膜右静脉,予以结扎离断。向胃窦方向继续寻找胃网膜右动脉,根部双重结扎并离断。沿胃大弯向左侧继续分离胃结肠韧带,直至脾下极,寻找胃网膜左动静脉,根部双重结扎并离断。

评估切除范围与吻合张力等因素,可选择保留胃短血管或离断胃短血管1～2支。游离出大弯侧胃壁以供离断胃和吻合之用。将胃向足侧牵拉,将肝脏牵向头侧,充分显露胃小弯。离断幽门上血管,从幽门上缘切开肝胃韧带,完成十二指肠的游离。用直线切割闭合器离断十二指肠,十二指肠残端做3～4针浆肌层间断缝合加固。将胃向头侧牵拉并向上提起,充分暴露胃胰襞,游离胃胰襞寻找胃左动静脉,分别结扎、离断。将胃向足侧牵拉,游离胃小弯以备离断胃和吻合之用。沿预定切离线用直线闭合器钉合后,切除远端胃,胃断端闭合线可酌情加强缝合。

提起空肠起始部,在距Treitz韧带15cm处肠壁缝牵引线。利用牵引线将残胃大弯与近端空肠靠近并列,吻合方向通常"空肠近端对胃大弯,远端对胃小弯"。在距胃断端2cm处近大弯侧开一小口,在近端空肠对系膜缘开一小口,将直线切割闭合器的两支分别插入小口中(闭合前注意有无进入胃肠壁层次间,有无夹入肠系膜),确定方向后击发,完成胃肠吻合。最后缝闭残留开口前经胃腔将胃管下拉,置入吻合口远侧空肠。双层缝合残留开口,完成B-Ⅱ式吻合。冲洗腹腔,检查无活动性出血后在右肝下置引流管,从右侧腹引出、固定,缝合腹壁切口,术毕。检视切除标本,可见幽门管壁形成瘢痕,增厚明显。

2.腹腔镜远端胃大部切除术

(1)体位与套管位置:全麻成功后患者取平卧位,两腿分开。术者立于患者左侧,助手立于患者右侧,扶镜手立于患者两腿之间。监视器需用两台,分置于患者头端两侧。经脐孔穿刺并建立气腹,维持气腹压12mmHg。套管孔分布采用"弧形五孔法",脐部放置10mm套管为观察孔,左侧腋前线肋缘下放置12mm套管为主操作孔,脐左侧5cm偏上放置5mm套管为辅助操作孔,右侧腋前线肋缘下放置5mm套管、右锁骨中线脐水平偏上放置10mm套管为助手操作孔。

(2)探查:探查腹腔污染情况,寻找穿孔部位,明确胃病灶大小、部位、胃壁炎症程度,评估吻合条件。探查腹腔有无其他异常,边探查边用吸引器吸净腹腔污染物。

(3)远端胃切除术:用粗缝线悬吊肝脏,以充分显露胃小弯侧。根据穿孔大小,可选择用钛夹夹闭或丝线缝合穿孔处,控制污染物继续溢出,并可控制溃疡出血。助手用肠钳将胃大弯向头侧牵拉,并向上提拉,术者以左手分离钳牵拉胃结肠韧带,造成一定张力,沿距大弯侧胃壁3cm的无血管区用电钩或超声刀打开胃结肠韧带,进入网膜囊。向右侧分离胃结肠韧带直至十二指肠下方,寻找横结肠系膜前后叶间的分离平面,沿此平面向胰腺下缘分离并寻找胃网膜右静脉,血管夹夹闭并离断。向胃窦方向继续寻找胃网膜右动脉,血管夹夹闭并离断。转而沿胃大弯向左侧继续分离胃结肠韧带,直至脾下极,寻找胃网膜左动静脉,结扎并离断。游离出大弯侧胃壁以供离断胃和吻合之用。术者左手钳将胃向足侧牵拉,助手提拉肝胃韧带,于肝十二指肠韧带左侧寻找胃右血管并离断。游离并离断幽门上血管,完成十二指肠的游离。充分暴露胃胰襞,超声刀游离胃胰襞寻找胃左静脉、动脉,分别夹闭并离断。游离胃小弯4~5cm以备离断胃和吻合之用。有学者认为腹腔镜下B-Ⅰ式吻合操作较复杂,可靠性逊于B-Ⅱ式吻合,故推荐选择后者。用直线切割闭合器离断十二指肠。用两把抓钳固定钳夹胃窦断端和距Treitz韧带15cm处空肠对系膜缘处定位,以备开腹后操作。上腹正中开5cm纵行切口入腹,将胃提出腹腔外,沿预定切离线用直线切割闭合器离断切除远端胃。于残胃大弯远端缝牵引线。提出空肠,在钳夹肠管远端肠壁缝牵引线。利用牵引线将残胃大弯与近端空肠靠近并列,吻合方向通常按"空肠近端对胃大弯,远端对胃小弯"。在距胃断端2cm大弯侧开一小口,于钳夹空肠处开一小口,将直线切割闭合器的两支分别插入小口中,调整方向后击发完成胃肠吻合。可经胃腔将胃管下拉置入吻合口远端空肠后,双层缝合残留开口,完成B-Ⅱ式吻合。关闭上腹切口,重新建立气腹,冲洗腹腔,检查无活动性出血后,在右肝下置引流管。放尽气腹,关闭腹壁各套管口,术毕。

(三)胃—空肠短路吻合术

幽门狭窄梗阻,又无法切除,或者虽可勉强切除,但患者全身情况差,无法耐受者,按照损伤控制外科理念,可行胃—空肠短路吻合术。

1.开腹胃—空肠短路吻合术

患者全麻,取平卧位。做上腹正中切口约10cm逐层入腹。探查病变部位,梗阻程度,腹腔有无其他异常。选择吻合部位后切开胃结肠韧带,进入网膜囊。向两侧分离胃结肠韧带,游离出大弯侧胃壁以供吻合之用。提起空肠,在距Treitz韧带15cm处对系膜缘缝牵引线。在胃大弯侧开一小口,近端空肠对系膜缘开一小口,将直线切割闭合器的两支分别插入,闭合击发后完成胃—空肠吻合,双层缝合残留开口。可距胃—肠吻合口10cm处加做布朗吻合,以缓解胆汁反流。

2.腹腔镜胃—空肠短路吻合术

探查腹腔,寻找病变部位,明确病灶大小、部位、胃壁炎症程度,评估吻合条件。探查腹腔有无其他异常。沿距大弯侧胃壁3cm的无血管区用电钩或超声刀切开胃结肠韧带,进入网膜囊。向两侧分离胃结肠韧带,游离出大弯侧胃壁以供吻合之用。助手将胃体向上翻起,术者将距Treitz韧带20cm处空肠自结肠前拉向胃体后壁。在胃后壁近大弯侧及距Treitz韧带20cm处空肠对系膜缘缝牵引线。在牵引线处胃后壁近大弯侧及空肠对系膜缘各开一约0.5cm小孔,分别置入直线切割闭合器的两支(注意勿进入胃肠壁的层次间),牵拉牵引线使胃壁、空肠壁对齐,注意勿夹入肠系膜,闭合击发行胃空肠侧侧吻合(结肠前吻合,空肠输入袢对胃大弯)。在腹腔镜下用3-0可吸收缝线连续或间断缝合关闭侧侧吻合后残留的小开口。间断或连续缝合关闭空肠系膜与横结肠系膜之间间隙,以防发生内疝。放尽气腹,关闭腹壁各切口,术毕。

十二指肠后壁溃疡向腹膜后穿孔引起广泛腹膜后感染者,应按十二指肠损伤处理,此类情况临床少见,病情隐匿,且病情重,死亡率高。

八、术后处理

监测生命体征,持续胃肠减压,应用抗生素预防感染,应用抑酸药物,肠外营养支持。鼓励患者早期活动,以助胃肠道功能恢复,并预防深静脉血栓形成。肛门排气后可酌情拔除胃管,渐次恢复流质饮食。使用药物或物理方法协助排痰。保持引流管畅通,每日记录引流量,观察引流液性状,以及时发现吻合口漏、出血等情况,术后48小时引流量减少后可拔除。恢复饮食后可改为口服抑酸药治疗,手术6周后复查胃镜。

第二节　急性上消化道出血

一、概论

　　上消化道出血是指屈氏韧带以上的消化道包括食管、胃、十二指肠、胆管及胰管的出血,胃空肠吻合术后的空肠上段出血也包括在内。大量出血是指短时间内出血量超过1000mL或达血容量20%的出血。上消化道出血为临床常见急症,以呕血、黑便为主要症状,常伴有血容量不足的临床表现。

(一)病因

　　上消化道疾病和全身性疾病均可引起上消化道出血,临床上最常见的病因是消化性溃疡、食管胃底静脉曲张破裂、急性胃黏膜损害及胃癌。糜烂性食管炎、食管贲门黏膜撕裂综合征引起的出血也不少见。其常见原因见表3-1。

表3-1　上消化道出血的常见病因

食管疾病	食管静脉曲张、食管贲门黏膜撕裂症(Mallory-Weiss综合征)、糜烂性食管炎、食管癌
胃部疾病	胃溃疡、急性胃黏膜损害、胃底静脉曲张、门脉高压性胃黏膜损害、胃癌、胃息肉
十二指肠疾病	溃疡、十二指肠炎、憩室
邻近器官疾病	胆管出血(胆石症、肝胆肿瘤等)、胰腺疾病(假性囊肿、胰腺癌等)、主动脉瘤破裂入上消化道
全身性疾病	血液病(白血病、血小板减少性紫癜等)、尿毒症、血管性疾病(遗传性出血性毛细血管扩张症等)

(二)诊断

1. 临床表现特点

　　(1)呕血与黑便:是上消化道出血的直接证据。幽门以上出血且出血量大者常表现为呕血。呕出鲜红色血液或血块者表明出血量大、速度快,血液在胃内停留时间短。若出血速度较慢,血液在胃内经胃酸作用后变性,则呕吐物可呈咖啡样。幽门以下出血表现为黑便,但如出血量大而迅速,幽门以下出血也可以反流到胃腔而引起恶心、呕吐,表现为呕血。黑便的颜色取决于出血的速度与肠道蠕动的快慢。粪便在肠道内停留的时间短,可排出暗红色的粪便。反之,空肠、回肠甚至右半结肠出血,如在肠道中停留时间长,也可表现为黑便。

　　(2)失血性周围循环衰竭:急性周围循环衰竭是急性失血的后果,其程度的轻重与出血量及速度有关。少量出血可因机体的代偿机制而不出现临床症状。中等量以上出血常表现为头晕、心悸、口渴、冷汗、烦躁及昏厥。体检可发现面色苍白、皮肤湿冷、心率加快、血压下降。大量出血者可在黑便排出前出现昏厥与休克,应与其他原因引起的休克鉴别。老年人大量出血可引起心、脑方面的并发症,应引起重视。

　　(3)氮质血症:上消化道出血后常出现血中尿素氮浓度升高,24～28小时达高峰,一般不超过14.3mmol/L,3～4天降至正常。若出血前肾功能正常,出血后尿素氮浓度持续升高或下降后又再升高,应警惕继续出血或止血后再出血的可能。

（4）发热：上消化道出血后，多数患者在 24 小时内出现低热，一般不超过 38℃，持续 3～5 天降至正常。引起发热的原因尚不清楚，可能与出血后循环血容量减少，周围循环障碍，导致体温调节中枢的功能紊乱，也与贫血的影响有关。

2. 实验室及其他辅助检查特点

（1）血常规：红细胞及血红蛋白在急性出血后 3～4 小时开始下降，血细胞比容也下降。白细胞稍有反应性升高。

（2）隐血试验：呕吐物或黑便隐血反应呈强阳性。

（3）血尿素氮：出血后数小时内开始升高，24～28 小时内达高峰，3～4 天降至正常。

3. 诊断与鉴别诊断

根据呕血、黑便和血容量不足的临床表现，以及呕吐物、黑便隐血反应呈强阳性，红细胞计数和血红蛋白浓度下降的实验室证据，可做出消化道出血的诊断。下面几点在临床工作中值得注意。

（1）上消化道出血的早期识别：呕血及黑便是上消化道出血的特征性表现，但应注意部分患者在呕血及黑便前即出现急性周围循环衰竭的征象，应与其他原因引起的休克或内出血鉴别。及时进行直肠指检可较早发现尚未排出体外的血液，有助于早期诊断。

呕血和黑便应和鼻出血、拔牙或扁桃体切除术后吞下血液鉴别，通过询问发病过程与手术史不难加以排除。进食动物血液、口服铁剂、铋剂及某些中药，也可引起黑色粪便，但均无血容量不足的表现与红细胞、血红蛋白降低的证据，可以借此加以区别。呕血有时需与咯血鉴别，支持咯血的要点如下：①患者有肺结核、支气管扩张、肺癌、二尖瓣狭窄等病史；②出血方式为咯出，咯出物呈鲜红色，有气泡与痰液，呈碱性；③咯血前有咳嗽、喉痒、胸闷、气促等呼吸道症状；④咯血后通常不伴黑便，但仍有血丝痰；⑤胸部 X 线片通常可发现肺部病灶。

（2）出血严重程度的估计：由于出血大部分积存于胃肠道，单凭呕出或排出量估计实际出血量是不准确的。根据临床实践经验，下列指标有助于估计出血量。出血量每日超过 5mL 时，粪便隐血试验则可呈阳性；当出血量超过 60mL，可表现为黑便；呕血则表示出血量较大或出血速度快。若出血量在 500mL 以内，由于周围血管及内脏血管的代偿性收缩，可使重要器官获得足够的血液供应，因而症状轻微或者不引起症状。若出血量超过 500mL，可出现全身症状，如头晕、心悸、乏力、出冷汗等。若短时间内出血量＞1000mL，或达全身血容量的 20％ 时，可出现循环衰竭表现，如四肢厥冷、少尿、昏厥等，此时收缩压＜12kPa（90mmHg）或较基础血压下降 25％，心率＞120 次/分，血红蛋白＜70g/L。事实上，当患者体位改变时出现血压下降及心率加快，说明患者血容量明显不足、出血量较大。因此，仔细测量患者卧位与直立位的血压与心率，对估计出血量很有帮助。另外，应注意不同年龄与体质的患者对出血后血容量不足的代偿功能相差很大，因而相同出血量在不同患者引起的症状也有很大差别。

（3）出血是否停止的判断：上消化道出血经过恰当的治疗，可于短时间内停止出血。但由于肠道内积血需经数日（约 3 天）才能排尽，因此不能以黑便作为判断继续出血的指征。临床上出现以下情况应考虑继续出血的可能：①反复呕血或黑便次数增多，粪质转为稀烂或暗红；②周围循环衰竭经积极补液输血后未见明显改善；③红细胞计数、血红蛋白测定与血细胞比容继续下降，网织红细胞持续增高；④在补液与尿量足够的情况下，血尿素氮持续或再次增高。

一般来说，一次出血后 48 小时以上未再出血，再出血的可能性较小。而过去有多次出血史,本次出血量大或伴呕血,24小时内反复大出血,出血原因为食管胃底静脉曲张破裂、有高血压病史或有明显动脉硬化者,再出血的可能性较大。

（4）出血的病因诊断:过去病史、症状与体征可为出血的病因诊断提供重要线索,但确诊出血原因与部位需靠器械检查。①内镜检查:是诊断上消化道出血最常用与准确的方法。出血后24~48小时内的紧急内镜检查价值更大,可发现十二指肠降部以上的出血灶,尤其对急性胃黏膜损害的诊断更具意义,因为该类损害可在几日内愈合而不留下痕迹。有报道,紧急内镜检查可发现约90%的出血原因。在紧急内镜检查前需先补充血容量,纠正休克。一般认为患者收缩压＞12kPa(90mmHg)、心率＜110次/分、血红蛋白浓度≥70g/L时,进行内镜检查较为安全。若有活动性出血,内镜检查前应先插鼻胃管,抽吸胃内积血,并用生理盐水灌洗至抽吸物清亮,然后拔管行胃镜检查,以免积血影响观察。②X线钡餐检查:上消化道出血患者何时行钡餐检查较合适,各家有争论。早期活动性出血期间胃内积血或血块影响观察,且患者处于危急状态,需要进行输血、补液等抢救措施而难以配合检查。早期行X线钡餐检查还有引起再出血之虞,因此目前主张X线钡餐检查最好在出血停止和病情稳定数日后进行。③选择性腹腔动脉造影:若上述检查未能发现出血部位与原因,可行选择性肠系膜上动脉造影。若有活动性出血,且出血速度＞0.5mL/min时,可发现出血病灶。可同时行栓塞治疗而达到止血的目的。④胶囊内镜:用于常规胃、肠镜检查无法找到出血灶的原因未明消化道出血患者,是近年来主要用于小肠疾病检查的新技术。国内外已有较多胶囊内镜用于不明原因消化道出血检查的报道,病灶检出率在50%~75%,显性出血者病变检出率高于隐性出血者。胶囊内镜检查的优点是无创、患者容易接受,可提示活动性出血的部位。缺点是胶囊内镜不能操控,对病灶的暴露有时不理想,也不能取病理活检。⑤小肠镜:推进式小肠镜可窥见Treitz韧带远端约100cm的空肠,对不明原因消化道出血的病因诊断率可达40%~65%。该检查需用专用外套管,患者较痛苦,有一定的并发症发生率。近年应用于临床的双气囊小肠镜可检查全小肠,大幅提高了不明原因消化道出血的病因诊断率。据国内外报道双气囊全小肠镜对不明原因消化道出血的病因诊断率在60%~77%。双气囊全小肠镜的优势在于能够对可疑病灶进行仔细观察、取活检,且可进行内镜下止血治疗,如氩离子凝固术、注射止血术或息肉切除术等。对原因未明的消化道出血患者有条件的医院应尽早行全小肠镜检查。⑥放射性核素^{99m}Tc:标记红细胞扫描注射^{99m}Tc标记红细胞后,连续扫描10~60分钟,如发现腹腔内异常放射性浓聚区则视为阳性。可依据放射性浓聚区所在部位及其在胃肠道的移动来判断消化道出血的可能部位,适用于怀疑小肠出血的患者,也可作为选择性腹腔动脉造影的初筛方法,为选择性动脉造影提供依据。

(三)治疗

上消化道出血病情急,变化快,严重时可危及患者生命,应采取积极措施进行抢救。这里叙述各种病因引起的上消化道出血的治疗的共同原则,其不同点在下文叙述。

1. 抗休克

上消化道出血的初步诊断一经确立,则抗休克、迅速补充血容量应放在一切医疗措施的首位,不应忙于进行各种检查。可选用生理盐水、林格液、右旋糖酐或其他血浆代用品。出血量较大者,特别是出现循环衰竭者,应尽快输入足量同型浓缩红细胞或全血。出现下列情况时有紧急输血指征:①患者改变体位时出现昏厥;②收缩压＜12kPa(90mmHg);③血红蛋白浓度＜70g/L。对于肝硬化食管胃底静脉曲张破裂出血者应尽量输入新鲜血,且输血量适中,以免门静脉压力增高导致再出血。

2.迅速提高胃内酸碱度(pH)

当胃内 pH 提高至 5 时,胃内胃蛋白酶原的激活明显减少,活性降低。而 pH 升高至 7 时,则胃内的消化酶活性基本消失,对出血部位凝血块的消化作用消失,起到协助止血的作用。自身消化作用的减弱或消失,对溃疡或破损部位的修复也起促进作用,有利于出血病灶的愈合。

3.止血

根据不同的病因与具体情况,因地制宜选用最有效的止血措施。

4.监护

严密监测病情变化,患者应卧床休息,保持安静,保持呼吸道通畅,避免呕血时血阻塞呼吸道而引起窒息。严密监测患者的生命体征,如血压、脉搏、呼吸、尿量及神志变化。观察呕血及黑便情况,定期复查红细胞数、血红蛋白浓度、血细胞比容。必要时行中心静脉压测定。对老年患者根据具体情况进行心电监护。

留置鼻胃管可根据抽吸物颜色监测胃内出血情况,也可通过胃管注入局部止血药物,有助于止血。

二、消化性溃疡出血

胃及十二指肠溃疡出血占全部上消化道出血病因的 50% 左右。

(一)诊断

(1)根据本病的慢性过程、周期性发作及节律性上腹痛,一般可做出初步诊断。出血前上腹部疼痛常加重,出血后可减轻或缓解。应注意约 15% 的患者可无上腹痛病史,而以上消化道出血为首发症状。也有部分患者虽有上腹部疼痛症状,但规律性并不明显。

(2)胃镜检查常可发现溃疡灶。对无明显病史、诊断疑难或有助于治疗时,应争取行紧急胃镜检查。若有胃镜检查禁忌证或无条件行胃镜检查,可于出血停止后数日行 X 线钡餐检查。

(二)治疗

治疗原则与上述相同。一般少量出血经适当内科治疗后可于短期内止血,大量出血则应引起高度重视,宜采取综合治疗措施。

1.饮食

目前不主张过分严格的禁食。若患者无呕血或明显活动性出血的征象,可予流质饮食,并逐渐过渡到半流质饮食。但若患者有频繁呕血或解稀烂黑便,甚至暗红色血便,则主张暂时禁食,直至活动性出血停止才予进食。

2.提高胃内 pH 的措施

主要措施是静脉内使用抑制胃酸分泌的药物。静脉使用质子泵抑制药如奥美拉唑首剂 80mg,然后每 12 小时 40mg 维持。国外有报道首剂注射 80mg 后以每小时 8mg 的速度持续静脉滴注,认为可稳定提高胃内 pH,提高止血效果。当活动性出血停止后,可改口服治疗。

3.内镜下止血

是溃疡出血止血的首选方法,疗效肯定。常用方法包括注射疗法,在出血部位附近注射 1∶10000 肾上腺素溶液,热凝固方法(电极、热探头、氩离子凝固术等)。目前主张首选热凝固疗法或联合治疗，即注射疗法加热凝固方法，或止血类加注射疗法。可根据条件及医生经验选用。

4. 手术治疗

经积极内科治疗仍有活动性出血者，应及时邀请外科医生会诊。手术治疗仍是消化性溃疡出血治疗的有效手段，其指征如下：①严重出血经内科积极治疗仍不止血，血压难以维持正常，或血压虽已正常，但又再次大出血的；②以往曾有多次严重出血，间隔时间较短后又再次出血的；③合并幽门梗阻、穿孔，或疑有癌患者。

三、食管胃底静脉曲张破裂出血

为上消化道出血常见病因，出血量往往较大，病情凶险，病死率较高。

(一)诊断

(1)起病急，出血量往往较大，常有呕血。

(2)有慢性肝病史。若发现黄疸、蜘蛛痣、肝掌、腹壁静脉曲张、脾脏肿大、腹腔积液等有助于诊断。

(3)实验室检查可发现肝功能异常，特别是白/球蛋白比例倒置、凝血酶原时间延长、血清胆红素增高。血常规检查有红细胞、白细胞及血小板减少等脾功能亢进表现。

(4)胃镜检查或食管吞钡检查发现食管静脉曲张。

值得注意的是，有不少的肝硬化消化道出血不是食管胃底静脉曲张破裂出血所致，而是急性胃黏膜糜烂或消化性溃疡。急诊胃镜检查对出血原因部位的诊断具有重要意义。

(二)治疗

除按前述紧急治疗、输液及输血抗休克、使用抑制胃酸分泌药物外，下列方法可根据具体情况选用。

1. 药物治疗

是各种止血治疗措施的基础，在建立静脉通路后即可使用，为后续的各种治疗措施创造条件。

(1)生长抑素及其类似品。可降低门静脉压力。国内外临床试验表明，该类药物对控制食管胃底曲张静脉出血有效，止血有效率在 $70\% \sim 90\%$，与气囊压迫相似。目前供应临床使用的有 14 肽生长抑素，用法是首剂 $250\mu g$ 静脉滴注，继而 3mg 加入 5%葡萄糖液 500mL 中，$250\mu g/h$ 连续静脉滴注，连用 $3 \sim 5$ 天。因该药半减期短，若输液中断超过 3 分钟，需追加 $250\mu g$ 静脉注射，以维持有效的血药浓度。奥曲肽是一种合成的 8 肽生长抑素类似物，具有与 14 肽相似的生物学活性，半减期较长。其用法是奥曲肽首剂 $100\mu g$ 静脉滴注，继而 $600\mu g$ 加入 5%葡萄糖液 500mL 中，以 $25 \sim 50\mu g/h$ 速度静脉滴注，连用 $3 \sim 5$ 天。生长抑素治疗食管静脉曲张破裂出血止血率与气囊压迫相似，其最大的优点是无明显的不良反应。在硬化治疗前使用有利于减少活动性出血，使视野清晰，便于治疗。硬化治疗后再静脉滴注一段时间可减少再出血的机会。

(2)血管加压素。作用机制是通过对内脏血管的收缩作用，减少门静脉血流量，降低门静脉及其侧支的压力，从而控制食管、胃底静脉曲张破裂出血。目前推荐的疗法是血管加压素 $0.2U/min$，持续静脉滴注，视治疗反应，可逐渐增加剂量至 $0.4U/min$。如出血得到控制，应继续用药 $8 \sim 12$ 小时，然后停药。如果治疗 $4 \sim 6$ 小时后仍不能控制出血，或出血一度中止而后又复发,应及时改用其他疗法。由于血管加压素具有收缩全身血管的作用,其不良反应包括血压升高、心动过缓、心律失常、心绞痛、心肌梗死、缺血性腹痛等。

目前主张在使用血管加压素同时使用硝酸甘油,以减少前者引起的全身不良反应,取得良好效果,尤以有冠心病、高血压病史者效果更好。具体用法是在应用血管加压素后,舌下含服硝酸甘油 0.6mg,每 30 分钟 1 次。也有主张使用硝酸甘油 40～400μg/min 静脉滴注,根据患者血压调整剂量。

2.内镜治疗

(1)硬化栓塞疗法(EVS):在有条件的医疗单位,EVS 为当今控制食管静脉曲张破裂出血的首选疗法。多数报道 EVS 紧急止血成功率超过 90%,EVS 治疗组出血致死率较其他疗法明显降低。

1)适应证。一般来说,无论什么原因引起的食管静脉曲张破裂出血,均可考虑行 EVS,下列情况下更是 EVS 的指征:重度肝功能不全、储备功能低下如 Child C 级、低血浆蛋白质、血清胆红素升高的病例;合并有心、肺、脑、肾等重要器官疾病而不宜手术者;有预后不良或无法切除之恶性肿瘤者,尤以肝癌为常见;已行手术治疗而再度出血,不可再次手术治疗,而常规治疗无效者;经保守治疗(包括三腔二囊管压迫)无效者。

2)禁忌证。有效血容量不足,血循环状态尚不稳定者;正在不断大量呕血者,因为行 EVS 可造成呼吸道误吸,加上视野不清也无法进行治疗操作;已濒临呼吸衰竭者,由于插管可加重呼吸困难,甚至呼吸停止;肝性脑病或其他原因意识不清无法合作者;严重心律失常或新近发生心肌梗死者;出血倾向严重,虽然内科纠正治疗,但仍远未接近正常者;长期用三腔二囊管压迫,可能造成较广泛的溃疡及坏死者,EVS 疗效常不满意。

3)硬化剂的选择。常用的硬化剂有下列几种。乙氧硬化醇(AS):主要成分为表面麻醉剂 polidocanol 与酒精;AS 的特点是对组织损伤作用小,有较强的致组织纤维化作用,黏度低,可用较细的注射针注入,是一种比较安全的硬化剂;AS 可用于血管旁与血管内注射,血管旁每点 2～3mL,每条静脉内 4～5mL,每次总量不超过 30mL。酒精胺油酸酯(EO):以血管内注射为主,因可引起较明显的组织损害,每条静脉内不超过 5mL,血管旁每点不超过 3mL,每次总量不超过 20mL。十四羟基硫酸钠(TSS):据报道硬化作用较强,止血效果好,用于血管内注射;纯酒精:以血管内注射为主,每条静脉不超过 1mL,血管外每点不超过 0.6mL。鱼肝油酸钠:以血管内注射为主,每条静脉 2～5mL,总量不超过 20mL。

4)术前准备。补充血容量,纠正休克;配血备用;带静脉补液进入操作室;注射针充分消毒,检查内镜、注射针、吸引器性能良好;最好使用药物先控制出血,使视野清晰,便于选择注射点。

5)操作方法。按常规插入胃镜,观察曲张静脉情况,确定注射部位。在齿状线上 2～3cm 穿刺出血征象和出血最明显的血管,注入适量(根据不同硬化剂决定注射量)硬化剂。每次可同时注射 1～3 条血管,但应在不同平面注射(相隔 3cm),以免引起术后吞咽困难。也有人同时在出血静脉或曲张最明显的静脉旁注射硬化剂,以达到直接压迫作用,继而化学性炎症、血管旁纤维结缔组织增生,使曲张静脉硬化。每次静脉滴注完毕后退出注射针,用附在镜身弯曲部的止血气囊或直接用镜头压迫穿刺点 1 分钟,以达到止血的目的。若有渗血,可局部喷洒凝血酶或 25%孟氏液,仔细观察无活动性出血后出镜。

6)术后治疗。术后应继续卧床休息,密切注意出血情况,监测血压等生命指征,禁食 24

小时,补液,酌情使用抗生素,根据病情继续使用降低门静脉压力的药物(后述)。首次治疗止血成功后,应在1～2周后进行重复治疗,直至曲张静脉完全消失或只留白色硬索状血管,多数病例施行3～5次治疗后可达到此目的。

7)并发症。出血:在穿刺部位出现渗血或喷血,可在出血处再补注1～2针,可达到止血作用;胸痛、胸水和发热:可能与硬化剂引起曲张静脉周围炎症、血管溃疡、纵隔炎、胸膜炎的发生有关;胃溃疡及出血性胃炎:可能与EVS后胃血流淤滞加重、应激、从穿刺点溢出的硬化剂对胃黏膜的直接损害有关。

(2)食管静脉曲张套扎术(EVL)。适应证、禁忌证与EVS大致相同。其操作要点是在内镜直视下把曲张静脉用负压吸引入附加在内镜前端特制的内套管中,然后通过牵拉引线,使内套管沿外套管回缩,把原放置在内套管上的特制橡皮圈套入已被吸入内套管内的静脉上,阻断曲张静脉的血流,起到与硬化剂栓塞相同的效果。每次可套扎5～10个部位。和EVS相比,两者止血率相近,可达90%左右。其优点是EVL不引起注射部位出血和系统并发症,值得进一步推广。

3. 三腔二囊管

三腔二囊管压迫是传统的有效止血方法,其止血成功率在44%～90%,由于存在一定的并发症,目前大医院已较少使用。主要用于药物效果不佳,暂时无法进行内镜治疗者,也适用于基层单位不具备内镜治疗的技术或条件者。

(1)插管前准备:①向患者说明插管的必要性与重要性,取得其合作;②仔细检查三腔管各通道是否通畅,气囊充气后做水下检查有无漏气,同时测量气囊充气量,一般胃囊注气200～300mL[用血压计测定内压,以5.3～6.7kPa(40～50mmHg)为宜],食管囊注气150～200mL[压力以4～5.3kPa(30～40mmHg)为宜],同时要求注气后气囊膨胀均匀,大小、张力适中,并做好各管刻度标记;③插管时若患者能忍受,最好不用咽部麻醉剂,以保存喉头反射,防止吸入性肺炎。

(2)正确的气囊压迫:插管前先测知胃囊上端至管前端的距离,然后将气囊完全抽空,气囊与导管均外涂石蜡油,通过鼻孔或口腔缓缓插入。当至50～60cm刻度时,套上50mL注射器从胃管回抽。如抽出血性液体,表示已到达胃腔,并有活动性出血。先将胃内积血抽空,用生理盐水冲洗。然后用注射器注气,将胃气囊充气200～300mL,再将管轻轻提拉,直到感到管子有弹性阻力时,表示胃气囊已压于胃底贲门部,此时可用宽胶布将管子固定于上唇一侧,并用滑车加重量500g(如500mL生理盐水瓶加水250mL)牵引止血。定时抽吸胃管,若不再抽出血性液体,说明压迫有效,此时可继续观察,不用再向食管囊注气。否则应向食管囊充气150～200mL,使压力维持在4～5.3kPa(30～40mmHg),压迫出血的食管曲张静脉。

(3)气囊压迫时间:第一个24小时可持续压迫,定时监测气囊压力,及时补充气体。每1～2小时从胃管抽吸胃内容物,观察出血情况,并可同时监测胃内pH。压迫24小时后每间隔6小时放气1次,放气前宜让患者吞入石蜡油15mL,润滑食管黏膜,以防止囊壁与黏膜黏附。先解除牵拉的重力,抽出食管囊气体,再放胃囊气体,也有人主张可不放胃囊气体,只需把三腔管向胃腔内推入少许则可解除胃底黏膜压迫。每次放气观察15～30分钟后再注气压迫。间歇放气的目的在于改善局部血循环,避免发生黏膜坏死糜烂。出血停止24小时后可完全放气,但仍将三腔管保留于胃内,再观察24小时,如仍无再出血方可拔出。一般三腔二囊管放置时间以不超过72小时为宜,也有报道长达7天而未见黏膜糜烂者。

（4）拔管前后注意事项：拔管前先给患者服用石蜡油 15～30mL，然后抽空 2 个气囊中的气体，慢慢拔出三腔二囊管。拔管后仍需禁食 1 天，然后给予温流质饮食，视具体情况再逐渐过渡到半流质和软食。

三腔二囊管如使用不当，可出现以下并发症：①曲张静脉糜烂破裂；②气囊脱出阻塞呼吸道引起窒息；③胃气囊进入食管导致食管破裂；④食管和（或）胃底黏膜因受压发生糜烂；⑤呕吐反流引起吸入性肺炎；⑥气囊漏气使止血失败，若不注意观察可继续出血引起休克。

4. 经皮经颈静脉肝穿刺肝内门体分流术（TIPS）

TIPS 是影像学 X 线监视下的介入治疗技术。通过颈静脉插管到达肝静脉，用特制穿刺针穿过肝实质，进入门静脉。放置导线后反复扩张，最后在这个人工隧道内置入 1 个可扩张的金属支架，建立人工瘘管，实施门体分流，降低门静脉压力，达到治疗食管胃底曲张静脉破裂出血的目的。TIPS 要求有相当的设备与技术，费用昂贵，推广普及尚有困难。

5. 手术治疗

大出血时有效循环血量骤降，肝供血量减少，可导致肝功能进一步的恶化，患者对手术的耐受性低，急症分流术死亡率达 15%～30%，断流术死亡率达 7.7%～43.3%。因此，在大出血期间应尽量采用各种非手术治疗，若不能止血才考虑行外科手术治疗。急症手术原则上采取并发症少、止血效果确切及简易的方法，如食管胃底曲张静脉缝扎术、门-奇静脉断流术等。待出血控制后再行择期手术，如远端脾—肾静脉分流术等，以解决门静脉高压问题，预防再出血。

四、其他原因引起的上消化道出血

（一）急性胃黏膜损害

本病是以一组胃黏膜糜烂或急性溃疡为特征的急性胃黏膜表浅性损害，常引起急性出血。主要包括急性出血性糜烂性胃炎和应激性溃疡，是上消化道出血的常见病因。

1. 病因

（1）服用非甾体类抗炎药（阿司匹林、吲哚美辛等）。

（2）大量酗烈性酒。

（3）应激状态（大面积烧伤、严重创伤、脑血管意外、休克、败血症、心肺功能不全等）。

2. 诊断

（1）具备上述病因之一者。

（2）出血后 24～48 小时内急诊胃镜检查发现胃黏膜（以胃体为主）多发性糜烂或急性浅表小溃疡；有时可见活动性出血。

3. 治疗

本病以内科治疗为主。一般急救措施及补充血容量、抗休克与前述相同。本病的治疗要点如下。

（1）迅速提高胃内 pH，以减少 H^+ 反弥散，降低胃蛋白酶活力，防止胃黏膜自身消化，帮助凝血。可选用质子泵抑制药如奥美拉唑或潘妥拉唑，具体用法见"消化性溃疡出血"。

（2）内镜下直视止血：包括出血部位的注射疗法、电凝止血或局部喷洒止血药（凝血酶或去甲肾上腺素溶液等）。

（3）手术治疗：应慎重考虑，因本病病变范围广泛，加上手术本身也是一种应激。对经内科积极治疗无效、出血量大者可考虑手术治疗。

(二)胃癌出血

胃癌一般为持续少量出血,急性大量出血者占 20%～25%,对中年以上男性患者,近期内出现上腹部疼痛或原有疼痛规律消失,食欲下降、消瘦、贫血程度与出血量不符者,应警惕胃癌出血的可能。内镜、活检或 X 线钡餐检查可明确诊断。治疗方法是补充血容量后及早手术治疗。

(三)食管贲门黏膜撕裂综合征

由于剧烈干呕、呕吐或可致腹腔内压力骤增的其他原因,造成食管贲门部黏膜及黏膜下层撕裂并出血。为上消化道出血的常见病因之一,约占上消化道出血病因的 10%,部分患者可致严重出血。急诊内镜检查是确诊的最重要方法,镜下可见纵形撕裂,长 3～20mm,宽 2～3mm,大多为单个裂伤,以右侧壁最多,左侧壁次之,可见到病灶渗血或有血痂附着。

治疗上除按一般上消化道出血原则治疗外,可在内镜下使用钛夹、电凝、注射疗法等。使用抑制胃酸分泌药物可减少胃酸反流,促进止血与损伤组织的修复。

(四)胆管出血

本病是指胆管或流入胆管的出血,可分为肝内型和肝外型出血。肝内型出血多为肝外伤、肝脏活检、PTC、感染和中毒后肝坏死、血管瘤、恶性肿瘤、肝动脉栓塞等病因所致。肝外型出血多为胆结石、胆管蛔虫、胆管感染、胆管肿瘤、经内镜胆管逆行造影下十二指肠乳头括约肌切开术后、T 管引流等引起。

1. 诊断

(1)有上述致病因素存在,临床上出现三大症状:消化道出血、胆绞痛及黄疸。

(2)经内镜检查未发现食管和胃内的出血病变,而十二指肠乳头部有血液或血块排出,即可确认胆管出血。必要时可行 ERCP、PTC、选择性动脉造影、腹部探查中的胆管造影、术中胆管镜直视检查等,均有助于确诊。

2. 治疗

首先要查明原发疾病,只有原发病查明后才能制订正确的治疗方案。轻度的胆管出血,一般可用保守疗法止血,急性胆管大出血则应及时手术治疗。除按上述一般紧急治疗、输液及输血、止血药物使用外,以下措施应着重进行。

(1)病因治疗。①控制感染:由于肝内或胆管内化脓性感染所引起的出血,控制感染至关重要,可选用肝胆管系统内浓度较高的抗生素,如头孢菌素类、喹诺酮类等抗生素静脉滴注,可联合两种以上抗生素;②驱蛔治疗:由胆管蛔虫引起者,主要措施是驱蛔、防治感染、解痉镇痛。在内镜直视下钳取嵌顿在壶腹内的蛔虫是一种有效措施。

(2)手术治疗。有下列情况可考虑手术治疗:①持续胆管大出血,经各种治疗仍血压不稳,休克未能有效控制者;②反复的胆管出血,经内科积极治疗无效者;③肝内或肝外有需要外科手术治疗的病变存在者。

第三节　急性重症胆管炎

急性重症胆管炎(ACST)过去称为急性梗阻性化脓性胆管炎(AOSC),是由于胆管梗阻和细菌感染,胆管内压升高,肝脏胆血屏障受损,大量细菌和毒素进入血液循环,造成以肝胆系统病损为主,合并多器官损害的全身严重感染性疾病,是急性胆管炎的严重形式。

一、病因及发病机制

其病因及发病机制主要与以下因素有关。

1. 胆管内细菌感染

正常人胆汁中无细菌。当胆管系统发生病变时(如结石、蛔虫、狭窄、肿瘤和胆管造影等),可引起胆汁含菌数剧增,并在胆管内过度繁殖,形成持续菌胆症。细菌的种类绝大多数为肠源性细菌,以需氧革兰阴性杆菌阳性率最高,其中以大肠杆菌最多见,也可见大肠埃希菌、副大肠杆菌、产气杆菌、绿脓杆菌、变形杆菌和克雷白杆菌属等。需氧和厌氧多菌种混合感染是 ACST 细菌学特点。细菌产生大量强毒性毒素是引起本病全身严重感染综合征、休克和多器官衰竭的重要原因。

2. 胆管梗阻和胆压升高

导致胆管梗阻的原因有多种,常见的病因依次为:结石、寄生虫感染(蛔虫、中华分支睾吸虫)、纤维性狭窄。较少见的梗阻病因有:胆肠吻合术后吻合口狭窄、医源性胆管损伤狭窄、先天性肝内外胆管囊性扩张症、先天性胰胆管汇合畸形、十二指肠乳头旁憩室、原发性硬化性胆管炎、各种胆管器械检查操作等。胆管梗阻所致的管内高压是 ACST 发生、发展和恶化的首要因素。

3. 内毒素血症和细胞因子的作用

内毒素是革兰阴性菌细胞壁的一种脂多糖成分,其毒性存在于类脂 A 中。内毒素具有复杂的生理活性,在 ACST 的发病机制中发挥重要作用。

4. 高胆红素血症

当胆管压力超过 3.43kPa(25.7mmHg)时,肝毛细胆管上皮细胞坏死、破裂,胆汁经肝窦或淋巴管逆流入血,即胆小管静脉反流,胆汁内结合和非结合胆红素大量进入血液循环,引起以结合胆红素升高为主的高胆红素血症。

5. 机体应答反应

(1)机体应答反应异常:各种损伤所触发的体内多种内源性介质反应,在脓毒症和多器官功能障碍的发病中所起的介导作用也非常重要。

(2)免疫防御功能减弱:本病所造成的全身和局部免疫防御系统的损害是感染恶化的重要影响因素。

二、分型

1. 病理分型

(1)胆总管梗阻型胆管炎:主要由于胆总管的梗阻而发生的 ACST,此型占 80% 以上。病理范围波及整个胆管系统,较早出现胆管高压和梗阻性黄疸,病情发展迅速,很快成为全胆管胆管炎。

(2)肝内胆管梗阻型胆管炎:主要是肝内胆管结石合并胆管狭窄发生的胆管炎。因病变常局限于肝内的一叶或一段,虽然有严重感染存在,可无明显腹部疼痛,黄疸也往往较少发生。此型胆管炎的临床症状比较隐蔽,同时由于肝内感染灶因胆管梗阻,得不到通畅引流,局部胆管扩张,很快出现胆管高压,胆血屏障被破坏,大量细菌内毒素进入血内,发生败血症。

（3）胰源性胆管炎：胆管急性感染时，可发生急性胰腺炎。反之，胰腺炎时，胰液反流入胆管引起胰源性胆管炎或胆囊炎。此型患者往往是胰腺炎与胆管炎同时存在，增加了病理的复杂性与严重性。

（4）胆管反流性胆管炎：在胆管肠道瘘或胆肠内引流术后，特别是胆总管十二指肠吻合术后，由于肠道内容物和细菌进入胆管，尤其当胆管有梗阻时，可引起复发性反流性胆管炎。

（5）寄生虫性胆管炎：临床上常见的寄生虫性胆管炎，多由胆管蛔虫所引起，占胆管疾病的 8%～12%。中华分支睾吸虫被人体摄入后，寄生于肝胆管和胆囊内。如引起胆管梗阻和感染，可发生急性胆管炎，严重病例可出现梗阻性黄疸和肝脓肿。肝包囊虫破入胆管后，也可发生急性胆管炎。严重的胆管感染可引起中毒性休克。

（6）医源性胆管炎：内镜技术和介入治疗的发展，相应一些操作如 PTC、PTCD、ERCP、EST、经"T"形管进行胆管造影、经"T"形管窦道胆管镜取石等，术后发生急性胆管炎的概率越来越多，特别是在胆管梗阻或感染的情况下更易发生。

2. 临床分型

（1）暴发型：有些 ACST 可迅速发展为感染性休克和胆源性败血症，进而转变为弥散性血管内凝血（DIC）或多器官系统衰竭（MODS）。肝胆系统的病理改变呈急性蜂窝织炎，患者很快发展为致命的并发症。

（2）复发型：若胆管由结石或蛔虫形成活塞样梗阻或不完全梗阻，感染胆汁引流不畅，肝胆系统的急性、亚急性和慢性病理改变可交替出现并持续发展。胆管高压使毛细胆管和胆管周围发生炎症、局灶性坏死和弥散性胆源性肝脓肿。感染也可扩散到较大的肝内、外胆管壁，引起胆管壁溃疡以及全层坏死穿孔，形成膈下或肝周脓肿。肝内或肝周脓肿可能是化脓性细菌的潜在病灶，使急性胆管炎呈多次复发的病理过程。感染灶内血管胆管瘘，可导致胆管感染和周期性大出血。

（3）迁延型：在胆管不全性梗阻和慢性炎症情况下，胆管壁发生炎性肉芽肿和纤维性愈合，继而发展为瘢痕性胆管狭窄、胆汁性肝硬化和局灶性肝萎缩等病理改变。这些改变又常合并肝内隐匿性化脓性病灶，在肝功能逐渐失代偿情况下，致使急性化脓性胆管炎的临床经过呈迁延性，最终发展为整个肝胆系统多种不可逆性病理损害，预后不良。

（4）弥散型：ACST 的感染成为全身性脓毒血症。由于感染的血液弥散，引起肝、肺、肾、脾、脑膜等器官的急性化脓性炎症或脓肿形成。在急性化脓性胆管炎反复发作的同时，出现多器官和系统的衰竭。

三、临床表现

1. 原发胆管疾病

多数患者有长期胆管感染病史，部分患者有过 1 次以上胆管手术史。原发胆管疾病不同，临床表现也有所不同。

（1）胆管蛔虫病和先天性胆管病：多见于儿童和青年，胆管蛔虫症多为剑突下阵发性钻头顶样绞痛，症状与体征分离。

（2）胆管结石：多于青壮年起病，持续而呈阵发性加剧的剑突下或右上腹绞痛，可伴不同程度的发热和黄疸。

（3）胆管肿瘤：以中老年最为常见，多表现为持续性上腹胀痛，放射至同侧肩背部，常伴有进行性重度梗阻性黄疸。可在胆管造影或介入治疗后出现腹痛加剧、寒战发热和全身中毒症状。接受过胆管手术治疗的患者，多在反复发作急性胆管炎后出现 AOSC。

2.急性胆管感染和全身脓毒性反应

急性胆管感染的症状为各类胆管炎所共有。典型表现为右上腹痛、发热和黄疸的 Charcot 三联征，临床表现因原发病不同而异。根据梗阻部位不同，将其分为肝内梗阻和肝外梗阻两型。

(1)肝外胆管梗阻型：肝外胆管梗阻型一般起病较急骤，腹上区较剧烈疼痛、畏寒发热及黄疸，即 Charcot 三联征，这是肝外梗阻型 AOSC 的典型临床表现。腹痛多为持续性，并有阵发性加剧。高热是此症的特点，热型多为弛张热，常是多峰型，体温一般持续在 39℃ 以上，不少患者可达 41℃。发热前常有畏寒或寒战，有时每日可能有多次寒战及弛张高热。①恶性胆管梗阻：多有深度黄疸和高胆红素血症，尿黄如茶、大便秘结，少数患者胆管完全阻塞，黄疸在不断加深的同时粪便变成灰白色，常伴恶心、呕吐。腹部检查时发现腹上区饱满，腹式呼吸减弱，右上腹及剑突下有明显压痛及肌紧张，肝呈一致性增大，并有明显的压痛和叩击痛，肋下触及肿大的胆囊；②合并肝脓肿时：该处的肋间饱满，凹陷性水肿，并有定点压痛。炎症波及周围者，腹上区压痛及肌紧张更明显。胆管、胆囊发生坏疽穿孔后，则表现局限性或弥散性腹膜炎刺激征，即有明显压痛、反跳痛和肌紧张。

(2)肝内胆管梗阻型：肝内胆管梗阻型指左右肝胆管汇合以上的梗阻，在我国最常见。其主要特点是阻塞部位越高腹痛越轻，甚至可无疼痛，仅以寒热为主诉而就诊者并不罕见。若非双侧一级胆管同时受阻，则无黄疸或轻度黄疸。缺乏上腹压痛和腹膜刺激征，肝脏常呈不均匀的肿大，以患侧肿大为著，并有明显压痛和叩击痛，胆囊一般不肿大。病变侧肝脏可因长期或反复梗阻致肝纤维化、萎缩。由于梗阻部位高而局限，胆管内高压缺乏缓冲余地，更易发生胆管周围炎以及败血症，故全身感染症状常更突出。由于临床症状不典型，易延误诊治。

3.感染性休克和多器官衰竭(MODS)

ACST 常起病急骤，多在腹痛和寒战之后出现低血压，病情严重者可发生于发病后数小时内。出现低血压之前，患者常烦躁不安、脉搏增快、呼吸急促，血压可短暂上升，随后迅速下降，脉搏细弱。随着病情加重发生神志障碍，以反应迟钝、神志恍惚、烦躁不安、谵妄、嗜睡多见，重者可发展至昏迷状态。过去曾认为，低血压和肝性脑病是主要表现，事实上脓毒性反应可累及循环、呼吸、中枢神经系统及肝脏、肾脏等全身各重要系统及器官而出现相应的症状，因而其临床表现是复杂多样的。

四、辅助检查

1.实验室检查

除年老体弱和机体抵抗力很差者外，多有血白细胞计数显著增高，其上升程度与感染严重程度成正比，分类可见核左移；胆管梗阻和肝细胞坏死可引起血清胆红素、尿胆红素、尿胆素、碱性磷酸酶、血清转氨酶、γ-谷氨酰转肽酶、乳酸脱氢酶等升高。如同时有血清淀粉酶升高，表示伴有胰腺炎。血小板计数降低和凝血酶原时间延长，提示有 DIC 倾向。此外，常可有低氧血症、代谢性酸中毒、低血钾、低血糖等。血细菌培养阳性，细菌种类与胆汁中培养所得一致。

2.B超检查

B超检查是最常应用的简便、快捷、无创伤性辅助诊断方法,可显示胆管扩大范围和程度以估计梗阻部位,可发现结石、蛔虫、直径大于1cm的肝脓肿、膈下脓肿等。可见胆总管甚至肝内胆管均有明显扩大(直径为1.5～2.5cm),胆管内有阻塞因子存在(主要是胆石和胆管蛔虫,偶可为胆管癌或壶腹部癌),肝脏或胆囊也常有增大。

3.胸、腹部X线检查

胸、腹部X线检查有助于诊断脓胸、肺炎、肺脓肿、心包积脓、膈下脓肿、胸膜炎等。胆肠吻合手术后反流性胆管炎的患者,腹部X线片可见胆管积气。上消化道钡餐示肠胆反流。腹部X线平片还可同时提供鉴别诊断,可排除肠梗阻和消化道穿孔等。

4.CT检查

ACST的CT图像,不仅可以看到肝胆管扩张、结石、肿瘤以及肝脏增大、萎缩等的征象,有时尚可发现肝脓肿。若怀疑急性重症胰腺炎,可做CT检查。

5.经内镜逆行胆管引流(ERBD)、经皮肝穿刺引流(PTCD)

ERBD、PTCD既可确定胆管阻塞的原因和部位,又可做应急的减压引流,但有加重胆管感染或使感染淤积的胆汁漏入腹腔的危险。如果B超检查发现肝内胆管有扩张,进一步做经皮胆管穿刺(PTC),更可以明确病因,抽出的胆汁常呈脓性,细菌培养结果阳性者往往达90%以上;胆管内压也明显增高,一般均在2.45kPa(250mmH$_2$O)以上,有时可高达3.92kPa(400mmH$_2$O)。

6.磁共振胆胰管成像(MRCP)

MRCP可以详尽地显示肝内胆管树的全貌、阻塞部位和范围。图像不受梗阻部位的限制,是一种无创伤性的胆管显像技术,已成为目前较理想的影像学检查手段。MRCP比PTC更清晰,它可通过三维胆管成像(3DMRC)进行多方位不同角度扫描观察,弥补平面图上由于组织影像重叠遮盖所造成的不足,对梗阻部位的确诊率达100%,对梗阻原因确诊率达95.8%。

五、诊断

1.诊断标准

除根据病史、体征和辅助检查外,可参照全国座谈会制定的标准诊断,即有胆管梗阻,出现休克(动脉收缩压低于9.3kPa)或有以下两项者,即可诊断为重症急性胆管炎。①精神症状;②脉搏大于120次/分;③白细胞计数20×10^9/L;④体温超过39℃或低于36℃;⑤胆汁为脓性伴有胆管压力明显增高;⑥血培养阳性或内毒素升高。

ACST可因胆管穿孔、肝脓肿溃破引起脓毒败血症、胆管出血、邻近体腔脓肿及多脏器化脓性损害和功能障碍,故可出现相应的多种症状,须密切观察,及时检查确诊。但是,重症急性胆管炎的病理情况复杂,不能待所有症状全部出现。肝外胆管梗阻型患者,术中探查见胆总管压力较高,内有脓性胆汁,常伴有结石和蛔虫等,胆汁细菌培养常为阳性。肝内胆管梗阻型,则手术中可见肝外胆管内压不高,胆汁也可无脓性改变,但当松动肝内胆管的梗阻后,即有脓性胆汁涌出,便可确定哪侧肝胆管梗阻。

2.临床分期

ACST的病理情况复杂,临床过程也不一致,根据疾病发展的基本规律,按"华西分级标准"可以归纳为四级：Ⅰ级（单纯 ACST），胆管有梗阻和感染的因素，并出现急性胆管炎的症状，病变局限于胆管范围内；Ⅱ级（ACST 伴感染性休克），胆管梗阻和感染发展，产生胆管高压，胆管积脓，出现内毒素血症、败血症和感染性休克；Ⅲ级（ACST 伴胆源性肝脓肿），胆管压力进一步增高，肝脏的病理损伤加重，继发肝脓肿，患者表现为顽固性败血症、脓毒血症和感染性休克，内环境紊乱难以纠正；Ⅳ级（ACST 伴多器官衰竭），患者休克进一步发展，引起多器官系统衰竭，危及患者生命。

分级是病情程度的划分，但病情恶化并不一定按顺序逐级加重，患者可因暴发性休克而迅速死亡，也可不经休克或肝脓肿而发生多器官衰竭。经有效的治疗后，病情又可出现不同程度的缓解，甚至痊愈。

六、治疗

（一）处理原则

ACST 一经诊断，应迅速采用强有力的非手术治疗措施。根据患者对治疗的早期反应来决定进一步采取何种治疗对策。如经过数小时的非手术治疗和观察，病情趋于稳定，全身脓毒症表现减轻，腹部症状和体征开始缓解，则继续采用非手术疗法。一旦非手术治疗反应不佳，即使病情没有明显恶化或病情一度好转后再度加重，则应积极地进行胆管减压引流。早期有效地解除胆管梗阻、降低胆压是急性重症胆管炎治疗的基本着眼点和关键环节。长期实践证明，外科手术是最迅速、最确切的胆管减压方法。但急症手术也存在一些不足之处。

首先，患者处于严重感染中毒状态下，对手术和麻醉的耐受能力均差，手术死亡率和并发症发生率较择期手术高。其次，局部组织因急性炎症，有时合并凝血功能障碍甚至伴有肝硬化、门静脉高压，加上过去胆管手术所形成的瘢痕性粘连等，常给手术带来很大困难，少数极困难者也有由于渗血不止或找不到胆管而被迫终止手术的。最后，由于此症常发生在合并有复杂胆管病理改变的基础上，如广泛的肝内胆管结石或肝胆管狭窄，在全身和局部恶劣条件下，不允许较详细探查和处理肝内胆管和肝脏病变，常需再次手术解决。

近年来，非手术胆管减压术已成为急性重症胆管炎急症处理方法之一，对胆管起到一定的减压作用，使患者度过急性期，经充分检查和准备后，行计划性择期手术，从而避免因紧急手术时可能遗留的病变而需二期手术处理。但是，各种非手术胆管减压方法的治疗价值是有限的，有其特定的适应证，并且存在一定的并发症，不能完全取代传统的手术引流。因此，外科医生应根据患者的具体病情、梗阻病因及可能的肝胆系统病变范围来选择有利的胆管减压方式和时机，并处理好全身治疗和局部治疗、手术与非手术治疗的关系。

（二）全身治疗

全身治疗的目的是有效的控制感染、恢复内环境稳定、纠正全身急性生理紊乱、积极的防治休克以及维护重要器官功能，为患者创造良好的手术时机，是急性重症胆管炎治疗的基本措施，也是胆管减压术围手术期处理的重要内容。

1. 一般处理措施

（1）全面检查，了解患者的主要脏器功能。

（2）改善全身状态。

（3）禁食及胃肠减压；保持呼吸道通畅，给予吸氧；高热者采取物理降温，因应用药物降温常对肝脏不利，故应慎用；解痉止痛。

2.纠正全身急性生理紊乱

(1)补充血容量和纠正脱水应在动脉压、中心静脉压、尿量、血气和电解质、心肺功能等监测下补充血容量,纠正脱水。

(2)纠正电解质紊乱和代谢性酸中毒。

(3)营养和代谢支持急性重症胆管炎患者处于全身高代谢状态,同时由于肝脏首先受累而易于发生代谢危机。因此,当循环稳定后,应即经胃肠外途径给予营养和代谢支持。

3.抗菌药物治疗合理的选择

抗菌药物是有效的控制感染的重要环节之一。急性重症胆管炎的细菌大多来自肠道,最常见的是混合细菌感染。在选用药物时,应首先选用对细菌敏感的广谱抗菌药物,既要注意能控制需氧菌,又要注意控制厌氧菌,同时强调要足量和联合用药,这既可扩大抗菌谱、增强抗菌效果,又可降低和延缓耐药性的产生。

4.防治休克

出现休克时,要严密监护,做好中心静脉压的测定、监护和动态分析。留置导尿管,记录每小时的尿量和密度。防治休克主要包括以下几个方面。

(1)扩充血容量:维持每小时尿量在 30mL 以上。

(2)纠正酸中毒:纠正酸中毒可以改善微循环,防止弥散性血管内凝血的发生和发展,并可使心肌收缩力加强,提高血管对血管活性药物的效应。

(3)血管活性药物的应用:血管活性药物包括扩血管和缩血管两类药物。无论应用何种血管活性药物,必须补足有效血容量,纠正酸中毒,这对扩血管药物来讲尤为重要。除早期轻型休克或高排低阻型可单独应用缩血管药物外,晚期病例或低排高阻型宜应用扩血管药物,如山莨菪碱、阿托品、苄胺唑啉等。也可将扩血管药物和缩血管药物联合应用,常用的药物为多巴胺或多巴酚丁胺与间羟胺联用,既可增加心排血量,又不增加外围血管阻力,并扩张肾动脉,以维护肾功能。缩血管药物单独应用时以选用间羟胺或新福林为宜。

(4)肾上腺糖皮质激素:能抑制脓毒症时活化巨噬细胞合成、释放促炎性细胞因子,以及改善肝脏代谢,因而有助于控制急性重症胆管炎时肝内及全身炎症反应。能使血管扩张以改善微循环,增强对血管活性药物的反应,在一定程度上具有稳定细胞溶酶体膜的作用,减轻毒血症症状。该药强调早期、大剂量、短程使用。常用剂量为氢化可的松每日 200～400mg;地塞米松每日 10～20mg,待休克纠正后即应停用。

(5)防治弥散性血管内凝血:可用复方丹参注射液 20～40mL,加入 10％葡萄糖液 250mL中静脉滴注,每日 1～2 次。也可用短程小量肝素治疗,剂量为 0.5～1.0mg/kg,每 4～6 小时静脉滴注 1 次,使凝血时间(试管法)延长至正常的 2～3 倍。

(6)强心剂的应用:急性重症胆管炎时,多为低排高阻型休克,故宜早期使用毛花苷丙0.4mg,加入 5％葡萄糖溶液 40mL 中静脉滴注,以增强心肌功能,使肺循环及体循环得以改善。如发生心力衰竭,4～6 小时可重复 1 次。

5.积极支持各器官系统功能和预防多器官衰竭

(1)注意肝脏功能变化:ACST 往往引起肝脏功能的严重损害,目前监测方法尚不能及早发现肝衰竭,多在出现精神症状、肝昏迷后做出诊断,因此必须高度重视肝脏功能的保护。

(2)防止肾衰竭:肾衰竭的临床判定指标虽然明确,多能及早发现,但肾脏不像肝脏那样具有较大储备力,一旦发生衰竭,救治也比较困难,因此应注意预防肾衰竭和对肾脏的监护。

应在充分补足液体量的同时间断应用利尿药,以利于排除毒性物质、"冲洗"沉积于肾小管内的胆栓。当少尿或无尿时,应给予大剂量呋塞米(400～500mg/d)以及苄胺唑啉、普萘洛尔,也可用微量泵持续静脉泵入多巴胺。

(3)预防呼吸衰竭:呼吸衰竭早期临床上也无简便易行的观察指标,一旦症状明显,肺功能障碍处于不可逆状态,往往缺乏有效治疗措施。必要时可用呼吸道持续加压呼吸(PEEP),以提高组织的氧供应。

(三)非手术胆管减压

胆管梗阻所致的胆管内高压是炎性病变发展和病情加重的基本原因,不失时机地有效胆管减压,是缓解病情和降低死亡率的关键。近年来,非手术性胆管减压术已用于 ACST 的治疗,并获得了一定的疗效。

1. 内镜鼻胆管引流(ENBD)

ENBD 是通过纤维十二指肠镜,经十二指肠乳头向胆管内置入 7F 鼻胆管引流管,由十二指肠、胃、食管、鼻引出体外。此法具有快捷、简便、经济、创伤小、患者痛苦小、并发症少、恢复快、不用手术和麻醉等特点,是一种安全可靠的非手术引流减压方法。ENBD 可重复行胆管造影,具有诊断价值,能明确胆管梗阻的原因和程度,可抽取胆汁进行细菌培养、取出胆管蛔虫,对于泥沙样结石、胆泥或结石小碎片,可经鼻胆管冲洗引流。通过胆管口括约肌切开,用气囊导管或取石篮将结石取出,如胆管内的结石太大,取出困难,可用特制的碎石篮先将结石夹碎。部分病例经单用此法可治愈。但这一积极措施只适用于部分胆管病变,如胆总管下端结石的病例,而在高位胆管阻塞时引流常难达到目的。对于胆总管多发结石包括需机械碎石的大结石,在紧急情况下完全清除胆管病变,建立满意胆管减压并非必要,并具有潜在的危险性。通过胆管口括约肌切开还有利于胰液的引流,降低胰管压力,减少胰腺炎的发生。影响其治疗效果的主要因素是鼻导管管径较细,易为黏稠脓性胆汁、色素性结石沉渣和胆泥所堵塞。

因此,泥沙样胆结石引起者,不宜采用 ENBD。最常见的并发症是咽部不适、咽炎及导管脱出。导管反复插入胰管,也有感染扩散,可诱发胰腺炎,甚至发生急性重症胰腺炎。ENBD 前后应用生长抑素以及直视下低压微量注射造影剂可降低胰腺炎的发生。

2. 内镜下乳头切开术(EST)

这是一项在 ERCP 基础上发展而来的治疗性新技术,随着该项技术的不断改良,其安全性和成功率也在提高,乳头括约肌切开以后,胆管内的结石可以随即松动、排出,胆管内的高压脓性胆汁也可以向下引流而达到胆管减压的目的。

3. 内镜胆管内支撑管引流

经纤维内镜置入胆管内支撑管引流,它不仅可以解除胆管梗阻,通畅胆汁引流,排出淤滞的胆汁,而且保证了胆肠的正常循环,是一种比较理想的、符合生理的非手术引流方法。内支撑管分别由聚乙烯、聚四氟乙烯制成。现多采用一种有许多侧孔且两端各有侧瓣的直的内支撑管(5～9F)。最常见的并发症是胆汁引流不通畅引起胆管炎。缺点是不能重复造影,支撑管堵塞时不能冲洗,只有在内镜下换管。

4. 经皮经肝穿刺胆管引流(PTCD)

PTCD 是在 PTC 的基础上,经 X 线透视引导将 4～6F 导管置入阻塞以上胆管的适当位置,可获得满意的引流效果。它既可以引流肝外胆管,也可以引流单侧梗阻的肝内胆管。本法适用于肝内胆管扩张者,特别适用于肝内阻塞型。具有操作方便、成功率高、疗效显著等特点。可作为此症的初期常规治疗措施,为明确胆管病变的诊断及制订确定性治疗对策赢得时间。

PTCD 内引流是使用导丝通过梗阻部位进入梗阻下方,再将有多个侧孔的引流管沿导丝送入梗阻下方,使胆汁经梗阻部位进入十二指肠。若肝门部梗阻,需要在左、右肝管分别穿刺置管。PTCD 本身固有的并发症包括出血、胆瘘、诱发加重胆管感染及脓毒症。进行完善的造影,应在 PTCD 后数日病情确已稳定后进行。当肝内结石致肝内胆管系统多处梗阻,或肝内不同区域呈分隔现象,以及色素性结石沉渣和胆泥易堵塞引流管时,引流出来的胆汁量常不能达到理想程度。

因此,应选择管径足够大的导管,在超声引导下有目的的做选择性肝内胆管穿刺。PTCD 后每日以抗菌药物溶液常规在低压下冲洗导管和胆管 1~2 次。引流过程中,一旦发现 PTCD 引流不畅或引流后病情不能改善时,应争取中转手术。经皮肝穿刺后,高压脓性胆汁可经穿刺孔或导管脱落后的窦道发生胆管腹腔漏,形成局限性或弥散性腹膜炎,还可在肝内形成胆管血管漏而导致脓毒败血症、胆管出血等并发症,故仍须谨慎选用,不能代替剖腹手术引流。在老年、病情危重不能耐受手术者,可作为首选对象。对于凝血机制严重障碍、有出血倾向或肝、肾功能接近衰竭者,应视为禁忌证。

以上几种非手术的胆管引流法各有其适应证:①对于胆管结石已引起肝内胆管明显扩张者,一般以 PTCD 最为相宜;②对嵌顿在壶腹部的胆石,可考虑做内镜括约肌切开;③对壶腹部癌或胆管癌估计不可能根治者,可通过内镜内引流术作为一种姑息疗法。总之,胆石症患者一旦急性发作后引起急性胆管炎,宜在患者情况尚未恶化以前及时手术治疗,切开胆管、取尽胆石并设法使胆管通畅引流,这是防止病变转化为 AOSC 的关键措施。

(四)手术治疗

近年来由于强有力的抗菌药物治疗和非手术胆管减压措施的应用,使需要急症手术处理的 ACST 病例有减少趋势。然而,各种非手术措施并不能完全代替必要的手术处理,急症手术胆管减压仍是降低此病死亡率的基本措施。目前,摆在外科医生面前的是手术的适应证和时机的选择。因此,应密切观察病情变化,以及对全身支持治疗和非手术胆管减压的反应,在各器官功能发生不可逆损害病变之前,不失时机地手术行胆管引流。

1. 手术治疗的目的

手术治疗的目的是解除梗阻,祛除病灶,胆管减压,通畅引流。

2. 手术适应证

手术时机应掌握在 Charcot 三联征至 Reynold 五联征之间,如在已发生感染性休克或发生多器官衰竭时手术,往往为时过晚。恰当的掌握手术时机是提高疗效的关键,延误手术时机则是患者最主要的死亡因素。若出现下列情况时应及时手术。

(1)经积极非手术治疗,感染不易控制,病情无明显好转,黄疸加深、腹痛加剧、体温在 39℃以上,胆囊胀大并有持续压痛。

(2)出现精神症状或预示出现脓毒性休克。

(3)肝脓肿破裂、胆管穿孔引起弥散性腹膜炎。对于年老体弱或有全身重要脏器疾病者,因代偿功能差,易引起脏器损害,一旦发生,难以逆转,故应放宽适应证,尽早手术。

3.手术方法

手术方法主要根据患者的具体情况而定,其基本原则是以抢救生命为主,关键是行胆管减压,解除梗阻,通畅引流。手术方法应力求简单、快捷、有效,达到充分减压和引流的目的即可。有时为了避免再次手术而追求一次性彻底解决所有问题,在急症手术时做了过多的操作和过于复杂的手术,如术中胆管造影、胆囊切除、胆肠内引流术等,对患者创伤大,手术时间延长,反而可加重病情。对于复杂的胆管病变,难以在急症情况下解决者,可留做二期手术处理。分期分阶段处理,适应病情的需要,也是正常、合理的治疗过程。强调应根据患者具体情况采用个体化的手术方法。

(1)急诊手术:急诊手术并非立即施行手术,在实施手术前,需要4～8小时的快速准备,以控制感染、稳定血压及微循环的灌注,保护重要器官,使患者更好地承受麻醉和手术,以免发生顽固性低血压及心搏骤停,更有利于手术后恢复。①胆总管切开减压、解除梗阻及"T"形管引流是最直接而有效的术式,可以清除结石和蛔虫,但必须探查肝内胆管有无梗阻,尽力去除肝胆管主干即1～2级分支内的阻塞因素,以达到真正有效的减压目的。胆管狭窄所致梗阻常不允许在急症术中解除或附加更复杂的术式,但引流管必须置于狭窄以上的胆管内。遗漏肝内病灶是急诊手术时容易发生的错误。怎样在手术中快速、简便地了解胆系病变和梗阻是否完全解除,应引起足够重视。术中胆管造影时,高压注入造影剂会使有细菌感染的胆汁逆流进入血液循环而使感染扩散,因而不适宜在急诊手术时应用。术中B超受人员和设备的限制,术中纤维胆管镜检查快捷安全,图像清晰,熟练者5～10分钟即可全面观察了解肝内外胆管系统,尚有助于肝内外胆管取石及病灶活组织检查,值得推广。若病情允许,必要时可劈开少量肝组织,寻找扩大的胆管置管引流。失败者可在术中经肝穿刺近侧胆管并置管引流,也可考虑"U"形管引流。术后仍可用胆管镜经"T"形管窦道取出残留结石,以减少梗阻与感染的发生。②胆囊造瘘:胆囊管细而弯曲还可有炎性狭窄或阻塞因素,故一般不宜以胆囊造瘘代替胆管引流,在肝内胆管梗阻更属禁忌。肝外胆管梗阻者,若寻找胆管非常艰难,病情又不允许手术延续下去,也可切开肿大的胆囊,证实其与胆管相通后行胆囊造瘘术。③胆囊切除术:胆管减压引流后可否同时切除胆囊,须慎重考虑。对一般继发性急性胆囊炎,当胆管问题解决后,可恢复其形态及正常功能,故不应随意切除。严重急性胆囊炎症如坏疽、穿孔或合并明显慢性病变,可行胆囊切除术。有时也要根据当时病情具体对待,如全身感染征象严重、休克或生命体征虽有好转但尚不稳定者,均不宜切除胆囊,以行胆囊造瘘更恰当。④胆肠内引流术:胆肠内引流术应慎重,我国肝内胆管结石、狭窄多见,在不了解肝内病变情况下,即使术中病情允许,加做胆肠内引流术也带有相当盲目性,可因肝内梗阻存在而发生术后反复发作的反流性化脓性胆管炎,给患者带来更多痛苦及危险。但是,对于部分无全身严重并发症,主要是由于胆管高压所致神经反射性休克,在解除梗阻,大量脓性胆汁涌出后,病情有明显好转,血压等重要生命体征趋于平稳。梗阻病变易于一次彻底解决的年轻患者,可适当扩大手术范围,包括对高位胆管狭窄及梗阻的探查如狭窄胆管切开整形和胆肠内引流术。

胆肠内引流术除能彻底解除梗阻外,还有以下优点。①内引流术使胆汁中的胆盐、胆酸直接进入肠道,可迅速将肠道内细菌产生的内毒素灭活并分解成无毒的亚单位或微聚物,降低血中内毒素浓度,减轻内毒素对心、肺、肝、肾及全身免疫系统的损害,起到阻断病情发展的作用。②有益于营养物质消化吸收,胆汁进入肠道有利于脂肪及脂溶性维生素消化吸收,改善患者营养状况。③避免水、盐、电解质及蛋白质的丢失,有益于内环境稳定。④缩短住院时间。⑤避免再次手术。

（2）择期手术：ACST患者急性炎症消退后，为了去除胆管内结石及建立良好的胆汁引流通道，需要进行择期手术治疗。①胆总管切开后取结石"T"形管引流是最常用的方法，术中运用纤维胆管镜有助于发现及取出结石。②胆总管十二指肠端侧吻合术是简单、快速和有效的胆肠内引流术，但因术后容易产生反流性胆管炎和"漏斗综合征"等并发症，已很少被采用。③胆肠Roux-en-Y式吻合术有肝内胆管狭窄及结石存在时，可经肝膈面或脏面剖开狭窄胆管，取除肝内结石。胆管整形后与空肠做Roux-en-Y式吻合术。该手术被认为是较少引起胆内容物反流的可靠内引流手术方法。有人提出，将空肠袢的盲端置入皮下，术后如有复发结石或残留结石，可在局麻下切开皮肤，以空肠袢盲端为进路，用手指或胆管镜取石。④间置空肠胆管十二指肠的吻合术既能预防反流性胆管炎和十二指肠溃疡，又能保证肠道的正常吸收功能，是目前较为理想的胆肠内引流方法。⑤肝叶切除手术病变局限于一叶、段肝脏或因长期胆管梗阻而导致局限性肝叶萎缩及纤维化者，可做病变肝叶切除术。

第四节 重症急性胰腺炎

一、概述

急性胰腺炎是指多种病因导致胰酶在胰腺内被激活后引起胰腺自身消化的炎症反应。临床上以急性腹痛及血、尿淀粉酶的升高为特点，病情轻重不等。按临床表现和病理改变，可分为轻症急性胰腺炎（MAP）和重症急性胰腺炎（SAP）。前者多见，临床上占急性胰腺炎的90%，预后良好；后者病情严重，常并发感染、腹膜炎和休克等，死亡率高。

二、病因和发病机制

1. 胆管疾病

胆石、蛔虫或感染致使壶腹部出口处梗阻，使胆汁排出障碍，当胆管内压超过胰管内压时，胆汁、胆红素和溶血磷脂酰胆碱及细菌毒素可逆流入胰管，或通过胆胰间淋巴系统扩散至胰腺，损害胰管黏膜屏障，进而激活胰酶引起胰腺自身消化。

2. 十二指肠疾病与十二指肠液反流

一些伴有十二指肠内压增高的疾病，如肠系膜上动脉压迫、环状胰腺、胃肠吻合术后输入段梗阻、邻近十二指肠乳头的憩室炎等，常有十二指肠内容物反流入胰管，激活胰酶，引起胰腺炎。

3. 大量饮酒和暴饮暴食

可增加胆汁和胰液分泌、引起十二指肠乳头水肿和Oddi括约肌痉挛；酒精还可使胰液形成蛋白"栓子"，使胰液排泄受阻，引发胰腺炎。

4. 胰管梗阻

胰管结石或蛔虫、狭窄、肿瘤、胰腺分裂症等均可引起胰管阻塞，管内压力增高，胰液渗入间质，导致急性胰腺炎。

5. 手术与外伤

腹部手术可能直接损伤胰腺或影响其血供。ERCP检查时可因重复注射造影剂或注射压力过高,引起急性胰腺炎(约 3%)。腹部钝挫伤可直接挤压胰腺组织引起胰腺炎。

6.内分泌与代谢障碍

甲状旁腺功能亢进症、甲状旁腺肿瘤、维生素 D 过量等均可引起高钙血症,产生胰管钙化、结石形成,进而刺激胰液分泌和促进胰蛋白酶原激活而引起急性胰腺炎。高脂血症可使胰液内脂质沉着,引起血管的微血栓或损坏微血管壁而伴发胰腺炎。

7.感染

腮腺炎病毒、柯萨奇病毒 B、埃可病毒、肝炎病毒感染均可伴急性胰腺炎,特别是急性重型肝炎患者可并发急性胰腺炎。

8.药物

与胰腺炎有关的药物有硫唑嘌呤、肾上腺糖皮质激素、噻嗪类利尿药、四环素、磺胺类、甲硝唑、阿糖胞苷等,使胰液分泌或黏稠度增加。另外,有 5%～25% 的急性胰腺炎病因不明,称为特发性胰腺炎。

急性胰腺炎的发病机制尚未完全阐明。相同的病理生理过程是胰腺消化酶被激活而造成胰腺自身消化。胰腺分泌的消化酶有两种形式:一种是有活性的酶,如淀粉酶、脂肪酶等;另一种是以前体或酶原形式存在的无活性酶,如胰蛋白酶原、糜蛋白酶原、弹性蛋白酶原、磷脂酶 A、激肽酶原等。胰液进入十二指肠后被肠酶激活,使胰蛋白酶原转变为胰蛋白酶,胰蛋白酶又引起一连串其他酶原的激活,将磷脂酶原 A、弹性蛋白酶原、激肽酶原分别激活为磷脂酶 A、弹性蛋白酶、激肽酶。磷脂酶 A 使磷脂酰胆碱转变为溶血磷脂酰胆碱,破坏胰腺细胞和红细胞膜磷脂层、使胰腺组织坏死与溶血;弹性蛋白酶溶解血管壁弹性纤维而致出血;激肽酶将血中激肽原分解为激肽和缓激肽,从而使血管扩张和通透性增加,引起水肿和休克。脂肪酶分解中性脂肪引起脂肪坏死。激活的胰酶并可通过血行与淋巴途径到达全身,引起全身多脏器(如肺、肾、脑、心、肝)损害和出血坏死性胰腺炎。研究提示,胰腺组织损伤过程中一系列炎性介质(如氧自由基、血小板活化因子、前列腺素、白三烯、补体、肿瘤坏死因子等)起着重要介导作用,促进急性胰腺炎的发生和发展。

三、临床特点

(一)症状

1.腹痛

为本病最主要表现。95% 急性胰腺炎患者腹痛是首发症状,常在大量饮酒或饱餐后突然发作,程度轻重不一,可以是钝痛、钻顶或刀割样痛,呈持续性,也可阵发性加剧,不能为一般解痉药所缓解。多数位于上腹部、脐区,也可位于左右上腹部,并向腰背部放射。弯腰或起坐前倾位可减轻疼痛。轻症者在 3～5 天即缓解;重症腹痛剧烈且持续时间长。由于腹腔渗液扩散,可弥散呈全腹痛。

2.恶心、呕吐

大多数起病后即伴恶心、呕吐,呕吐常较频繁。呕吐出食物或胆汁,呕吐后腹痛不能缓解。

3.发热

大多数为中等度以上发热。一般持续 3～5 天,如发热持续不退或逐日升高,则提示为出血坏死性胰腺炎或继发感染。

4.黄疸

常于起病后 1～2 天出现,多为胆管结石或感染所致,随着炎症消退逐渐消失,如病后 5～7 天出现黄疸,应考虑并发胰腺假性囊肿压迫胆总管的可能,或由于肝损害而引起肝细胞性黄疸。

5.低血压或休克

重症常发生低血压或休克,患者烦躁不安、皮肤苍白湿冷、脉搏细弱、血压下降,极少数可突然发生休克,甚至猝死。

(二)体征

轻症急性胰腺炎腹部体征较轻,上腹有中度压痛,无或轻度腹肌紧张和反跳痛,均有腹胀,一般无移动性浊音。

重症急性胰腺炎上腹压痛明显,并有腹肌紧张及反跳痛,出现腹膜炎时则全腹明显压痛、腹肌紧张,重者有板样强直。伴肠麻痹者有明显腹胀、肠鸣音减弱或消失,可叩出移动性浊音。腹腔积液为少量至中等量,常为血性渗液。少数重症患者两侧胁腹部皮肤出现蓝—棕色瘀斑,称为 Grey-Turner 征;脐周皮肤呈蓝-棕色瘀斑,称为 Cullen 征,系因血液、胰酶、坏死组织穿过筋膜和肌层进入皮下组织所致。起病 2～4 周后因假性囊肿或胰及其周围脓肿,于上腹可扪及包块。

(三)并发症

1.局部并发症

(1)胰腺脓肿:一般在起病后 2～3 周,因胰腺或胰周坏死组织继发细菌感染而形成脓肿。

(2)假性囊肿:多在起病后 3～4 周形成。由于胰液和坏死组织在胰腺本身或胰周围被包裹而形成囊肿,囊壁无上皮,仅为坏死、肉芽、纤维组织。囊肿常位于胰腺体、尾部,数目不等、大小不一。

2.全身并发症

重症急性胰腺炎常并发不同程度的多脏器衰竭(MOF)。

(1)急性呼吸衰竭(呼吸窘迫综合征):呼吸衰竭可在胰腺炎发病 48 小时即出现。早期表现为呼吸急促,过度换气,可呈呼吸性碱中毒。动脉血氧饱和度下降,即使高流量吸氧,呼吸困难及缺氧也不易改善,乳酸血症逐渐加重。晚期 CO_2 排出受阻,呈呼吸性及代谢性酸中毒。

(2)急性肾衰竭:少尿、无尿、尿素氮增高,可迅速发展成为急性肾衰竭,多发生于病程的前 5 天,常伴有高尿酸血症。

(3)心律失常与心功能不全:胰腺坏死可释放心肌抑制因子,抑制心肌收缩,降低血压,导致心力衰竭。心电图可有各种改变,如 ST-T 改变、传导阻滞、期前收缩、心房颤动或心室颤动等。

(4)脑病:表现为意识障碍、定向力丧失、幻觉、躁动、抽搐等,多在起病后 3～5 天出现。若有精神症状者,预后差,死亡率高。

(5)其他:如弥散性血管内凝血(DIC)、糖尿病、败血症及真菌感染、消化道出血、血栓性静脉炎等。

(四)辅助检查

1.白细胞计数

多有白细胞增多及中性粒细胞核左移。

2.淀粉酶测定

淀粉酶升高对诊断急性胰腺炎有价值,但无助于水肿型和出血坏死型胰腺炎的鉴别。

(1)血淀粉酶:在起病后 6～12 小时开始升高,24 小时达高峰,常超过正常值 3 倍以上,维持 48～72 小时后逐渐下降。若淀粉酶反复升高,提示复发;若持续升高,提示有并发症可能。需注意:淀粉酶升高程度与病情严重性并不一致。在重症急性胰腺炎,如腺泡破坏过甚,血清淀粉酶可不高,甚或明显下降。某些胰外疾病也可引起淀粉酶升高,如胆囊炎、胆石症、溃疡穿孔、腹部创伤、急性阑尾炎、肾功能不全、急性妇科疾病、肠梗阻或肠系膜血管栓塞等,均可有轻度淀粉酶升高。

(2)尿淀粉酶:尿淀粉酶升高较血淀粉酶稍迟,发病后 12～24 小时开始升高,下降缓慢,可持续 1～2 周,急性胰腺炎并发肾衰竭者尿中可测不到淀粉酶。

3.血清脂肪酶测定

发生急性胰腺炎时,血清脂肪酶的增高较晚于血清淀粉酶,于起病后 24～72 小时开始升高,持续 7～10 天,对起病后就诊较晚的急性胰腺炎患者有诊断价值,而且特异性也较高。

4.血钙测定

急性胰腺炎时常发生低钙血症。低血钙程度和临床病情严重程度相平行。若血钙低于 1.75mmol/L,仅见于重症胰腺炎患者,为预后不良征兆。

5.其他生化检查

急性胰腺炎时,暂时性血糖升高常见,与胰岛素释放减少和胰高糖素释放增加有关。持久性的血糖升高(>10mmol/L)反映胰腺坏死。部分患者可出现高三酰甘油血症、高胆红素血症。胸腔积液或腹腔积液中淀粉酶可明显升高。如出现低氧血症、低蛋白血症、血尿素氮升高等,均提示预后不良。

6.影像学检查

超声与 CT 显像对急性胰腺炎及其局部并发症有重要的诊断价值。急性胰腺炎时,超声与 CT 检查可见胰腺弥散性增大,其轮廓及其与周围边界模糊不清,胰腺实质不均,坏死区呈低回声或低密度图像,并清晰显示胰内、外组织坏死的范围与扩展方向,对并发腹膜炎、胰腺囊肿或脓肿诊断也有帮助。肾衰竭或因过敏而不能接受造影剂者可行磁共振检查。

X 线胸片可显示与胰腺炎有关的肺部表现,如胸腔积液、肺不张、急性肺水肿等。腹部平片可发现肠麻痹或麻痹性肠梗阻征象。

四、诊断和鉴别诊断

急性上腹痛,血、尿淀粉酶显著升高时,应想到急性胰腺炎的可能,但重症胰腺炎淀粉酶可能正常,故诊断必须结合临床表现、必要的实验室检查和影像检查结果,并排除其他急腹症者方能确立诊断。具有以下临床表现者有助于重症胰腺炎的诊断。①症状:烦躁不安、四肢厥冷、皮肤呈斑点状等休克征象。②腹肌强直,腹膜刺激征阳性,Grey-Turner 征或 Cullen 征出现。③实验室检查:血钙降至 2mmol/L 以下,空腹血糖>11.2mmol/L(无糖尿病史),血尿淀粉酶突然下降。④腹腔穿刺有高淀粉酶活性的腹腔积液。

前已述及,胰腺外疾病也可出现淀粉酶升高,许多胸腹部疾病也会出现腹痛,故在诊断急性胰腺炎时,应结合病史、体征、心电图、有关的实验室检查和影像学检查加以鉴别。

五、急诊处理

(一)一般处理

1. 监护

严密观察体温、脉搏、呼吸、血压与尿量。密切观察腹部体征变化,不定期检测血、尿淀粉酶和电解质(K^+、Na^+、Cl^-、Ca^{2+})、血气分析、肾功能等。

2. 维持血容量及水、电解质平衡

因呕吐、禁食、胃肠减压而丢失大量水分和电解质,需给予补充。尤其是重症急性胰腺炎,胰周大量渗出,有效血容量下降将导致低血容量性休克。每天补充 3000～4000mL 液体,包括晶体溶液和胶体溶液,如输新鲜血、血浆或清蛋白,注意电解质与酸碱平衡,尤其要注意低钾和酸中毒。

3. 营养支持

对重症胰腺炎尤为重要。早期给予全胃肠外营养(TPN),如无肠梗阻,应尽早进行空肠插管,过渡到肠内营养(EN)。可增强肠道黏膜屏障,防止肠内细菌移位。

4. 止痛

可用哌替啶 50～100mg 肌内注射,必要时可 6～8 小时重复注射。禁用吗啡,因吗啡对 Oddi 括约肌有收缩作用。

(二)抑制或减少胰液分泌

1. 禁食和胃肠减压

以减少胃酸和胰液的分泌,减轻呕吐与腹胀。

2. 抗胆碱能药物

如阿托品 0.5mg,每 6 小时肌内注射 1 次,能抑制胰液分泌,并改善胰腺微循环,有肠麻痹者不宜使用。

3. 制酸药

如 H_2 受体拮抗药法莫替丁静脉滴注,或质子泵抑制药奥美拉唑 20～40mg 静脉注射,可以减少胃酸分泌以间接减少胰液分泌。

4. 生长抑素及其类似物奥曲肽

可抑制缩胆囊素、促胰液素和促胃液素释放,减少胰酶分泌,并抑制胰酶和磷脂酶活性。

(三)抑制胰酶活性

可抑制胰酶分泌及已释放的胰酶活性,适用于重症胰腺炎早期治疗。

1. 抑肽酶

①抑制胰蛋白酶;②抑制纤溶酶和纤溶酶原的激活因子,从而阻止纤溶酶原的活化,可以防治纤维蛋白溶解引起的出血。

2. 加贝酯

是一种合成胰酶抑制药,具有强力抑制胰蛋白酶、激肽酶、纤溶酶、凝血酶等活性作用,从而阻止胰酶对胰腺的自身消化作用。

(四)抗生素

因胆管感染、急性胰腺炎继发感染及肠道细菌移位,故可给予广谱抗生素。

(五)并发症的处理

急性呼吸窘迫综合征除用地塞米松、利尿药外,还应做气管切开,并使用呼吸终末正压人工呼吸器。有高血糖或糖尿病时,使用胰岛素治疗;有急性肾衰竭者采用透析治疗。

(六)内镜下 Oddi 括约肌切开术(EST)

适用于胆源性胰腺炎合并胆管梗阻或胆管感染者,行 Oddi 括约肌切开术和(或)放置鼻胆管引流。

(七)手术治疗

适应证如下:①急性胰腺炎诊断尚未肯定,而又不能排除内脏穿孔、肠梗阻等急腹症时,应进行剖腹探查;②合并腹膜炎经抗生素治疗无好转者;③胆源性胰腺炎处于急性状态,需外科手术解除梗阻;④并发胰腺脓肿、感染性假性囊肿或结肠坏死,应及时手术。

第五节 肝性脑病

肝性脑病(hepatic encephalopathy,HE)是由于各种急慢性严重肝病或门体分流引起的,以机体代谢紊乱为基础、中枢神经系统功能失调的综合征,其主要临床表现为行为、精神失常,智力减退、意识障碍甚至昏迷。临床上以慢性肝病,主要是肝硬化多见,门脉高压导致门腔静脉之间建立侧支循环,从而使大量的门静脉血绕过肝脏进入体循环,是脑病发生的病理生理基础。肝性脑病随着诱发因素的去除,大多可以恢复,但易反复发作。近年来,更强调亚临床型肝性脑病的早期识别。所谓亚临床型肝性脑病指无明显临床表现和生化异常,只能通过精细的心理测试和(或)电生理检测才能做出诊断的肝性脑病,现在主张称为轻微型肝性脑病。

一、诊断步骤

(一)病史采集要点

1.起病情况

急性肝衰竭所致肝性脑病通常起病较急,发展较快;慢性肝病引起者多数缓慢起病,但可反复发作,又可分为发作性、持续性、轻微型肝性脑病;存在明显门体分流,但无肝病者少见,起病多数与门体分流量有关。

2.主要临床表现

肝性脑病的临床表现因原有肝病的性质、肝功能损害的轻重以及诱因的不同而很不一致。急性肝性脑病常见于暴发型病毒性肝炎和药物性肝损伤,有大量肝细胞坏死和急性肝衰竭,诱因不明显,患者可无前驱症状,起病数日内即进入昏迷直至死亡。慢性肝性脑病多见于肝硬化患者,由于门体侧支循环和慢性肝衰竭所致,可反复发作,常有上消化道出血、感染、便秘、放腹腔积液、进食高蛋白饮食、大量排钾利尿等诱因。肝硬化终末期肝性脑病逐渐加重,最后导致患者死亡。根据神经系统表现、意识障碍程度和脑电图改变,将肝性脑病分为 5 期:即 0 期(亚临床期)、Ⅰ期(前驱期)、Ⅱ期(昏迷前期)、Ⅲ期(昏睡期)、Ⅳ期(昏迷期)。实际各期之间常无明确界限,可重叠症状,详见表 3-2。

表 3-2 肝性脑病的分期

分期	症状	扑翼震颤	脑电图	心理测试诱发电位
0期(亚临床期,或轻微 HE)	无神经、精神症状,可从事正常生活工作,操作性反应能力下降	无	正常	异常
Ⅰ期(前驱期)	轻度性格改变,行为异常,睡眠紊乱,注意力差,健忘	细震颤,少见	正常	异常
Ⅱ期(昏迷前期)	精神错乱,行为异常,睡眠障碍,轻微定向力障碍,共济失调	有,腱反射亢进	异常三相波	异常
Ⅲ期(昏睡期)	嗜睡,昏迷,精神思维错乱,尚能唤醒,呈木僵状态	有,常见腱反射亢进	异常三相波	异常
Ⅳ期(昏迷期)	昏迷,不能唤醒,无反应	消失,去大脑强直	异常,δ波	异常

3.既往病史

注意有无药物、毒物接触史,有无代谢性肝病、病毒性肝炎、酒精性肝病史,有无门体分流手术史。

(二)进一步检查项目

1.肝功能检查

肝功能明显损害,胆红素升高,胆酶分离,凝血酶原时间延长,低清蛋白。

2.血氨

静脉血氨多升高,但急性肝性脑病血氨可以正常。血氨并不总与症状平行,所以连续监测血氨对诊断有帮助,属诊断所必需。

3.其他生化检查

如血电解质、血糖、肾功能等。

4.脑电图

肝性脑病患者脑电图节律变慢,正常 α 波减少,可出现三相波,但脑电图对轻微 HE 和 Ⅰ 期 HE 诊断价值不大,其改变特异性不强。

5.心理智能测验

包括数字连接试验、连线试验、语言试验、韦氏成人智力量表等,对轻微 HE 有诊断价值。

6.脑电诱发电位检测

包括脑干听觉诱发电位、视觉诱发电位和体表诱发电位对轻微 HE 有诊断价值。

7.影像技术

如 CT、MRI、PET、磁共振光谱分析,对 HE 的诊断有一定作用,但费用高昂。

二、诊断对策

(一)诊断要点

(1)严重肝病和(或)广泛门体侧支循环。

(2)临床表现有精神错乱、行为失常、意识障碍。

(3)肝性脑病的诱因。

(4)明显肝功能损害或血氨升高。

扑翼样震颤和典型的脑电图改变有重要参考价值。轻微型 HE 诊断依靠智能测试和诱发电位检查。

(二)鉴别诊断

对 HE 的诊断,必须排除代谢性脑病、颅内感染、脑血管意外、颅内占位病变等。

1. 精神病

以精神症状为唯一突出表现的 HE 易被误诊为精神病。因此遇到精神错乱而原因不明的患者,应警惕肝性脑病。

2. 其他昏迷性疾病

(1)代谢性脑病:如糖尿病酮症酸中毒、低血糖、尿毒症、低钠、高钠血症等。根据基础疾病史,结合实验室检查易于鉴别。

(2)颅脑病变:各种脑血管意外、颅内肿瘤、脑炎、脑膜炎、脑脓肿,根据神经系统症状体征,结合头颅 CT、MRI 检查以及脑脊液检查,可明确诊断。

(3)中毒性脑病:因酒精中毒、戒酒、药物中毒、毒物及重金属中毒所致的脑病,根据相关病史,结合实验室检查可做出鉴别诊断。

三、治疗对策

(一)治疗原则

去除诱因,防治并发症。

(二)治疗计划

1. 消除诱因

出血、感染、低钾碱中毒、水电解质紊乱是肝硬化常见并发症,也是 HE 诱因,应及时预防及处理。原则上禁用吗啡、哌替啶等镇静镇痛药。如患者有烦躁不安或抽搐,可减量使用地西泮、组织胺 H_1 受体拮抗药。

2. 减少肠源性毒物来源、生成及吸收

(1)饮食管理:禁食蛋白质,供给足够热能和维生素,神志恢复后,逐渐增加蛋白质摄入,植物蛋白含支链氨基酸较多,因此较动物蛋白好。

(2)清洁肠道、降低肠道内 pH:可减少肠内毒性代谢产物产生与吸收,口服轻泻剂、乳果糖、山梨醇、大黄可清除肠内积血及积粪,醋酸灌肠可降低血氨浓度。乳果糖在肠道内不吸收,可被肠道内细菌分解成乳酸和醋酸,使肠道 pH 降低,肠腔中 NH_4^+ 增加,氨吸收减少,同时血中的氨向 pH 低的肠腔渗透,形成 NH_4^+ 排出体外。乳果糖还有利于益生菌如双杆菌等生长,抑制分解蛋白细菌的生长,从而使肠道产氨减少。乳果糖使肠道渗透压增高,减少结肠内水分吸收,小分子酸可促进肠蠕动,从而引起腹泻,不利于氨和其他有害物质的吸收。乳果糖储存方式可采用口服和灌肠两种方法,口服剂量视个人情况调整,对不能口服的患者可采取灌肠的方式。

(3)抑制肠道细菌:口服新霉素、氟哌酸或甲硝唑可抑制肠菌生长,减少氨的生成。

3. 促进体内毒物消除

肝性脑病时,血氨大多升高,常用去氨药物有谷氨酸、精氨酸、门冬氨酸钾镁、乙酰谷氨酰胺等静脉滴注。

4. 苯二氮䓬(BZ)受体拮抗药

氟马西尼是 BZ 受体拮抗药,通过与中枢 BZ 受体结合,可有催醒作用,并且无明显不良反应。

5.补充支链氨基酸

可纠正氨基酸失衡,减少进入脑内的芳香氨基酸,降低假性神经递质对大脑的抑制作用,纠正负氮平衡,促进蛋白合成。

6.人工肝

可代偿肝脏解毒和生物合成功能,稳定内环境,提供肝细胞再生的条件和时间,也可作为等待肝移植的过渡治疗手段。如血液滤过、血浆置换、生物透析吸附及生物人工肝支持系统。

7.肝移植

对无法逆转的肝性脑病,肝移植不失为一种有效的治疗方法。

四、预后评估

肝性脑病预后主要与原发病性质、程度及有无诱因,以及诱因能否去除有关。无诱因的暴发性肝衰竭及终末期肝病预后较差,随着移植手术技术的进步和抗排斥药物的发展,肝移植给肝性脑病的治疗带来了新希望,但价格昂贵及供体不足仍是目前的主要困难。

第六节 急性肝衰竭

急性肝衰竭(AHF)是原来无肝病者肝脏受损后短时间内发生的严重临床综合征,死亡率高。最常见的病因是病毒性肝炎。脑水肿是最主要的致死原因。除少数中毒引起者可用解毒药外,目前无特效疗法。原位肝移植是目前最有效的治疗方法,生物人工肝支持系统和肝细胞移植治疗急性肝衰竭处在研究早期阶段,是很有前途的新方法。

一、病因及发病机制

AHF 的发病机制较复杂,是多种因素综合作用的结果。病因不同,其发病机制也不完全一致,归纳起来有 3 种发病环节。

1.免疫病理反应

包括体液免疫病理反应及细胞免疫病理反应。

2.细胞因子网络激活

细胞因子是免疫病理反应的产物,反过来又增强免疫反应,引起继发性肝损伤。细胞因子有一种很重要的特征,即某种细胞通过自分泌或旁分泌作用于靶细胞,可生成另一些细胞因子,形成细胞因子的连锁反应,介导肝细胞损伤,此即细胞因子网络。肝衰竭的病因尽管不同,但是它们启动细胞因子网络都是相似的,其中最重要的是单核巨噬细胞激活(包括 Kupffer 细胞)释放的细胞因子 TNF-α、IL-1 和 IL-6,内毒素是激活单核巨噬细胞最常见的因子。上述因子又可上调节其他介质如黏附分子、一氧化氮(NO)。炎性介质也类似细胞因子,列入细胞因子网络中。

3.细胞代谢网络紊乱

AHF 的病因尽管很多,发病机制也不完全一致,但它们致肝损伤的最终环节,是破坏肝细胞代谢的网络系统,一种代谢网络被破坏,则引起另一代谢网络的障碍,形成连锁反应。包括自由基过量生成、谷胱甘肽被消耗、细胞膜脂质过氧化以及钙自稳调节机制破坏。

二、临床表现及特征

1. 临床表现

根据临床严重程度分为 3 期。

(1)早期:极度乏力,明显厌食、腹胀、呕吐,黄疸进行性加深,有出血倾向。

(2)中期:出现肝性脑病和腹腔积液。

(3)晚期:出现难治性并发症,Ⅲ度以上肝性脑病,严重出血倾向。

2. 辅助检查

(1)转氨酶可增高,但发生弥散的肝坏死时可不增高。

(2)血胆红素增高。

(3)血小板常减少;白细胞常增多。

(4)血肌酐或尿素氮可增高(肾功能降低所致)。

(5)血电解质紊乱如低钠、高钾或低钾、低镁等。

(6)酸碱失衡,多为代谢性酸中毒,早期可能有呼吸性或代谢性(低氧、低钾等)碱中毒。

(7)出现 DIC 时凝血时间、凝血酶原时间或部分凝血活酶时间延长,纤维蛋白原可减少,而其降解物(FDP)增多,优球蛋白试验等可呈阳性。

三、诊断及鉴别诊断

起病急,发病 2 周以内出现Ⅱ度以上肝性脑病,并有以下临床表现。

(1)极度乏力,明显厌食、腹胀、恶心、呕吐等严重消化道症状。

(2)短期内黄疸进行性加深。

(3)出血倾向明显,凝血酶原活动度(PTA)<40%,且排除其他原因。

(4)肝脏进行性缩小。

四、急诊处理

(1)出现肝衰竭的临床表现,应立即采取以下措施:①改变营养方法,可用葡萄糖和支链氨基酸,葡萄糖液可配用少量胰岛素和胰高血糖素。不用脂肪乳剂,限用一般的氨基酸合剂;②口服乳果糖,以排软便每日 2~3 次为度;也可灌肠。则肠道抗菌药,以减少肠内菌群,如用新霉素和甲硝唑;③静脉点滴醋谷胺(乙醚谷醚胺)、谷氨酸(钾或钠)或氨酪酸,以降低血氨;④静脉滴注左旋多巴,可能有利于恢复大脑功能。

(2)注意抗感染治疗,除了要处理感染病灶,还因为肝衰竭后免疫能力降低,而且来自肠道、门静脉的细菌毒素可进入全身血流。

(3)防治 MODS,如意识障碍并有视盘水肿时需用甘露醇等脱水药;呼吸加快、口唇发绀等可能为 ARDS 表现,应做血气分析和增加氧吸入、用呼吸机等;尿量过少时需用利尿药。

(4)直接支持肝功能的方法,如将患者的血液通过体外的动物肝灌流,或用活性炭等吸附作用和半透膜透析作用(类似"人工肾"),以清除肝衰竭患者血中有害物质,均尚未取得较成熟的经验,需要继续研究。

参考文献

[1]余吉,黄绍崧,林伟,等.大面积脑梗死伴脑疝外科治疗技术改进的初步报告[J].内科急危重症杂志,2014(6):424-425.

[2]卢善翊,李俊辉,欧阳莎,等.重症病毒性肺炎合并急性呼吸窘迫综合征的预后危险因素分析[J].中国呼吸与危重监护杂志,2014(6):560-564.

[3]张琳,杨薜萍,张金.微创血流动力学监测在心源性休克患者复苏治疗中的作用[J].内科急危重症杂志,2014(3):173-175.

[4]张海琴,程齐俭,万欢英.支气管哮喘—慢性阻塞性肺疾病重叠综合征的诊治进展[J].中国呼吸与危重监护杂志,2014(2):219-222.

[5]张和细,龚辉.重症胰腺炎合并糖尿病酮症酸中毒、高脂血症1例并文献复习[J].内科急危重症杂志,2013(6):378-379.

[6]郭轶男.连续性血液净化联合机械通气治疗难治性心力衰竭合并呼吸衰竭的临床观察[J].内科急危重症杂志,2015(1):44-45.

[7]刘纯,夏南,温玉祥,等.209例急性肺血栓栓塞临床分析[J].内科急危重症杂志,2014(3):176-178.

[8]刘曼华,尹琼,万书平,等.急性肺栓塞47例临床分析[J].中国实用医刊,2014(1):60-63.

[9]赵惠萍,张琪.冻干重组人脑利钠肽联合左西孟旦治疗高龄老年急性左心衰竭的临床研究[J].中西医结合心脑血管病杂志,2019(8):1221-1223.

[10]高飞,尹纪来,王永存.乌司他丁联合奥曲肽对急性重症胰腺炎患者的临床研究[J].中国临床药理学杂志,2019(18):2013-2015.

[11]黄巍.乌司他丁对重症脓毒症患者肠屏障功能及菌群移位的影响[J].临床医学研究与实践,2018(1):16-17.

[12]王平,刘鹃锋,王丽君.重组人脑利钠肽联合左西孟旦治疗急性心肌梗死合并心力衰竭的临床效果[J].中国现代医生,2019(28):40-43.

[13]王江海,王丝丝,孙英华,等.重症诊疗救护精要[M].长春:吉林大学出版社,2019.

[14]李亮,王琳琳,李欣莹,等.现代危重症救护精要[M].天津:天津科学技术出版社,2019.

[15]申红玲,杜延会,林义,等.危重症临床救护精要[M].长春:吉林大学出版社,2019.

[16]周亚东,马勇,张洪泉,等.临床急危重症救护精要[M].北京:中国纺织出版社,2018.

[17]宋立芃,吕民,赵冬梅,等.临床急危重症救治与护理[M].长春:吉林科学技术出版社,2018.

[18]赵晓丽,胡国章,李清春,等.急危重症诊断与处理[M].长春:吉林科学技术出版社,2018.